国家卫生健康委员会"十四五"规划教材

全国高等职业教育药品类专业第四轮规划教材

供中药学、中药材生产与加工、中药制药、药学、
药品生产技术、药品经营与管理等专业用

中药药理学

第 4 版

主　编　袁先雄

副主编　曹露晔　冯彬彬

编　者（以姓氏笔画为序）

丁明和（马应龙药业集团股份有限公司）　　陈晓敏（郑州卫生健康职业学院）

仇　凡（江苏医药职业学院）　　苗久旺（山东中医药高等专科学校）

田　园（济南护理职业学院）　　袁先雄（湖北中医药高等专科学校）

冯彬彬（重庆三峡医药高等专科学校）　　徐红丹（无锡卫生高等职业技术学校）

刘一文（湖北中医药高等专科学校）　　姬洁莹（山西药科职业学院）

李丽君（赣南卫生健康职业学院）　　曹露晔（广东食品药品职业学院）

张旻璐（长春医学高等专科学校）

人民卫生出版社
·北京·

图书在版编目（CIP）数据

中药药理学 / 袁先雄主编 . -- 4 版 . -- 北京 ：人民卫生出版社，2025.5（2025.8重印）.--（全国高等职业教育药品类专业第四轮规划教材）. -- ISBN 978-7-117-37607-5

Ⅰ. R285

中国国家版本馆 CIP 数据核字第 2025A9U985 号

人卫智网	www.ipmph.com	医学教育、学术、考试、健康，购书智慧智能综合服务平台
人卫官网	www.pmph.com	人卫官方资讯发布平台

中药药理学
Zhongyao yaolixue
第 4 版

主　　编：袁先雄

出版发行：人民卫生出版社（中继线 010-59780011）

地　　址：北京市朝阳区潘家园南里 19 号

邮　　编：100021

E - mail：pmph @ pmph.com

购书热线：010-59787592　010-59787584　010-65264830

印　　刷：鸿博睿特（天津）印刷科技有限公司

经　　销：新华书店

开　　本：850×1168　1/16　　印张：15

字　　数：353 千字

版　　次：2009 年 5 月第 1 版　　2025 年 5 月第 4 版

印　　次：2025 年 8 月第 3 次印刷

标准书号：ISBN 978-7-117-37607-5

定　　价：59.00 元

出版说明

近年来,我国职业教育在国家的高度重视和大力推动下已经进入高质量发展新阶段。从党的十八大报告强调"加快发展现代职业教育",到党的十九大报告强调"完善职业教育和培训体系,深化产教融合、校企合作",再到党的二十大报告强调"统筹职业教育、高等教育、继续教育协同创新,推进职普融通、产教融合、科教融汇,优化职业教育类型定位",这一系列重要论述不仅是对职业教育发展路径的精准把握,更是对构建中国特色现代职业教育体系、服务国家发展战略、促进经济社会高质量发展的全面部署,也为我们指明了新时代职业教育改革发展的方向和路径。

为全面贯彻国家教育方针,将现代职业教育发展理念融入教材建设全过程,人民卫生出版社经过广泛调研论证,启动了全国高等职业教育药品类专业第四轮规划教材的修订出版工作。

本套规划教材首版于2009年,分别于2013年、2017年修订出版了第二轮、第三轮规划教材。本套教材在建设之初,根据行业标准和教育目标,制定了统一的指导性教学计划和教学大纲,规范了药品类专业的教学内容。这套规划教材不仅为高等职业教育药品类专业的学生提供了系统的理论知识,还帮助他们建立了扎实的专业技能基础。这套教材的不断修订完善,是我国职业教育体系不断完善和进步的一个缩影,对于我国高素质药品类专业技术技能型人才的培养起到了重要的推动作用。同时,本套教材也取得了诸多成绩,其中《基础化学》(第3版)、《天然药物学》(第3版)、《中药制剂技术》(第3版)等多本教材入选了"十四五"职业教育国家规划教材,《药物制剂技术》(第3版)荣获了首届全国教材建设奖一等奖,《药物分析》(第3版)荣获了首届全国教材建设奖二等奖。

第四轮规划教材主要依据教育部相关文件精神和职业教育教学实际需求,调整充实了教材品种,涵盖了药品类相关专业群的主要课程。全套教材为国家卫生健康委员会"十四五"规划教材,是"十四五"时期人民卫生出版社重点教材建设项目。本轮教材继续秉承"大力培养大国工匠、能工巧匠、高技能人才"的职教理念,结合国内药学类专业领域教育教学发展趋势,科学合理推进规划教材体系改革,重点突出如下特点:

1. 坚持立德树人,融入课程思政 高职院校人才培养事关大国工匠养成,事关实体经济发展,事关制造强国建设,要确保党的事业后继有人,必须把立德树人作为中心环节。本轮教材修订注重深入挖掘各门课程中蕴含的课程思政元素,通过实践案例、知识链接等内容,润物细无声地将思想政治工作贯穿教育教学全过程,使学生在掌握专业知识与技能的同时,树立起正确的世界观、人生观、价值观,增强社会责任感,坚定服务人民健康事业的理想信念。

2. 对接岗位需求,优化教材内容 根据各专业对应从业岗位的任职标准,优化教材内容,避免重要知识点的遗漏和不必要的交叉重复,保证教学内容的设计与职业标准精准对接,学校的人才培养与企业的岗位需求精准对接。根据岗位技能要求设计教学内容，增加实践教学内容的比重，设计贴近企业实际生产、管理、服务流程的实验、实训项目，提高学生的实践能力和解决问题的能力；部分教材采用基于工作过程的模块化结构，模拟真实工作场景，让学生在实践中学习和运用知识，提高实际操作能力。

3. **知识技能并重，实现课证融通**　本轮教材在编写队伍组建上，特别邀请了一大批具有丰富实践经验的行业专家，与从全国高职院校中遴选出的优秀师资共同合作编写，使教材内容紧密围绕岗位所需的知识、技能和素养要求展开。在教材内容设计方面，充分考虑职业资格证书的考试内容和要求，将相关知识点和技能点融入教材中，使学生在学习过程中能够掌握与岗位实际紧密相关的知识和技能，帮助学生在完成学业的同时获得相应的职业资格证书，使教材既可作为学历教育的教科书，又能作为岗位证书的培训用书。

4. **完善教材体系，优化编写模式**　本轮教材通过搭建主干知识、实验实训、数字资源的"教学立交桥"，充分体现了现代高等职业教育的发展理念。强化"理实一体"的编写方式，并多配图表，让知识更加形象直观，便于教师讲授与学生理解。并通过丰富的栏目确保学生能够循序渐进地理解和掌握知识，如用"导学情景"引入概念，用"案例分析"结合实践，用"课堂活动"启发思考，用"知识链接"开阔视野，用"点滴积累"巩固考点，大大增加了教材的可读性。

5. **推进纸数融合，打造新形态精品教材**　为了适应新的教学模式的需要，通过在纸质教材中添加二维码的方式，融合多媒体元素，构建数字化平台，注重教材更新与迭代，将"线上""线下"教学有机融合，使学生能够随时随地进行扫码学习、在线测试、观看实验演示等，增强学习的互动性和趣味性，使抽象知识直观化、生动化，提高可理解性和学习效率。通过建设多元化学习路径，不断提升教材的质量和教学效果，为培养高素质技能型人才提供有力支持。

本套教材的编写过程中，全体编者以高度负责、严谨认真的态度为教材的编写工作付出了诸多心血，各参编院校为编写工作的顺利开展给予了大力支持，从而使本套教材得以高质量如期出版，在此对相关单位和各位专家表示诚挚的感谢！教材出版后，各位教师、学生在使用过程中，如发现问题请反馈给我们（发消息给"人卫药学"公众号），以便及时更正和修订完善。

人民卫生出版社
2024 年 11 月

前　言

中药药理学是在中医药理论指导下,应用现代科学技术和方法,研究中药与机体之间相互作用及其规律的一门学科。中药药理学课程是中药学、药学专业的主干课程,是医药卫生类其他专业的基础课程,是沟通中西医、衔接基础与临床的桥梁性课程。

本教材是在《中药药理学》(第3版)的基础上修订而成的,供中药学、中药材生产与加工、中药制药、药学、药品生产技术、药品经营与管理等专业学生学习和使用。本版教材的修订结合了国家《高等职业学校专业教学标准》,参考现行版《中华人民共和国药典》(简称《中国药典》)以及国家执业药师职业资格考试的相关要求,修订后的教材从药品类职业岗位需求出发,既可供药品类专业教学使用,也可作为执业药师考试、药学服务工作的参考用书。

本次修订中,我们在保持第3版特色的同时,为贯彻中医药传承精华、守正创新的理念,适应中医药传承创新发展的新要求,以中医药文化自信为课程思政元素着力点,对"导学情景"进行了全面更新,同时将"常用制剂"变更为"经方与制剂",加强中医药文化的普及与传播;为引导不同专业学生掌握中药药理学的基本理论、基本知识和最新研究成果,帮助学生准备执业药师考试和供药学服务从业人员参考使用,我们增加了"考证要点",并对执业药师考试大纲涉及的中药药理作用考试的中药、知识点加"*"标识;为适应数智化教育教学改革,我们努力丰富数字资源,增加了"思维导图"与音视频资料,以满足学生线上学习的需求。

本教材第一章、第二章、第三章、第四章、第二十一章由袁先雄编写,第五章、第九章由刘一文编写,第六章由曹露晔编写,第七章、第二十二章由田园编写,第八章由丁明和编写,第十章由仇凡编写,第十一章、第十七章由姬洁莹编写,第十二章、第二十三章由张旻璐编写,第十三章、第十八章由陈晓敏编写,第十四章、第十九章由李丽君编写,第十五章由苗久旺编写,第十六章由徐红丹编写,第二十章由冯彬彬编写,第二十四章和实验项目由全体成员共同编写完成。全书由袁先雄统稿并定稿。

本教材的修订离不开审读专家的指导帮助,离不开各编委所在院校的大力支持,在此我们深表感谢。在编写过程中,我们借鉴了许多专家和学者的教科书、论著,在此向原作者一并致谢。

虽然各位编者在教材编写中做了大量的工作,但由于水平所限,尚存不足之处,恳请读者提出宝贵意见,以便再版时修订提高。

《中药药理学》编委会
2025年3月

目　录

各　　论

总 论

第一章　绪论

学习目标

1. **掌握**　中药药理学研究内容与学科任务,中药药理作用的特点。
2. **熟悉**　中药药理学的研究思路。
3. **了解**　中药药理学发展简史。

导学情景

情景描述:

　　我国首位诺贝尔生理学或医学奖获得者、共和国勋章获得者屠呦呦从东晋葛洪《肘后备急方》"青蒿一握,以水二升渍,绞取汁,尽服之"的截疟记载中获得灵感,提取出了青蒿素。据世界卫生组织不完全统计,青蒿素在全世界已挽救了数百万人的生命。

学前导语:

　　凡是过往皆为序章;所有未来皆有可期。中医药为中华民族的繁衍昌盛发挥了不可磨灭的作用,期待同学们通过对中药药理学课程的学习,掌握中药防治疾病、养生调摄的药理学知识,在工作中能正确指导中药的应用,更好地服务人民健康。

第一节　中药药理学研究内容与任务

　　中药药理学(pharmacology of traditional Chinese medica)是以中医药理论为指导,运用现代科学方法,研究中药与机体(人体、动物及病原体)相互作用及其作用规律的一门学科。中药传统称为"本草",现泛指在中医药理论指导下应用的药物,包括药材、饮片、方剂、中成药、提取物等。

知识链接

本草的含义

　　本草是中药的另一种说法;也指记载中药的书籍。中药以植物药居多,故有"诸药以草为本"的传统概念。中国最早的药学专著《神农本草经》,成书于东汉时期,是对中草药的第一次系统总结,亦称《本草经》或《本经》;古人关于中草药的著作均习惯以本草命名,如《本草经集注》《新修本草》《本草纲目》《本草纲目拾遗》《证类本草》等。

一、中药药理学的研究内容

中药药理学的研究内容分为两部分,即中药药效学(中药药物效应动力学)和中药药动学(中药药物代谢动力学)。中药药效学是在中医药理论指导下,研究和揭示中药药理作用机制和物质基础的学科。中药药动学是应用药物代谢动力学的基本原理,研究中药的活性成分在体内的吸收、分布、代谢和排泄过程及动态变化规律的学科。

中药药理学之所以应在中医药理论指导下进行研究,是因为中医药学是我国各族人民在长期生产生活中与疾病作斗争,逐步形成的以整体观念为主导思想,以气、血、阴阳、五行诸学说为理论方法,以脏腑经络、精气血津液为生理病理基础,以辨证论治为诊治特点的独特理论和技术方法的体系。中医药学在疾病预防方面,倡导"治未病";在疾病治疗方面,通过"望、闻、问、切"对疾病确立相应的治疗法则和具体的治疗措施,提出个性化的治疗方案;在健康促进方面,强调顺应自然、形神共养,达到保养身体、减少疾病、增进健康、延年益寿的目的。中药的四气五味、配伍等理论是中医阴阳五行学说的继承和发展,因此研究中药药理学必须以中医药理论为指导。

二、中药药理学的学科任务

在中药药理学的建立及发展进程中,其学科任务已十分明确。第一,应用现代科学技术方法研究和认识中药药效产生的机制和物质基础,做到单味药和复方制剂的研究并重。第二,要与临床应用研究密切结合,指导中医临床合理安全用药。第三,通过中药的现代研究推动中医药理论的进步。第四,参与中药新药的研究与开发。第五,推进中西医结合,为中医药的现代化和国际化作出贡献。中药药理学是一门与多种学科密切联系的桥梁性学科,是中西医结合的交汇点。

> **点滴积累**
>
> 1. 中药药理学是以中医药理论为指导,运用现代科学方法,研究中药与机体相互作用及其作用规律的一门学科。
> 2. 中药药理学的学科任务:①阐明中药药效产生的机制和物质基础,认识和理解中药理论内涵;②指导中医临床合理安全用药;③促进中医药理论的发展;④参与中药新药的研究与开发;⑤推进中西医结合,为中医药现代化和国际化作出贡献。

第二节　中药药理作用的特点

中药主要是通过调节机体原有功能,起到防治疾病的作用,既有与化学药相似的基本规律,又有其自身的一些作用特点。

(一) 中药药理作用与其功效的基本相关性

大量研究结果表明，中药药理作用与中药功效基本一致，也存在一些差异。一方面，中药药理研究结果能证实与中药传统功效相关的药理作用；另一方面，通过现代研究发现某些与传统中药功效无明显关系的药理作用。如葛根的解热、降血糖、降血脂的药理作用与其解肌退热、生津止渴的传统功效密切相关，但现代药理学研究发现葛根具有抗心肌缺血、改善脑循环等药理作用，表明具有通经活络的功效。中药药理学补充和完善了传统中药的功效理论。

(二) 中药药理作用的多效性

中药的临床应用之所以能治病求本、标本同治，甚至异病同治、同病异治，是由中药及其复方中活性物质多靶点、多环节作用机制决定的。这有别于化学药物的单靶点作用。一是中药多成分可作用不同靶点的协同作用，如丹参的有效成分可抑制炎症过程中的 5- 脂氧化酶（5-LOX）、环氧合酶 -2（COX-2）及磷酸化核因子 κB 激酶 -2（IKK-2）等靶点产生抗炎作用，区别于非甾体抗炎药主要通过抑制环氧合酶（COX），使前列腺素（PG）合成减少而产生抗炎镇痛作用；二是中药多成分可作用不同环节的协同作用，如芍药甘草汤的止痛作用，芍药苷可抑制中枢性疼痛，甘草次酸可对末梢性疼痛产生抗炎、镇痛作用。

(三) 中药药理作用的双向性

中药具有双向作用，即同一种中药对临床表现相反的两种症状都具有治疗效果的特点，又被称为双向调节作用。中药的双向调节作用，常指某一种中药既可使机体从功能亢进状态向正常转化，也可使机体从功能低下状态向正常转化，将机体从所处病理状态调整到平衡状态。这种双向性与中药的使用剂量和所含不同化学成分相关，也与机体的病理状态相关。如厚朴酚对小鼠小肠平滑肌的作用，小剂量兴奋、大剂量抑制；人参皂苷对中枢神经作用，Rg 类兴奋、Rb 类抑制；山楂对胃肠平滑肌的作用，对痉挛状态松弛、对松弛状态兴奋。

(四) 中药药理作用的复杂性

1. 中药药理作用的差异性　中药作用的差异性主要表现在试验研究中的种属差异和临床应用的个体差异。大多数中药对人和动物的作用基本一致，但也存在少数中药对人和动物的作用不一致的情况，当然试验方法学的问题也可能影响中药在动物身上的表达。中药作用的个体差异除与年龄、性别、精神状态等因素有关外，中医药理论还特别强调人的体质对中药作用的影响，在中药的应用中注意调节人体的阴阳平衡。

2. 量效关系的复杂性　中药药理作用存在量效关系，自古就有"中医不传之秘在量上"一说，中医在遣方用药上强调"用药如用兵"，在辨病、辨证的基础上，因时、因地、因人，正确把握药物用量的分寸、组方中药与药用量的比例关系。然而，由于方法学等问题，大多数中药尤其是粗制剂的有效剂量范围往往比较窄，量效关系很难表现。尤其是复方中成药的作用是多靶点的综合作用，量效关系更不明显。

3. 时效关系的不确定性　中药药理作用存在时效关系,某些中药有效成分或注射剂,可通过药动学的研究,显示其时效关系(时量关系)。但中药煎制口服给药作用的潜伏期、药峰时间以及生物半衰期等的测定是一个难题。

点滴积累

中药药理作用的特点:①中药药理作用与其功效既有相关性,又存在差异性;②中药药理作用的多效性;③中药药理作用的双向性;④中药药理作用的复杂性:中药药理作用的差异性(种属差异和个体差异)、中药药理作用的量效关系很难表现、中药药理作用的时效关系多不确定。

第三节　中药药理学发展简史与研究思路

一、中药药理学发展简史

中药药理学是中药学的分支学科,其发展已有几千年的历史,建立了坚固的理论体系,具有极其丰富的知识内涵。而运用现代科学的理论和方法研究与揭示中药功效及其体内过程,则始于20世纪初。

20世纪20—40年代,陈克恢等对中药麻黄进行了化学成分和药理作用的研究,发现麻黄的有效成分为麻黄碱,具有拟肾上腺素作用。其相继对当归、草乌、延胡索、防己、浙贝母、川贝母、三七、川芎、黄花夹竹桃等几十味中药进行了广泛而深入的开创性研究,形成了中药药理新思路,这一思路沿用至今。即提纯天然药材的化学成分,通过筛选确定其药效和有效成分,与植物药的研究模式极为相似。

20世纪50—80年代,我国加大了对中药相关研究的支持力度,使得中药药理作用的研究有了更为广泛和深入的发展,如丹参、川芎等的活血化瘀作用,延胡索的镇痛镇静作用,桔梗、满山红的祛痰镇咳作用,清热解毒药的抗菌抗病毒作用;同时确定了一些中药的有效成分,如小檗碱、苦参碱、川芎嗪、丹参酮、青蒿素、葛根黄酮、麝香酮等。而且发现了某些中药的新作用和成分,如黄连、苦参的抗心律失常作用;雷公藤的免疫调节作用。上述可谓这一时期的标志性研究成果。

20世纪末,中药药理作用的研究随着科技进步,发展得更为迅速,同时突出了中药复方的整体研究。复方研究的思路和方法渐成体系,进一步明确中药复方药理作用多层次、多靶点的概念,强调中药复方作用的多效性,并通过整体复方的分离提取寻找有效部位或单体,形成了多学科全面合作,取得了显著的科研成果。在这一时期,中药作用机制的研究也已达到分子和基因水平。血清药理学的引进和发展,在一定程度上解决了中药粗制剂体外研究的方法学问题。同时中药不良反应问题受到国内外学者的普遍关注,对雷公藤、关木通、朱砂等中药进行了全面的毒理学研究。

中药药理学作为中医药院校正式开设的课程,始于20世纪80年代初,标志中药药理学学科体系开始形成。进入21世纪,随着生物学、药理学、化学等学科与基因工程、计算机网络等技术相互交叉渗透,新兴交叉学科不断涌现,高新技术群同步形成,中药药理学的研究迎来了飞速发展的时机。国家大力支持中医药的发展与创新,在单味中药、复方作用原理与物质基础研究的基础上,重点进行中药药性、中药配伍、中药量效、中药药动学和中药毒性的研究。国家将中药药理学作为二级学科,中药药理学也逐渐形成了中药药效学、中药药动学和中药毒理学等三级学科。

二、中药药理学研究思路

中医药学者经过多年的研究和探索,对中药药理学的研究思路和方向提出了许多具体建议。

1. **中药药理作用研究应与证的研究相结合**　辨证论治是中医诊疗疾病的基本原则,是中医药学的基本特点之一。证药结合研究对揭示中药作用的实质意义更大。建立不同证的动物模型是证药结合研究的前提。证的模型是在动物身上模拟临床证候。已建立的证的动物模型,对中药药理作用研究起到了推动作用,但还不能满足中药研究的需要。证的研究难度很大,理想的证的模型尚需进一步地研究和完善。

2. **中药分类对比研究**　目前对按传统中药分类的药理作用做了大量研究工作,但对每一类药中的分类药的对比研究应加大力度。

3. **与中药功效相关的系统药理作用研究**　每一类中药、每一味中药的功效不是单一的,很多研究存在重复和偏置现象。应加强与中药功效相关的系统药理作用研究,全面地揭示中药作用的实质。

4. **中药药理作用的重新评价性研究**　科学技术的发展十分迅速,中药药理学在概念、理论、知识等方面应进行必要的补充、修正和完善。对中药作用的机制研究和物质基础研究十分重要,但是利用现代科学技术和方法重新评价中药的基本作用也同样重要。

5. **中药毒性研究**　中药的不良反应和毒性问题虽然受到重视,但系统的专项研究较少,应加强研究力度,以形成对中药正确的、全面的认识,指导临床合理用药。

6. **中药作用机制及物质基础研究**　中药作用机制研究的目的是证实药物产生作用的靶器官或靶点及如何产生作用和效应,但影响因素十分复杂。因此,中药作用机制及物质基础的研究应在多层次上进行,才能接近中医药理论,全面而正确地说明中药功效产生的作用机制。

7. **中药复方药理研究**　中药复方研究是以阐明中医药理论为目的,并通过拆方试验,分析组方的合理性,验证或揭示与其功效相关的药理作用。中药复方药理研究越来越受到重视,学者提出了一些新的研究思路与方法,强调中药复方组合后整体化学成分产生效应,以及复方作用的多层次、多环节、多靶点的概念。中药复方的药理研究是一个非常庞大的系统工程,切入点也较多,加强中药复方的药理研究对推动中医药现代化有着重大意义。

生物医药各学科的发展和各学科的相互协作与渗透,正不断拓展、丰富中药药理学研究的思路和方法,有助于中药药理学促进中医药理论现代化。随着中医药理论的科学内涵不断被揭示,中医药必将发挥其原创优势,推动我国生命科学实现创新突破,使中医药走向世界。

> **点滴积累**
>
> 中药药理学研究思路：证药结合研究、分类对比研究、功效相关研究、重新评价性研究、毒性研究、作用机制和物质基础研究、复方药理研究。

目标检测

简答题

1. 简述中药药理学的学科性质与任务。
2. 简述中药药理作用的特点。
3. 简述中药复方研究的目的、思路和方法。

(袁先雄)

ER 1-2
第一章
自测题

ER 1-3
第一章
思维导图

第二章 中药药性理论的现代研究

学习目标

1. **掌握** 四气、五味的现代研究。
2. **熟悉** 归经的现代研究。
3. **了解** 升降浮沉的现代研究。

导学情景

情景描述：

　　《黄帝内经》："大毒治病，十去其六；常毒治病，十去其七；小毒治病，十去其八；无毒治病，十去其九。谷肉果菜，食养尽之。"说明中医在运用中药治疗疾病时也注重其食疗的养生保健，这是"药食同源"的起源，要从中药药性理论加以理解。2021年，国家卫生健康委员会会同国家市场监督管理总局制定了《按照传统既是食品又是中药材的物质目录管理规定》(2021年11月15日实施)。中药的"气(性)味"与食物的"气味"是否一致？

学前导语：

　　中药的四气五味(即"寒、热、温、凉""辛、甘、酸、苦、咸")的内涵与我们日常生活中表述的气味不尽相同。本章我们将带领同学们学习中药的四气五味、升降浮沉和归经理论的现代研究。

　　中药药性理论是中医理论的核心，是中医药理论体系的重要组成部分，是经几千年来临床用药归纳出来的宝贵经验的结晶，是指导临床正确用药的理论依据。广义上的中药药性是指与疗效有关的药物性质和属性(含中药的功效主治、有毒无毒及配伍禁忌等)，通常说的中药药性是指四气(四性)、五味、归经、升降浮沉等。

第一节　中药四气(四性)的现代研究

　　中药的四气(四性)是指中药寒、热、温、凉四种不同的药性，是说明中药作用性质的概念之一，反映药物在影响人体阴阳盛衰、寒热变化方面的作用趋向，是古代医药学家根据药物作用于人体的反应和获得的疗效概括出来的。四气(四性)实质上可看作寒凉、温热两方面。热为大温，凉为微寒，为程度上的差异。四气(四性)以外，还有一些平药，此类药物寒热偏性不明显。中医辨证施治的原则为"热者寒之,寒者热之",以调节机体的阴阳平衡。

病证的寒热和中药的四气(四性)均涉及机体活动的许多方面,对中药四气的现代研究,重点从中枢神经系统、自主神经系统、内分泌系统和基础代谢等药理效应及物质基础的相关性进行了探讨。

(一) 对中枢神经系统功能的影响

热证患者的临床表现多为中枢兴奋症状,而寒证患者则相反,临床表现为中枢抑制状态。由寒凉药或温热药引起的寒证或热证模型动物,可见到与寒证或热证患者类似的中枢神经系统功能的异常变化。实验研究表明:寒证模型动物脑内兴奋性神经活性递质去甲肾上腺素(noradrenaline, NA)和多巴胺(dopamine, DA)含量降低,而 5- 羟色胺(5-hydroxytryptamine, 5-HT)含量升高,痛阈值和惊厥阈值升高。热证模型动物则与之相反。动物实验和临床研究证实寒凉药具有抗惊厥作用(如钩藤、羚羊角等)、镇静作用(如黄芩、栀子等)、解热作用(如知母、葛根等),而温热药具有中枢兴奋作用(如附子、麻黄等)。

(二) 对自主神经系统功能的影响

寒证或热证患者常有自主神经功能紊乱的症状。应用反映自主神经系统功能活动度的定量指标(体温、心率、呼吸频率、唾液分泌量、收缩压和舒张压)制定自主神经平衡指数,可见热证患者平衡指数偏高,而寒证患者则偏低。用寒凉药或温热药给动物长期服用后,可观察到类似的自主神经功能紊乱。寒证、阳虚证患者副交感神经 -M 受体 -cGMP 系统的功能亢进。热证、阴虚证患者的交感神经 -β 受体 -cAMP 系统的功能亢进。

(三) 对内分泌系统功能的影响

长期给予动物温热药可使其甲状腺、肾上腺皮质、卵巢等内分泌系统功能增强,而寒凉药则抑制上述内分泌系统的功能。温热药鹿茸、肉苁蓉、人参、刺五加、黄芪等具有兴奋下丘脑 - 垂体 - 肾上腺轴的功能;附子、肉桂、紫河车、人参、何首乌等具有兴奋下丘脑 - 垂体 - 甲状腺轴的功能;肉苁蓉、淫羊藿、海马、鹿茸、五味子等对下丘脑 - 垂体 - 性腺轴功能具有兴奋作用。

(四) 对基础代谢的影响

临床研究证实,寒证或阳虚证患者基础代谢率偏低,热证或阴虚证患者基础代谢率偏高。阴虚证患者和阳虚证患者血清 T_3 和 T_4 的含量均明显低于正常人,而阳虚证患者又明显低于阴虚证患者。动物实验表明,寒凉性的滋阴药龟甲能纠正"甲亢"阴虚证大鼠的症状,并降低血清 T_3 和 T_4 水平。温热药附子、肉桂等具备兴奋下丘脑 - 垂体 - 甲状腺轴功能,对基础代谢率影响明显。细胞膜钠泵活性与热证或寒证异常的能量代谢也有密切关系。临床研究证实肾阳虚患者红细胞膜钠泵活性明显低于正常人,其 ATP 分解减少,经温阳方治疗后,其红细胞膜钠泵活性均有明显提高,虚寒症状明显改善。慢性支气管炎肾虚型患者红细胞中 ATP 含量明显降低,经温热药附子和淫羊藿治疗后,其红细胞中 ATP 含量可接近正常人水平。动物实验证实温热药仙茅、肉苁蓉及平性药黄精、枸杞子、菟丝子等均能显著升高细胞膜钠泵的活性。寒凉药生地黄、黄连、知母、黄柏、大黄等具有抑制红细胞膜钠泵活性的作用。

(五) 寒凉药的抗感染及抗肿瘤作用

病原微生物引起的急性感染,一般属于中医热证,多用以寒凉药为主的方药治疗。许多寒凉

ER 2-2

基础代谢与
基础代谢率
的测定
(拓展阅读)

药,尤其是清热药、辛凉解表药,如金银花、连翘、大青叶、板蓝根、野菊花等清热解毒药,菊花、柴胡、葛根、薄荷、桑叶等辛凉解表药具有抗菌、抗病毒、抗炎、解热镇痛等多种抗感染相关的药理作用。许多寒凉药如穿心莲、鱼腥草、野菊花、牡丹皮、金银花等具有增强巨噬细胞的吞噬能力等免疫调节作用而发挥抗感染作用。

寒凉药能通过抑制肿瘤细胞增殖,诱导肿瘤细胞凋亡,促进肿瘤细胞分化或抑制肿瘤细胞 DNA 合成等途径,有效抑制或杀灭肿瘤细胞。如青黛、山豆根、山慈菇、苦参、穿心莲、白花蛇舌草、半枝莲等。

(六) 四气(四性)与物质基础相关性研究

目前,通过对中药寒热药性的药效与其所含成分的关联性研究,发现中药四气与其所含的物质基础存在一定的联系。

温热药多含生物碱、芳香挥发成分、激素及类似物、某些营养成分等,被认为是药性温热的物质基础。如附子、细辛、高良姜、吴茱萸、丁香等热性药物中含消旋去甲乌药碱,其化学结构与儿茶酚胺类结构相似,是 β 受体激动剂,这可能是中药药效的共同物质基础之一。寒凉药多含生物碱、皂苷、蒽醌、卤素及其盐类等,被认为是药性寒凉的物质基础。如寒凉性中药一般具有解热、镇静、降血压、抗菌等作用,而黄芩碱、小檗碱等成分都不同程度地具有此类作用。

同时,通过典型热性与寒性药物的对比研究,发现温热药中的糖类、脂类、蛋白质、氨基酸含量高于寒凉药;药物所含活性成分分子量大小与药性寒热有相关性,分子量越大,其寒性概率越大;对中药所含元素的研究表明,温热药含锰量显著高于寒凉药,但含铁量显著低于寒凉药。

总之,中药四气的研究,应坚持以传统中医药理论为指导,与相关学科紧密联系,多学科、多层次、多因素、多靶点地研究,逐步建立基于传统药性理论,符合现代科学认知规律的中药四气理论体系。四气现代研究概括,见表 2-1。

表 2-1 四气现代研究概括 *

研究方向	寒凉药	温热药
中枢神经系统	抑制,NA 和 DA 降低,5-HT 升高,痛阈值和惊厥阈值升高	兴奋,NA 和 DA 升高,5-HT 降低,痛阈值和惊厥阈值降低
自主神经系统	平衡指数降低,副交感神经 -M 受体 -cGMP 亢进	平衡指数升高,交感神经 -β 受体 -cAMP 亢进
内分泌系统	甲状腺、肾上腺、性腺抑制	甲状腺、肾上腺、性腺兴奋
基础代谢	T_3、T_4 与细胞膜钠泵活性下降,基础代谢率偏低	T_3、T_4 与细胞膜钠泵活性升高,基础代谢率偏高
抗感染及抗肿瘤	抗菌、抗病毒,增强免疫	
物质基础	生物碱、皂苷、蒽醌、卤素及其盐类、铁	生物碱、芳香挥发成分、激素及类似物、某些营养成分、锰

点滴积累

中药四气(四性)与药理效应之间具有一定的规律性,主要体现在对中枢神经系统、自主神经系统、内分泌系统及基础代谢等方面功能的影响,温热药多表现为兴奋作用,而寒凉药多表现为抑制作用;同时,寒凉药有抗感染、抗肿瘤的作用。

第二节 中药五味的现代研究

中药五味是指辛、酸、甘、苦、咸五种不同药味。中药的五味并不完全是味觉反应,有些是依据中药临床功效的归类而确定的,是中药味道和功效的概括与总结。因此,存在药味与实际口感不符的情况。现代研究表明,化学成分是中药五味的物质基础。中药之味与其化学成分、药理作用存在一定的平行性,显示出一定的规律性。

(一)辛味药

辛味药主入肝、脾、肺经,主要分布于芳香化湿药、开窍药、温里药、解表药、祛风湿药和理气药中,可发散、行气、活血。辛味药主要含有挥发油、苷类、生物碱等。

(二)酸味药

酸味药主入肝、脾、肺经。多为酸涩药,可收涩止泻、止血,并且有抗菌、消炎的作用。酸味药主要含有机酸和鞣质。

(三)甘味药

甘味药主入肝、脾、肺经。多为消食药、补益药和安神药,芳香化湿药、理气药和开窍药中无甘味药。甘味补益药补五脏之气血阴阳不足。甘味药还可缓和拘急疼痛,调和药性。甘味药的化学成分主要为糖类、蛋白质、氨基酸、苷类等。

(四)苦味药

苦味药主入肺经。多为寒凉性中药,常见于清热药、泻下药、祛风湿药。苦能泻、能降、能燥、能坚。主要化学成分为生物碱和苷类。苦味药毒性偏大,值得注意。

(五)咸味药

咸味药主入肝、肾经。多为化痰药和温肾壮阳药,主要是矿物类和动物类药材,具有软坚散结之功效。咸味药与温热药相合,具有补肾温阳的功效。主要化学成分为含碘、钾、钙、镁等的无机盐。

由于历史条件的因素,中药药性理论的五味学说必然存在局限性。对于五味学说的现代科学实质应加大研究力度,进一步研究五味与化学成分和药理作用的关系,有利于我们对中药五味学说的认识和应用。五味现代研究概括,见表 2-2。

表 2-2 五味现代研究概括[*]

五味	归经	功效	物质基础	在传统分类中的分布
辛	肝、脾、肺	发散、行气、活血	挥发油、苷类、生物碱	芳香化湿药、开窍药、温里药、解表药、祛风湿药和理气药
酸	肝、脾、肺	收敛	有机酸和鞣质	多为酸涩药
甘	肝、脾、肺	补、缓、和	糖类、蛋白质、苷类等营养物质	多为消食药、补益药和安神药
苦	肺	泻、降、燥、坚	生物碱和苷类	多为寒凉性中药。清热药、泻下药、祛风湿药等
咸	肝、肾	软、下	含碘、钾、钙、镁的无机盐	多为化痰药和温肾壮阳药,主要是矿物类和动物类药材

第三节　中药升降浮沉理论的现代研究

升降浮沉是根据中药气味厚薄阴阳的特性,及调节人体脏腑气机升降出入概括形成的性能,反映药物在人体内呈现的一种走向和趋势,也就是在人体环境中药物作用的部位。向上向外的作用称为升浮,向下向内的作用称为沉降。具有升阳、举陷、解表、散寒、开窍、催吐、温里、祛风等功效的药物称升浮药;具有潜阳、降逆、止咳、平喘、收敛、固涩、清热、泻火、渗湿、通下等功效的药物称沉降药。

药物的升、降、浮、沉性能与药物的性味、质地、炮制、配伍等因素密切相关。从性味而言,大多数味辛甘、性温热的中药作用升浮,味酸、甘、咸,性寒凉的中药作用沉降;从质地而言,凡质地轻松(如以花、茎、叶部位入药)的中药大多作用升浮,质地厚重或属籽实类(如枳实)大多作用沉降。但旋覆花、丁香降气止呕,槐花止血,番泻叶泻下,其性沉降而非升浮;蔓荆子解表、苍耳子通窍,其性升浮而非沉降,表明中药升降浮沉应从临床发挥作用去理解。中药升降浮沉特性不是固定不变的,如一些药物经酒制则升、姜制则散、醋制则收敛、盐制则下行;升浮药配伍在大量的沉降药方中,则功效随之趋下;反之,沉降药配大量升浮药,则功效也随之趋上。

关于中药升降浮沉理论的现代研究资料不多,主要是结合方药的药理作用进行分析和观察。例如补中益气汤可以选择性提高在体及离体动物子宫平滑肌的张力,含升麻、柴胡的制剂作用明显,减去升麻、柴胡作用减弱且不持久,单用升麻、柴胡则无作用。这表明对升降浮沉的内涵研究,应以功效 - 药性为主线,揭示中药药性与功效的相互关系与规律性。

第四节 中药归经理论的现代研究

归经是中药性能之一,它是根据中医脏腑经络学说,指出药物作用部位的选择性。归经包含着趋向或归属两个涵义。某药能治疗某些脏腑经络的病证,就归入某经。中药的归经是历代医药学家从功效和观察药物疗效后的经验总结。根据五行学说,中药的五味与五脏(经)间有一定关系,如酸入肝、苦入心、辛入肺、甘入脾、咸入肾。如果某种中药的治疗作用是多方面的,会出现归入两经或多经的情形。归经的现代研究不多,也不充分,主要从药物对经络所属脏腑功能的影响,药物在体内代谢过程的关系进行研究。

(一) 归经与药理作用

李仪奎等对 429 味常用中药的药理作用和归经进行了统计分析,结果表明两者之间存在着明显的规律性联系,这种相关性与中医理论基本相一致。如现代药理和临床研究证明具有抗惊厥作用的钩藤、天麻、羚羊角、地龙、牛黄等均入肝经,与"肝主筋""诸风掉眩,皆属于肝"的中医理论相符合。具有泻下作用的大黄、芒硝、芦荟、番泻叶、火麻仁均入大肠经,与"大肠为传导之腑"的中医理论相一致。具有止血作用的仙鹤草、白及、大蓟等主入肝经,也符合"肝藏血"的中医理论。具有止咳作用的苦杏仁、百部、川贝母等,具有祛痰作用的桔梗、前胡、远志等,具有平喘作用的麻黄、苦杏仁、款冬花等主入肺经,符合"肺主呼吸""肺为贮痰之器"的中医理论。

(二) 归经与药动学的关系

在对中药归经的现代研究中发现中药的归经与其吸收、分布、代谢、排泄密切相关,中药的有效成分在体内的分布是归经的重要依据。如麝香酮可迅速通过正常大鼠的血-脑屏障,在脑组织中很快达到高峰,并长期稳定在较高浓度,与麝香"归经入脑"相符。

(三) 归经与微量元素

补肾中药补骨脂、肉苁蓉、熟地黄、菟丝子经测定含有较高的 Zn、Mn 配合物。根据 Zn、Mn 等微量元素与人体的生殖、发育具有密切关系,并在性腺、肾上腺、垂体等器官内富集,以及缺乏 Zn、Mn 导致酶活性降低,蛋白质、核酸代谢障碍等与中医肾虚的一致性,认为高含量 Zn、Mn 是这些补肾中药归经的物质基础。归肝经的中药富含 Fe、Zn、Cu、Mn,其中 Fe、Zn 最为明显。而肝脏是微量元素 Fe、Zn、Cu、Mn 富集的地方,并对造血、肝脏保护和视力起着较大作用。"肝藏血,开窍于目"的中医理论与中药的归经、微量元素的生物学作用较为一致。

(四) 归经与受体学说

受体是一类大分子蛋白质,存在于细胞膜、细胞质或细胞核中,能识别和传递信息,可与体内的神经递质、激素、自身活性物质、药物等配体发生特异性结合,激活细胞内一系列特定的生理生化反应。中药所含的有效成分与相应的受体有较强的亲和力,可发生特异性结合,这种亲和力的存在是中药归经理论的基础之一。如细辛归心经,其有效成分消旋去甲乌药碱具有兴奋心肌 β_1 受体作用。

> **课堂活动**
> 在药理学课程的学习中,你接触到了哪些受体? 你知道它们的生理功能吗?

(五) 归经与环核苷酸

许多中药可通过调节体内环核苷酸环磷酸腺苷（cAMP）、环磷酸鸟苷（cGMP）含量及其 cAMP/cGMP 值而起作用。中药对不同组织脏器中环核苷酸水平的影响是不同的，cAMP、cGMP 浓度的变化在一定程度上反映出药物对某组成脏器的选择性，变化显著的相关脏器与各药归经的关系密切。

> **点滴积累**
>
> 归经理论是中药药性理论的重要组成部分。"归"是指药物的归属、定位，"经"是指经络及其所属脏腑。其现代研究主要从药理作用、药动学、微量元素、受体学说、环核苷酸等方面进行，揭示中药对机体脏腑经络的选择性与适用范围。应注意到归经理论中所指脏腑，是中医学特有的定位概念，不能单纯地等同于解剖学器官组织。

目标检测

简答题

1. 简述中药四气的现代研究。
2. 简述中药五味与功效、物质基础、药理效应的相关性。
3. 简述归经与药物作用选择的关联性。

（袁先雄）

第三章　中药毒性

ER 3-1

第三章
中药毒性
（课件）

学习目标

1. 掌握　中药毒性的概念。
2. 熟悉　中药毒性成分的复杂性及其分类。
3. 了解　中药毒性反应的多样性与中药毒性的可控性。

导学情景

情景描述：

　　100多年来，国际上重大药害事件有40多起，其中"反应停事件"是最大的药物性灾难之一。近年来，国内也有药害事件见诸报端，其中，关木通事件、鱼腥草注射剂事件等危害性较大、影响面较广。这些事件警示我们对中药的毒性要有准确的认识。

学前导语：

　　两千多年前，老子的"祸兮福之所倚；福兮祸之所伏"，告诉我们事物具有两面性；《黄帝内经》中"毒药攻邪"，也告诉我们要正确理解中医的"是药三分毒"。通过对本章的学习，我们将熟悉中药毒性作用的临床表现、产生原因与预防措施，树立安全用药的服务意识。

　　对中药的毒性认识，可追溯到祖先神农时代，《淮南子》载神农尝百草，"一日而遇七十毒"，说明古人最早认识中药特性的毒性。中医药领域的"毒"有丰富的内涵，主要包含三种：一是"毒"即药，凡能攻病皆谓之毒；二是"毒"是中药的偏性，以偏纠偏是中药治疗疾病的基本原则；三是"毒"指中药的毒副作用，指中药对机体的损害。为了确保用药安全，许多本草书籍均在有毒性的药物性味之下标注出"大毒""小毒"，以表示该药具有一定程度的毒性，用之不当可导致中毒。中药的有毒无毒理论是在中医药长期临床实践中形成的，是指导临床用药的基本原则之一。

第一节　中药毒性概述

　　现代意义上对中药"毒性"的认识，包括副作用、毒性反应、变态反应、后遗效应、特异质反应、停药反应、继发效应和依赖性等。

　　临床上，中药既能防治疾病，也可能给患者带来不适与危害。凡符合用药目的或能达到防治疾病效果的作用为防治作用。中药的毒性主要体现在以下几方面。

1. 副作用 中药成分多,功效涉及范围广,其选择性低,当某一效应作为防治作用,其他效应就成为副作用(也称副反应)。如麻黄止咳平喘治疗哮喘,可引起患者失眠,是由麻黄碱兴奋中枢神经系统所致。

2. 毒性反应 中药剂量过大和用药时间过长、药物在体内积蓄过多产生的危害性反应,包括急性毒性、慢性毒性和"三致"反应。急性毒性是指有毒中药短时间内进入机体,很快出现中毒甚至死亡。如半夏少量服用即出现唇舌麻木,多则灼痛肿胀、流涎、呕吐、肢体麻木、呼吸迟缓、痉挛,甚至呼吸麻痹而死亡。可引起急性毒性的中药有:砒霜、马钱子、川乌、草乌、附子、雪上一枝蒿等。慢性毒性是中药长期服用或重复多次服用所引发的毒性反应(也称为长期毒性)。古人在这方面已有所记载。现代医学临床研究报道也较多。损伤的脏器以肝、肾、胃肠道最为多见,其次是心脏、骨髓造血系统、肺、中枢神经系统、内分泌腺体。值得注意的是这些药物中有些为常用中药,如天花粉、青黛、青蒿、虎杖、鱼腥草、小豆根等。"三致"反应为致畸、致癌、致突变,某些中药长期应用可产生致畸、致癌、致突变的特殊毒性反应。现代临床研究和动物实验均有报道。如雷公藤、槟榔、款冬花、千里光、石菖蒲、广防己、关木通、马兜铃、细辛、土荆芥、雄黄、砒霜、土贝母、野百合等有此作用。

> **课 堂 活 动**
>
> 中药刀豆味甘性温,归胃、肾经,具有温中,下气,止呃的功效。可用于虚寒呃逆,呕吐;同时也是药食同源的药物。但在日常生活中,食用了不成熟的或烹调不充分的刀豆角会引起中毒。你认为这是什么类型的毒性反应?你知道其致毒的原因吗?

3. 变态反应 动物药中的蛋白质,植物药中的多糖极易以抗原或半抗原引发异常免疫反应,也称过敏反应。轻者表现为药物热、药疹,重者出现剥脱性皮炎、过敏性休克。中药注射剂所致过敏反应发生率较高。

4. 后遗效应 指停药后血药浓度已降至最低有效浓度以下,但仍残存的生物效应。如服用洋金花后,其莨菪碱可致次日口干、视物模糊。

5. 特异质反应 少数人用药后出现与常人不同的异常反应,此类个体称为特异质反应体质。如葡萄糖 -6- 磷酸脱氢酶缺乏的个体,有使用板蓝根糖浆剂而发生溶血的报道。

6. 停药反应 反复、长期应用中药或中成药突然停药,可出现原有症状重现或加剧的现象,也称反跳现象。如使用大黄通便,突然停用引起便秘。

7. 继发效应 指药物治疗作用所引起的不良后果,又称治疗矛盾。如长期服用番泻叶、麻仁丸、大黄易致消化道正常菌群共生状态破坏,可出现消化道感染。

8. 依赖性 反复、长期应用某些中药(如罂粟壳类)后,机体对中药产生了生理性或精神性的依赖和需求,一旦停药可出现戒断症状,这种反应称依赖性,分为精神依赖性和生理依赖性。对此类药物应予以高度重视和加强管理。

为了用药安全,避免毒副作用的发生,必须注意用药禁忌。妊娠禁忌是必须注意的用药安全问题。禁用药多为毒性较大或药性峻烈的药物,如水蛭、虻虫、三棱、莪术、巴豆等。慎用药多为破气、行滞、通经、活血以及辛热、滑利、沉降的药物,如桃仁、大黄、附子、肉桂、牛膝等。

> **点滴积累**
>
> 中药毒性包括副作用、毒性反应、变态反应、后遗效应、特异质反应、停药反应、继发效应和依赖性等。

第二节　中药毒性的特点

中药有效性和安全性是中医药生存和发展的基础,也是为世人所接受的根本前提。随着国内外中药安全性事件的发生,国家逐步出台了《中药新药临床研究指导原则》《证候类中药新药临床研究技术指导原则》《药品注册管理办法》等法规,支持基于中医药理论和中医临床实践经验评价中药的有效性、安全性,中药毒理的研究在中药研发中逐渐规范。

中药毒性的特点包括毒性表现多样性、毒性成分复杂性、中药毒性的可控性三方面特点。

一、毒性表现多样性

1. **中枢神经系统毒性**　常见的中毒症状有唇舌和肢体麻木、头痛、眩晕、烦躁不安、意识模糊、抽搐、惊厥、昏迷,甚至死亡。可引起中枢神经系统毒性的中药有:马钱子、川乌、草乌、附子、雪上一枝蒿等。含乌头碱类药物中毒的文献报道近年来较多,应予以重视。

2. **心血管系统毒性**　常见的中毒症状有心悸、胸闷、心律失常、血压升高或降低、循环衰竭,甚至死亡。可引起心血管系统毒性的中药有:含乌头碱类的中药如川乌、草乌、附子、雪上一枝蒿等;含强心苷的中药如蟾酥、罗布麻叶、万年青、黄花夹竹桃、香加皮等。

3. **呼吸系统毒性**　常见的中毒症状有呼吸困难、咳嗽咳血、急性肺水肿、呼吸肌麻痹、呼吸衰竭,甚至窒息死亡。含有氰苷及水解生成的氢氰酸可抑制细胞色素氧化酶,使细胞氧化反应停止,引起组织窒息,严重时可致中枢神经及呼吸中枢麻痹。如苦杏仁、桃仁、郁李仁、枇杷仁、白果、商陆等。

4. **消化系统毒性**　常见的毒性症状有恶心、呕吐、食欲缺乏、腹痛、腹胀、腹泻、消化道出血、黄疸、肝大、肝炎、肝细胞坏死等。寒凉性的中药剂量过大常有胃肠道刺激作用而产生胃肠道反应。苍耳子、黄药子、川楝子、雷公藤、独活、青黛中含有损害肝脏的化学成分,如花椒毒素、靛玉红等。

5. **泌尿系统毒性**　常见的毒性症状有腰痛、浮肿、尿频、尿少、尿闭、尿毒症、肾衰竭。对肾脏有毒性的中药有:斑蝥、木通、马兜铃、粉防己、延胡索、钩藤、青木香等。这些中药所含有的钩藤碱、斑蝥素、马兜铃酸对肾脏有较大的损害作用,主要是引起肾小管坏死。

6. 造血系统毒性 常见的毒性症状有白细胞减少、粒细胞缺乏、溶血性贫血、紫癜、再生障碍性贫血,甚至死亡。对造血系统有毒性的中药有洋金花、芫花、狼毒、斑蝥、雷公藤等。穿琥宁注射液多次(10次以上)静脉滴注可导致血小板减少症。

7. 生殖系统毒性 常见的毒性症状有闭经、月经不调、性功能障碍、不孕不育症、早产、流产、死胎等。对生殖系统有毒性的中药有天花粉及其注射液、红花油、月见草油胶囊、复方青黛片、速效伤风胶囊等。斑蝥、大戟、乌头、蜈蚣、半夏、天南星等在孕妇易感期内可损害胎儿发育而致畸。

二、毒性成分复杂性

中药品种众多,毒性成分复杂,现代文献报道较多的有以下几类毒性成分。

1. 生物碱类 如乌头、附子、天雄、雪上一枝蒿等含有的乌头碱(内服0.2mg即可中毒,2~5mg即可致死);雷公藤、昆明山海棠等含有的雷公藤碱;马钱子中的士的宁(番木鳖碱);洋金花中的莨菪碱、东莨菪碱;苦楝子中的苦楝碱;半夏、天南星中的毒芹碱等。

2. 苷类 如洋地黄、万年青、夹竹桃、蟾酥、八角枫等含有的强心苷;苦杏仁、桃仁等含有的氰苷;商陆、黄药子等含有的皂苷;芫花、广豆根等含有的黄酮苷等。

3. 毒蛋白类 如巴豆、苍耳子、蓖麻子中含有毒蛋白,对胃肠道黏膜有强烈的刺激和腐蚀作用。

4. 萜及内酯类 主要毒理作用是对局部的强烈刺激,内服引起肝细胞损害,抑制中枢神经系统。如细辛中的黄樟醚和艾叶中的挥发油、苦艾素对皮肤有强刺激,内服可刺激胃肠道,并引起肝损伤;马桑内服,其内酯的主要毒性表现为兴奋大脑、延髓的血管运动中枢、呼吸中枢及迷走神经中枢,可产生惊厥。

5. 硝基菲羧酸类 马兜铃酸主要存在于马兜铃属和细辛属植物中,是天然产物中发现的第一类含硝基化合物。毒性以肾毒性为主,同时有肝毒性和致癌性。

6. 重金属类 一是含砷、汞、铅类重金属的矿物药,如砒霜、雄黄、水银、轻粉、朱砂、密陀僧、铅丹、铅粉等;二是中药材种植过程环境污染所致的重金属残留。

考 证 要 点

马兜铃酸的化学结构特点:硝基菲羧酸。

马兜铃酸的主要化学成分与毒性:马兜铃酸类化合物主要的毒性成分为马兜铃酸Ⅰ和马兜铃酸Ⅱ,硝基是马兜铃酸类衍生物中最主要的毒性基团,可引发很强的肾毒性,甲氧基和羟基的存在可以使马兜铃酸的毒性进一步加强。在硝基还原酶的催化下,马兜铃酸一部分被还原为马兜铃内酰胺,表现为肾毒性;另一部分在还原过程中硝基(马兜铃内酰胺氮离子)因为具有很强的亲电能力,为结合DNA碱基提供了结合位点,能与DNA碱基环外氨基亲电结合,生成相应的加合产物,使*RAS*基因和*P53*基因发生突变,进而诱发肿瘤。

三、中药毒性的可控性

中药的毒理研究是中药药理学的重要研究内容之一,其主要目的是对中药及其制剂的安全性作出评价,为临床合理用药提供科学依据,保证临床用药安全。中药药理学基础试验研究存在所使用的动物与人种属差异,同时又存在临床研究特定疾病的志愿者数量、病情状况等诸多局限性,其研究结果不能十分准确地反映药物的毒理作用,但中医药在长期的实践中,积累形成了选用道地药材、依法炮制、对证(症)用药、合理配伍、正确煎服等一系列减毒或控毒增效的方法。

课 堂 活 动
鱼腥草注射液事件

2006 年,鱼腥草注射液在临床应用中出现了过敏性休克、全身过敏反应、胸闷、心悸、呼吸困难和重症药疹等严重不良反应,甚至引起死亡。国家食品药品监督管理局宣布,在全国范围内暂停使用和审批鱼腥草注射液等 7 个注射剂,并启动了对 7 个鱼腥草类注射剂安全性的鉴定评价工作。该事件发生的主要原因是:部分制药企业的产品低水平重复,未能严格按照国家标准采用鲜鱼腥草作原料,同时在鱼腥草素钠生产和质控方面存在缺陷。鱼腥草注射液提取时,未能达到国家标准的要求,容易造成过敏反应。同年 9 月,国家食品药品监督管理局印发《关于鱼腥草注射液等 7 个注射剂有关处理决定的通知》,有条件地恢复肌内注射用鱼腥草类注射剂使用。

请结合案例分析如何保证中药的用药安全。

1. **选用道地药材**　如现行版《中国药典》,收录有大毒的川乌、草乌,有毒的制川乌、制草乌、附子,其来源均为毛茛科乌头(北乌头)的根或子根。其产地不同,乌头碱及总生物碱含量不同。四川产的乌头和附子含量比较稳定,因此选择四川的道地药材可控制乌头碱含量和毒性。

2. **依法炮制**　如附子的饮片品种较多,有生附子、盐附子、白附片、黑顺片等。其中,白附片、黑顺片乌头碱含量低,毒性明显减轻。

3. **对证(症)用药**　如附子有回阳救逆、补火助阳、逐风寒湿邪的功效,用于休克和风湿性关节炎、关节痛、腰腿痛等疾病时,表现出治疗作用,并不显示其毒副作用。

4. **合理配伍**　如四逆汤中,附子(制)与干姜、炙甘草配伍,能强心、升压,改善微循环,表现出温中祛寒、回阳救逆的功效;参附汤中附子与人参配伍,能回阳益气固脱,用于心律失常及风湿性、高血压心脏病所致心力衰竭患者,增加了疗效。

5. **正确煎服**　现行版《中国药典》明确规定了附子的用量为 3~15g,先煎、久煎。通过不同剂量与煎煮时间的对比试验,表明随煎煮时间的延长与剂量的增加,药效增强;随煎煮时间的缩短与剂量的增加,毒性增强。

总体上,有些中药的毒性是发生率较低的小概率事件,只有在广泛和长期的临床应用中才会被发现。

目标检测

简答题

1. 为什么中药会有毒性?
2. 简述中药常见的毒性成分有哪些。
3. 以附子为例简述控制中药毒性的措施有哪些。

(袁先雄)

第三章
自测题

第三章
思维导图

第四章　影响中药药理作用的因素

ER 4-1

第四章 影响中药药理作用的因素（课件）

学习目标

1. **掌握** 药物因素对中药药理作用的影响。
2. **熟悉** 机体因素对中药药理作用的影响。
3. **了解** 环境因素对中药药理作用的影响。

导学情景

情景描述：

《晏子春秋》"婴闻之：橘生淮南则为橘，生于淮北则为枳，叶徒相似，其实味不同。所以然者何？水土异也"。这是成语"淮橘为枳"的出处，说明古人早已认识到环境对植物生长的影响。《新修本草》："离其本土，则质同而效异；乖于采摘，乃物是而时非"，总结出产地、采收季节对中药作用的影响。

学前导语：

在药理学课程中，同学们已经学习到了影响药物药理作用的因素，这些因素同样对中药的药理作用有影响，要"温故而知新"。本章我们将带领同学们学习中药不同于化学药的药理作用的影响因素，更加坚定中医药传承创新的信心。

影响中药药理作用的因素有许多方面。主要有三大因素：药物因素、机体因素、环境因素。这些因素对中药药理作用会产生明显影响。

第一节　药物因素

一、品种与产地

中药品种繁多，至今已达 12 000 余种，常用药物 500 余种，以植物药为主。其中有很多药同名异物，也有很多药同物异名，中药材品种混乱现象比较突出。由于来源不同，品种混淆，所含的化学成分、药理作用有很大差异。产地不同对药物质量影响也很大。中药大多来源于天然的植物和动物，各自生长分布的区域性很强。不同地区的土壤、气候、日照、雨量等自然环境条件有差异，特别是土壤对植物药内在成分的影响更大。许多名贵药材都有特定的产地，故历史上早已形成了

"道地药材"的概念,即某一地域所产的某种药材质量高、疗效好,而享有盛名。如四川的川贝母、附子、川芎等,内蒙古的甘草,云南的三七、茯苓等,山西的黄芪、党参,河南的地黄、牛膝、山药,东北的人参、五味子、刺五加等。产地不同,同一植物所含有效成分差异较大,从而影响中药药理作用,使临床疗效不稳定。如东北产的园参与朝鲜、日本所产的园参,其人参总皂苷及皂苷单体的含量均不一样。

课 堂 活 动
说说你家乡有哪些道地药材,为什么要强调中药材的道地性?

二、采收与贮藏

中药品质的优劣与采收季节密切相关。植物的根、茎、叶、花、果实、种子或全株的生长和成熟期各不相同,故中药材的采收时节也就随入药部位的不同而异。多年生植物根类药材的品质与植物的生长期限有关,通常认为人参、何首乌等药材的生长年限长者为好。但并非所有药材都是如此,如亳白芍,随生长期延长,芍药苷的含量逐年降低。贮藏保管对中药质量也有直接的影响,贮藏不当会造成中药材霉变、虫蛀、走油等现象,从而影响中药药理作用及临床疗效的发挥。中药贮藏保管通常应以干燥、低温、避光为好,时间不宜过长。

三、加工与制剂

(一) 炮制

中药须经加工炮制后入药,是中药长期临床用药经验的总结。《本草蒙筌》指出:"酒制升提;姜制发散;入盐走肾脏,仍使软坚;用醋注肝经,且资住痛……乳制滋润回枯,助生阴血;蜜制甘缓难化,增益元阳。"中药经过水浸、加热及酒、醋、药汁等辅料处理,可使化学成分发生质和量的变化,对中药临床疗效产生不同程度的影响。炮制对中药药理作用的影响主要有:

1. 消除或降低药物毒性或副作用 如乌头中毒性较大的乌头碱,经过浸漂、煎煮后水解成为较小的乌头原碱,起到减毒存效的作用。

2. 增强疗效 经炮制后中药有效成分的分解减少及有效成分易溶出,疗效增强。如延胡索水煎液溶出率低,醋制后其生物总碱溶出率增加,镇痛作用强。

3. 改变药性,加强或突出某一作用 如生首乌可以泻下,经蒸制结合型蒽醌减少、糖的含量显著增加,而有补肝肾的作用。

4. 便于中药保存 苦杏仁焯制后,可使苦杏仁酶变性失活,避免苦杏仁苷分解失效,保持药效稳定。

(二) 制剂与煎煮方法

剂型和制剂对药效的影响主要体现在生物利用度的高低,同时不同剂型或给药途径不同,也可能产生不同性质的作用。煎煮汤剂所用水量多少、火候大小及时间长短等都会直接影响药物有效成分的溶出和药效的发挥。药物性质、质地和用药目的不同,煎煮的方法和条件应不同。一般而言,解表药如薄荷、紫苏等煎煮的火力要大,时间要短;补益药如人参、当归等煎煮的火力要小,时间稍长;化石、矿石类药如龙骨、牡蛎等应先煎久煎;芳香性药物如豆蔻、砂仁等入汤剂宜后下。分煎和合煎也对药物的疗效有明显影响,药物在共煎的过程中有可能产生新的有效成分。

四、剂量与配伍

(一)剂量

"中药不传之秘在量上",不仅表明中药药理作用与中药剂量呈一定的量效关系,更表明中药的剂量不同,其作用可能不同。如甘草在复方中的作用,1~2g 能调和诸药,5~10g 能抗心律失常,30g以上具有皮质激素样作用;人参小剂量可兴奋中枢,而大剂量则抑制中枢。同时,中药剂量比例是药性的基础,是决定药物配伍后药效与药性变化的因素。如黄连与吴茱萸剂量不同,则可组成不同成方治疗不同的疾病。黄连与吴茱萸(2 两:2 两)组成"茱萸丸方"主治虚寒型下痢水泄,黄连与吴茱萸(1 两:0.5 两)组成"甘露散"主治暑气为病,黄连与吴茱萸(6:1)组成"左金丸"主治肝火犯胃吞吐酸水,黄连与吴茱萸(1:6)组成"反左金丸"则可温胃散寒,疏肝止痛。

(二)配伍

中药配伍是中医用药的主要形式,即按病情的需要和药物性能,选择两种以上药物配合应用,以增强药物的疗效,调节药物的偏性,降低毒性或副作用。因此,配伍得当可增加疗效,降低毒性;配伍不当则疗效降低,甚至出现不良反应。

中药配伍的基本内容是"七情",即:单行、相须、相使、相畏、相杀、相恶、相反。单行,即只用一种药物来达到治病的效果。相须,即两种功效相似的药物配合应用,可相互增加疗效。相使,即两种功效不同的药物共用,能相互促进,提高疗效。相畏,是一种药物对另一种药物的性能、毒性或烈性有制约和抑制作用。相杀,即一种药物能减轻或消除另一种药物的毒性。相恶,即一种药物的功效被另一种药物削弱或破坏,或者两药的功效均降低或丧失。相反,即两种药物合用后,可产生毒性反应或副作用。单行、相须、相使、相畏、相杀为用药之所求;相恶、相反为用药之所忌。

组方配伍应遵循"君、臣、佐、使"的配伍理论,才能使药物发挥最佳疗效。君药为治疗主病和主证的药物;臣药为辅助君药治疗主病或主证的药物;佐药为治疗兼证或制约君药偏性的药物;使药为引经或起调和作用的药物。

配伍禁忌是指古人总结出的"十八反""十九畏"。"十八反""十九畏"是药物配伍中应遵循的原则。但是"十八反""十九畏"不是绝对的禁忌,在特定条件下是正确的。①"十八反"的现代研究:"半蒌贝蔹及攻乌"中,有学者对半夏、瓜蒌、贝母、白蔹与乌头配伍研究,结果显示乌头碱溶出率增加出现毒性;"藻戟遂芫俱战草",有学者对大戟、芫花、甘遂与甘草配伍研究,结果显示甘草能增加反药配伍的有毒成分溶出,或延缓毒性成分在体内消除而蓄积中毒;"诸参辛芍叛藜芦"的研究中,以诸参与藜芦配伍的研究较多,人参、苦参能增加藜芦生物碱溶出,丹参与藜芦配伍能增加藜芦碱含量。②"十九畏"的现代研究:"狼毒最怕密陀僧",狼毒中所含的生物碱可与密陀僧的主要成分氧化铅产生沉淀,而减弱药效并产生有毒成分;"人参最怕五灵脂",人参所含皂苷、多糖等成分可被五灵脂中的尿素或尿酸破坏,降低疗效。目前,对"十八反""十九畏"的现代研究不够全面和系统,但在一定程度上说明其配伍禁忌的合理性。众多的研究者对通过化学成分、药理学、毒理学、药动学、循证医学等方面的研究,必然会揭示中药"十八反""十九畏"的实质内涵,丰富并完善中药配伍理论。

> **点滴积累**
>
> 影响中药药理作用的药物因素主要有:品种与产地;采收与贮藏;加工与制剂(包括炮制、制剂与煎煮方法);剂量与配伍等。

第二节　机体因素

机体的生理状况和病理状况等差异,是影响中药药理作用的重要因素。

一、生理状况

1. **年龄**　年龄不同,对药物的反应也不同。小儿特别是新生儿与早产儿,体重和各种生理功能与成人有巨大差别,对药物的反应一般比较敏感。老年人实际年龄与其生理年龄并不一致,生理功能的衰退情况各不相同,应用药物时更应慎重。另外老年人体质多虚弱,祛邪攻泻药物不宜多用;而幼儿为稚阳之体,滋补药物不宜多用,切不可峻补。同时儿童和老年人用药依从性较差,不能完全遵照医嘱用药,也会影响临床用药及治疗效果。

2. **性别**　一般对药物的反应性别差异并不十分明显。女性在月经、妊娠、分娩、哺乳时期对各类药物的反应差异较为突出。如月经期禁用或慎用峻泻药和活血化瘀药等,以免导致月经出血过多或出血不止。红花、大戟、麝香、地龙等可兴奋子宫平滑肌,半夏、雷公藤等有致畸作用,孕期均应避免应用,以免导致流产和对胎儿发育造成不良影响。

3. **遗传因素**　大多数人对药物反应是相似的,但是少数人存在质和量的差异,这主要与遗传因素有关。质的差异主要是高敏性和耐受性。高敏性是指有些个体对药物的反应非常敏感,所需药量低于常用量,如有人对人参糖浆、生脉注射液等发生强烈的过敏反应。耐受性是指人体对药物反应性降低的一种状态,多为后天性获得,是长期反复应用某种药物出现,停药一段时间后其敏感性可恢复。

4. **机体内的微生态环境**　肠道内微生态环境对中药的代谢影响较大,肠道内不同的细菌可产生不同的酶,催化不同类型的药物代谢反应。中药是一种多成分药物,多以口服形式给药,肠内菌群对其代谢所起的作用就更为重要,尤其是含有水溶性多糖部分的葡萄糖苷成分的中药,原型物显示药理活性的可能性较小,被相应的细菌代谢水解成苷元后,极性减弱,脂溶性增强,产生出具有较强药理活性的代谢产物。如口服的黄芩苷在肠下段转化为黄芩素被吸收,抗过敏作用增强;大黄和番泻叶中所含的番泻苷经大肠菌群代谢水解,生成苷元而发挥泻下作用,这些药物被称为"天然前体药物"。

同时,不同种族或民族的人群对中药的代谢不尽相同,影响到中药药理的作用。已有许多研究证实,不同种属的动物对同一中药的药理反应,可表现出质的差异,因此绝不能把动物实验的资料任意推广应用到人。

知识链接

前 体 药 物

前体药物,简称前药,是指一类在体外无活性或很少有活性,在生物或人体中经过酶或非酶作用,释放出活性物质而产生药理作用的化合物。修饰前的活性药物称为母体药物,也称原药。

二、病理状况

疾病本身可以改变机体的生理、生化功能和器官功能状态,病情严重程度与药物的疗效密切相关,同时存在的伴发疾病也相互影响药物的应用。肝、肾功能低下的患者影响药物的应用,也易引起药物在体内的积蓄和中毒等不良反应的发生。此外,病理状态不同,药物的作用也可能不同。

三、心理因素

中医认为"喜伤心、怒伤肝、思伤脾、忧悲伤肺、恐惊伤肾",人的精神情志活动与脏腑功能盛衰、气血津液盈亏息息相关,因此,患者的情绪、精神状态与药物的疗效关系密切。乐观者可以增强对疾病的抵抗能力,有利于疾病的治疗。相反,悲观、烦躁,不配合治疗将大大地降低药物的疗效。影响心理变化的因素有患者的文化素质、疾病性质、性格特征及医护人员的语言、表情、态度、被信任程度、技术水平、工作经验、暗示等。有研究表明安慰剂对许多慢性疾病,如高血压、头痛、神经官能症等的有效率达 30%~45%。

点滴积累

影响中药药理作用的机体因素主要有:生理状况(包括年龄、性别、遗传因素、机体内的微生态环境);病理状况;心理因素。

第三节　环境因素

环境因素包括地理条件、气候及时辰节律、医院和家庭环境等,这些因素都会对药物的治疗作用产生影响。此外,饮食、体育锻炼情况、人文关怀和社会保障情况等对药物治疗作用的影响也是不可忽视的。

1. 地理条件　不同地理环境,其文化背景、饮食结构、生活习惯不同,对药物代谢酶的活性和作用靶点的敏感性都有影响。如寒冷地区的人群对温热药耐受,温热地区的人群对温热药敏感。

2. 气候寒暖　四季更替,机体的生理活动也随之变化,而影响药物的疗效。如春夏腠理疏松,冬季腠理致密,解表药在春夏发汗作用强,冬季作用弱;藿香化湿解暑、和中止呕,夏季多挟暑湿,因此藿香正气水更适合夏季胃肠型感冒的治疗。

3. 饮食起居　药物同源,日常生活中的一些食物与调料品有一定的药性及功能,可影响服用中药的疗效。如热证患者服用寒凉药治疗时,宜适当吃一些苦瓜、苋菜、百合等寒性食物,忌吃姜、葱、蒜等热性食物;虚证患者在服用滋补药时,适当吃一些山药、薏苡仁等补益性食物,治疗效果可得到一定的提高,相反则会使疗效有所下降。此外,长期饮酒、吸烟也能诱导肝药酶,加快中药的代谢,影响其药效。

4. 时辰节律　机体的激素分泌、酶的活性等生理活动随着昼夜交替而变化,药物的效应和毒副作用也随之产生差异。如雷公藤的乙酸乙酯提取物,按不同时辰分组给药,观察给药后一周内的死亡率,以中午12点给药者死亡率最高,20点至次晨8点给药者死亡率最低。时辰节律对临床制订最佳给药方案及进行药理学研究都具有参考价值。

ER 4-2
时辰药理学与子午流注理论(拓展阅读)

> **点滴积累**
>
> 影响中药药理作用的环境因素主要有:地理条件、气候寒暖、饮食起居、时辰节律等。

目标检测

ER 4-3
第四章自测题

简答题

1. 影响中药药理作用的因素有很多,如何保证中药疗效的稳定性?

2. 炮制对中药药理作用有何影响?

3. 分析中药药理作用产生人体差异的原因,并举例说明。

(袁先雄)

ER 4-4
第四章思维导图

各　论

第五章　解表药

ER 5-1
第五章
解表药
（课件）

学习目标

1. **掌握**　解表药的主要药理作用。麻黄、柴胡、葛根的药理作用、药效物质基础与临床应用。
2. **熟悉**　细辛、桂枝的药理作用与临床应用。
3. **了解**　麻黄汤、连花清瘟胶囊的药理作用与临床应用。

导学情景

情景描述：

　　感冒几乎是一年四季都会发生的一种常见疾病，临床表现为鼻塞、喷嚏、流涕、发热、咳嗽、头痛等，多呈自限性。大多散发，冬、春季节多发，季节交替时多发。中医认为，感冒可分为"风寒感冒""风热感冒""暑湿感冒"等类型，属于表证的范畴，临床上多用解表药进行治疗。

学前导语：

　　作为临床治疗感冒的常用药，麻黄、桂枝、紫苏、柴胡、葛根、薄荷等解表药常常出现在众多防治感冒的中成药组方中，但有部分患者因使用不当导致疗效不佳甚至出现不良反应。例如，麻黄就不可随意滥用，因其含有麻黄碱，在使用时需要注意不可与抗高血压药、强心药、镇静催眠药及氨茶碱同用，原因与其药理作用息息相关。为了正确使用解表药，下面我们一起来学习解表药的药理作用。

第一节　概述

　　凡以发散表邪、解除表证为主要作用的药物称为解表药。本类药物多味辛，主要归肺、膀胱经，偏行肌表，临床主要用于外感表证，部分药物可用于咳喘、水肿、风疹、麻疹初期、风湿痹症等兼表证者。

　　表证是指外邪侵犯人体浅表部位所出现的症状群，其临床表现主要有恶寒（或恶风）、发热、头痛、肌肉酸痛、鼻塞、喷嚏、咳嗽、咽喉痒痛、无汗或有汗、苔薄白、脉浮数等。恶寒是诊断表证的重要依据，中医认为，有一分恶寒便有一分表证。表证的症状相似于现代医学的上呼吸道感染［感冒、流行性感冒（简称流感）等］及传染病初期的症状。上呼吸道感染的主要原因是机体受到不良因素的影响，抵抗力降低，造成寄生在上呼吸道的病原微生物（细菌、病毒等）乘机侵入黏膜上皮细胞，生长繁殖，导致炎症反应而出现诸多临床症状。

　　解表药一般具有发汗的功效，通过发汗使外邪从汗而解，表证得以解除。部分药物兼有利尿消肿、止咳平喘、透疹、止痛等作用。

解表药根据其性味和临床功效的不同,分为两类:辛温解表药(发散风寒药),多属辛温,适用于表寒证,代表药物有麻黄、桂枝、荆芥、防风等;辛凉解表药(发散风热药),多属辛凉,适用于表热证,代表药物有柴胡、葛根、牛蒡子、薄荷、菊花等。

现代研究认为解表药与功效有关的主要药理作用如下。

1. **发汗** 发汗是中医治疗表证的方法。中医学认为通过发汗或者促进发汗使表邪从汗而解,有所谓"其在皮者,汗而发之""体若燔炭,汗出而散"的理论。发汗有温热性发汗和精神性发汗两种方式,前者是指受到体内、外温度的刺激(如发热或外界的温度高于体温)时,全身汗腺分泌汗液;后者是精神紧张或情绪激动时的出汗。

解表药的发汗多属于温热性发汗,以辛温解表药的发汗作用较强。如麻黄所含的挥发油、麻黄碱等能使处于高温环境中的人出汗快而多,以麻黄配桂枝的作用尤为显著,因为桂枝所含挥发油能扩张末梢血管,促进皮肤表面的血液循环,所以古典医籍中记载应用麻黄汤、桂枝汤等方剂时要"温服"和"温覆"。

解表药的发汗机制可能是:直接影响汗腺功能,促进汗液分泌;通过改善血液循环而促进发汗;通过兴奋外周 α 受体而促进汗液的分泌。

2. **解热** 发热是表证的常见症状。解表药中大多有不同程度的解热作用,使实验性致热动物体温降低,如柴胡、桂枝、荆芥、防风、葛根、生姜、银翘散等;有些药物也可使正常动物体温降低,如柴胡皂苷、葛根素等。解表药的解热机制可能是:①增加散热,通过发汗与汗液蒸发或扩张皮肤黏膜血管,散热增加使体温下降;②减少产热,通过抗炎、抗菌和抗病毒等作用减少内生致热原的产生,而促使体温下降;③作用于体温调节中枢,调节体温调定点,使体温维持在正常值。

3. **镇痛、镇静** 头痛、肌肉酸痛是表证的基本症状。大多数解表药对多种动物的实验性疼痛均有明显的镇痛作用。镇痛作用部位大多数在外周,部分药物通过作用于中枢发挥效应。多数解表药有不同程度的镇静作用,可使实验动物自主活动减少,或具有协同中枢抑制药物作用。

4. **抗病原微生物** 表证是外邪犯表所致,细菌、病毒是重要的外邪之一。体外试验证明,大多数解表药具有抗菌、抗病毒作用,阐明了药物对表证病因的治疗作用。

5. **抗炎** 呼吸道炎症是引起咳、痰、喘症的重要原因,也是表证的基本临床病理过程,解表药的抗炎作用是其发挥解表功效的药理学基础之一。解表药中大部分有抗炎作用,如麻黄、柴胡、细辛、辛夷等对多种实验性炎症有明显的抑制作用。抗炎机制可能与下列作用有关:抑制花生四烯酸代谢;抑制炎症介质如组胺等的合成和释放;增强肾上腺皮质的分泌功能;清除自由基。

6. **调节免疫** 外感寒邪是风寒表证的主要诱因,寒冷应激可造成免疫功能低下。大部分解表药可提高机体免疫功能,提高机体的抗病能力,有利于表邪的解除,由此体现"正气存内,邪不可干"。如柴胡、葛根、麻黄汤等能促进巨噬细胞的吞噬作用,增强机体免疫功能,提高机体抗病能力。部分方药如麻黄、桂枝等对变态反应有抑制作用。

综上所述,解表药的发汗、解热、抗炎、镇痛、镇静、抗病原微生物、抗炎作用是解除表证的药理学基础,调节免疫功能对解除表邪也具有积极的作用。

常用解表药的主要药理作用见表5-1。

表 5-1　解表药的主要药理作用概括表

类别	药物	发汗	解热	抗菌	抗病毒	镇痛	镇静	抗炎	抗过敏	其他
辛温解表药	麻黄	+	+	+	+	+		+	+	平喘、利尿、升血压、兴奋中枢
	桂枝	+	+	+	+	+	+	+	+	强心、扩血管、利尿
	细辛		+	+		+	+	+	+	强心、升血压、平喘、祛痰
	生姜	+			+	+		+	+	止吐,促进消化液的分泌
	荆芥		+	+		+		+	+	止血、抗氧化
	防风		+	+		+	+	+	+	促进免疫功能
	紫苏		+	+					+	止咳、祛痰、平喘、止血
	白芷		+	+		+		+		光敏作用
	苍耳子					+		+		—
辛凉解表药	柴胡		+	+	+	+	+	+	+	保肝、利胆、降血脂、镇咳
	葛根	+			+				+	降血糖、对心脑血管作用、降血脂
	薄荷		+	+	+	+	+	+		祛痰、止痒、保肝、利胆
	桑叶		+	+	+	+				祛痰、镇咳
	菊花			+	+	+				降血压、增加冠脉血流量
	牛蒡子			+	+	+		+		利尿
	蔓荆子					+	+			—
	升麻					+	+	+		抗肿瘤、抗骨质疏松、调节平滑肌

点滴积累

1. 解表药的主要药理作用为发汗、解热、镇痛、镇静、抗病原微生物、抗炎、调节免疫及抗变态反应。
2. 解表药味辛发散,可促使患者汗出,使外邪从汗而解,表证得以解除。

第二节　常用中药

麻　黄[*]

麻黄科植物草麻黄、中麻黄或木贼麻黄的干燥草质茎。含生物碱、挥发油、鞣质等成分。生物碱中的主要有效成分是左旋麻黄碱,占生物碱总量的 80%~85%,其次为右旋伪麻黄碱以及微量的 L-N- 甲基麻黄碱、D- 甲基麻黄碱、去甲基麻黄碱、去甲基伪麻黄碱等。挥发油中含有 2,3,5,6- 四甲基吡嗪和 L-α- 萜品烯醇。

麻黄味辛、微苦,性温。归肺、膀胱经。具有发汗解表、宣肺平喘、利水消肿的功效。主治风寒感冒、胸闷喘咳、风水浮肿等。

【药理作用】

1. **发汗** 麻黄水煎剂、水溶性提取物、麻黄挥发油、麻黄碱、L-甲基麻黄碱等均有发汗作用。其发汗特点是：口服或注射给药均有效，起效快，作用强，持续时间长；温服或处于温热环境、配伍桂枝后发汗作用更明显。麻黄发汗受到环境温度的影响，在温热环境中服用麻黄碱比未用者汗腺分泌更多更快；麻黄发汗与中枢功能的状态有关，在麻醉状态下，发汗作用明显减弱。这表明麻黄的发汗机制可能是：①阻碍汗腺导管对钠离子的重吸收，使汗液分泌增加；②兴奋汗腺 α 受体，使汗液分泌增加；③通过兴奋中枢神经的相关部位，促进汗液的分泌。

2. **平喘** 试验研究证实麻黄碱、伪麻黄碱、麻黄挥发油是平喘的主要成分，2,3,5,6-四甲基吡嗪和 L-α-萜品烯醇是近年来从麻黄中分离出来的新的平喘成分。麻黄平喘特点：起效较慢，温和而持久，口服有效。麻黄的平喘机制主要是：①直接兴奋支气管平滑肌 β 受体，激活腺苷酸环化酶，增加环磷酸腺苷（cAMP）浓度，使平滑肌松弛；②直接兴奋支气管黏膜血管平滑肌 α 受体，使血管收缩、血管壁通透性下降、黏膜水肿减轻；③促进去甲肾上腺素能神经和肾上腺嗜铬细胞释放去甲肾上腺素和肾上腺素，间接发挥拟肾上腺素作用；④阻止过敏介质（如组胺、5-羟色胺等）的释放。

3. **利尿** 麻黄的多种成分均有利尿作用，以 D-伪麻黄碱作用最强。麻黄生物碱静脉注射利尿作用明显，口服用药作用较弱。麻黄的利尿作用强度有限，超过一定剂量后反而使利尿作用降低。其利尿机制可能是通过扩张肾血管，增加肾小球的滤过率，或影响肾小管钠离子的重吸收。

4. **解热、抗炎** 麻黄挥发油有解热作用，也可降低正常小鼠的体温。麻黄的多种成分有抗炎作用，以伪麻黄碱最强，甲基麻黄碱、麻黄碱次之。麻黄抗炎作用可能与抑制花生四烯酸代谢有关。抗炎的环节是：抑制炎症早期的血管通透性增加；抑制炎症后期肉芽组织形成。

5. **抗病原微生物** 麻黄煎剂、麻黄挥发油对甲、乙型溶血性链球菌，金黄色葡萄球菌，肺炎链球菌，流感嗜血杆菌，炭疽芽孢杆菌，白喉棒状杆菌，大肠埃希菌等均有不同程度的抑制作用。

6. **强心和升血压** 麻黄碱能直接激动 α 和 β 受体，又有促进去甲肾上腺素神经末梢释放递质、间接兴奋受体作用。兴奋心肌 $β_1$ 受体，使心脏兴奋，表现为心肌收缩力加强、心输出量增加。兴奋血管平滑肌 $α_1$ 受体，使皮肤黏膜血管和内脏血管收缩，骨骼肌血管、冠状血管和脑血管扩张，总外周阻力有所增加，血压升高，升血压缓慢、温和、持久。由于血压升高反射性引起迷走神经兴奋，故心率不变或稍慢。

7. **兴奋中枢** 麻黄碱对中枢神经系统有明显兴奋作用，较大剂量能兴奋大脑皮质和皮质下中枢，可引起不安以及失眠等精神兴奋症状。

8. **其他** 麻黄还有抑制肠平滑肌、抗过敏等作用。

综上所述，麻黄发汗散寒、主治风寒感冒的功效与其发汗、解热、抗炎、抗病原微生物的药理作用相关；麻黄宣肺平喘、主治胸闷喘咳的功效与其平喘、镇咳祛痰及抗炎的药理作用相关；麻黄利水消肿、治疗风水浮肿的功效与其利尿的药理作用相关。

【临床应用】

1. **感冒** 以麻黄为主的复方制剂可治疗感冒和流感。

2. **支气管哮喘** 麻黄碱口服，可用于预防和治疗支气管哮喘的发作，对急性发作效果差。

3. **预防某些低血压状态** 麻黄碱注射可防治硬膜外麻醉引起的低血压；口服可治疗低血压。

4. **肾炎** 以麻黄为主的方剂（如麻黄连翘赤小豆汤）能改善肾炎的全身浮肿症状。

5. **缓慢型心律失常** 麻黄的复方麻黄附子细辛汤加味治疗缓慢型心律失常疗效好。

6. **鼻塞** 0.5%~1% 麻黄碱溶液滴鼻，可治疗鼻黏膜充血引起的肿胀鼻塞。

此外，能缓解荨麻疹和血管神经性水肿等过敏反应引起的皮肤黏膜症状。

【备注】麻黄毒性较小。麻黄碱毒性较伪麻黄碱大，能引起鼠眼球突出、举尾反应、发绀和眼眶内出血等。麻黄碱过量可引起烦躁不安、失眠、心悸、高血压等，甚至导致心肌梗死或死亡。心脏病、精神疾病患者，孕妇应避免使用。短期内反复应用易产生快速耐受性，其原因可能与连续用药受体逐渐饱和及递质逐渐损耗有关。麻黄碱不得与咖啡因配伍使用。

知识链接

麻黄碱类的特殊管理

去甲基麻黄碱（苯丙醇胺）因长期使用会增加脑卒中的危险，在 2000 年被禁用。麻黄碱可化学合成去氧麻黄素（又称甲基苯丙胺，亦称冰毒），麻黄碱是易制毒化学药品，属于特殊管理药品。国家药品监督管理局于 1999 年 6 月 26 日发布《麻黄素管理办法》(试行)，其管制的药品为麻黄碱、伪麻黄碱；盐酸、草酸、硫酸麻黄碱等盐类；麻黄浸膏、浸膏粉；去氧麻黄素。随着毒品形势的变化，我国一些地区出现含麻黄碱类复方制剂流入非法渠道被用于制毒的问题，国家食品药品监督管理局于 2008 年 10 月 27 日发布《关于进一步加强含麻黄碱类复方制剂管理的通知》，规范含麻黄碱类复方制剂（不包括含麻黄的中成药）的生产、经营等行为，规定药品零售企业零售含麻黄碱类复方制剂，除执行药品分类管理有关规定外，一次销量不得超过 5 个最小包装。

柴 胡[*]

伞形科植物柴胡或狭叶柴胡的干燥根。含柴胡皂苷、α- 菠菜甾醇、豆甾醇及少量挥发油（柴胡醇、丁香酚）、黄酮类等，此外，尚含多糖、生物碱、氨基酸、脂肪油等。

柴胡味辛、苦，性微寒。归肝、胆、肺经。具有和解表里、疏肝升阳的功效。主治感冒发热、寒热往来、肝郁气滞、胸肋胀痛、月经不调等。

【药理作用】

1. **解热** 柴胡煎剂、柴胡醇浸膏、柴胡挥发油及粗皂苷有明显的解热作用，并能使正常动物体温降低。解热的主要成分是柴胡皂苷、皂苷元 A 和挥发油，其中挥发油的解热作用最强，且毒性小。柴胡挥发油能抑制下丘脑部位 cAMP 的合成和释放，使体温调定点下移，而使体温降低，产生解热作用。

2. **抗炎** 柴胡粗皂苷、柴胡皂苷、柴胡挥发油均有抗炎作用，抗炎机制与下列因素有关：降低毛细血管通透性；抑制白细胞游走；兴奋下丘脑 - 垂体 - 肾上腺素轴，使糖皮质激素分泌增加；抑制炎症介质组胺、5- 羟色胺等的释放。

3. **保肝利胆** 柴胡皂苷、柴胡醇、α- 菠菜甾醇对多种原因引起的实验性肝损伤有防治作用，能使丙氨酸转氨酶（ALT）和天冬氨酸转氨酶（AST）显著降低，减轻肝细胞损伤，能促进肝功能恢复。

柴胡保肝作用以复方制剂效果最强,其保肝机制可能是:柴胡皂苷对生物膜(如线粒体膜)有保护作用;柴胡皂苷能促进脑垂体分泌促肾上腺皮质激素(ACTH),提高机体对非特异性刺激的抵抗能力,减轻对肝脏的损害;促进肝细胞 DNA 的合成,有利于肝细胞的恢复。柴胡能增加实验动物胆汁排出量,并使胆汁中的胆酸、胆色素和血中胆固醇浓度降低,利胆的有效成分是黄酮类。醋制柴胡利胆作用最强。

4. 降血脂　柴胡皂苷注射可降低实验性高脂血症动物的胆固醇、甘油三酯和磷脂水平,其中甘油三酯下降尤为显著;还能加速 ^{14}C- 胆固醇及其代谢产物从粪便中排泄,从而使血脂下降。但柴胡对正常动物血脂水平无明显影响。

5. 抗病原微生物　柴胡对金黄色葡萄球菌、溶血性链球菌、霍乱弧菌、结核分枝杆菌、钩端螺旋体有一定的抑制作用。对流感病毒、乙肝病毒有抑制作用,同时也能对抗 I 型脊髓灰质炎病毒引起的细胞病变。柴胡与黄芩配伍后,对流感病毒和肺炎病毒的抵抗作用显著增强。

6. 镇静、镇痛、镇咳　柴胡煎剂、总皂苷、柴胡皂苷元对中枢神经系统有明显的抑制作用,能使动物的自主活动减少,条件反射抑制,并能延长巴比妥类的催眠时间,拮抗咖啡因、苯丙胺等中枢兴奋剂的作用;柴胡皂苷能使实验动物的痛阈值明显提高,呈现镇痛作用,并且该作用可部分被纳洛酮所拮抗;柴胡及粗皂苷有较好的镇咳作用,镇咳作用强度略低于可待因。

7. 促进免疫　柴胡多糖对非特异性和特异性免疫有促进作用。柴胡多糖能增强库普弗细胞(肝巨噬细胞)的吞噬功能,增强自然杀伤细胞和巨噬细胞的功能;提高病毒特异抗体滴度;提高淋巴细胞转化率和改善皮肤迟发型超敏反应。

【临床应用】

1. 发热　柴胡注射液、柴胡口服液、柴胡糖浆对感冒、流感、支气管炎、肺炎、扁桃体炎、疟疾等引起的发热均有较好的解热作用。柴胡注射液滴鼻给药用于小儿解热。

2. 病毒性肝炎　柴胡注射液或复方柴胡制剂对急慢性肝炎均有较好的疗效。

3. 高脂血症　柴胡注射液可明显降低甘油三酯。

4. 流行性腮腺炎　柴胡注射疗效较好。

【备注】柴胡毒性小。柴胡皂苷和煎剂有溶血作用,口服溶血效应不明显。口服较大剂量时可出现嗜睡或深睡现象;还可出现腹胀、食欲减退等。柴胡注射液能引起过敏反应,严重时可发生过敏性休克。

葛　根[*]

豆科植物野葛的干燥根。化学成分主要为黄酮类化合物,有大豆苷(黄豆苷)、大豆苷元(黄豆素)、葛根素等,还含有尿囊素、β- 谷甾醇、淀粉等。

葛根味甘、辛,性凉。归肺、胃、肺经。具有解肌退热、透疹、生津止渴、升阳止泻的功效。主治表证发热、项背强痛、麻疹不透、热病口渴、阴虚消渴、热泻热痢、脾虚泄泻等。

【药理作用】

1. 解热　葛根中黄酮类物质是其解热作用的成分,葛根素解热尤为突出,可使体温降至正常水平以下。野葛的解热作用与阿司匹林相似,特点为起效快,服药后3~5小时解热作用最明显。解热机制可能与以下环节有关:葛根扩张皮肤血管,促进血液循环散热增加。葛根素则通过阻断中枢部位的β受体而使cAMP生成减少,产生解热效应。

2. 降血糖　葛根煎剂有轻度降血糖作用。葛根素是降血糖的有效成分。给四氧嘧啶性高血糖小鼠用葛根素灌胃,能使血糖降低,作用时间能维持24小时,并改善糖耐量;同时有一定的抗肾上腺素升血糖作用。葛根的复方治疗糖尿病效果显著。

3. 心脑血管作用

(1)改善心脏功能:葛根黄酮、葛根素静脉注射后可使心率减慢,心输出量无明显改变;有扩张冠状血管作用,能使正常和痉挛的冠脉扩张,增加冠脉血流量。葛根的多种制剂(水煎剂、醇浸膏)均对缺血心肌及缺血再灌注心肌有保护作用,使缺血区的冠脉血液量增加,促使侧支循环形成,显著降低梗死心肌面积;同时减少心肌乳酸生成,降低肌酸激酶释放,保护心肌超微结构,改善梗死心肌代谢。

(2)抗心律失常:葛根乙醇提取物、大豆苷灌胃及葛根素灌胃、静脉注射都具有抗心律失常作用,抗心律失常机制目前认为是降低心肌细胞膜对K^+、Na^+、Ca^{2+}的通透性,降低心脏兴奋性、自律性与传导性。

(3)扩张外周血管、降血压:葛根素、葛根总黄酮静脉注射后,对外周血管有一定的扩张作用。葛根水煎剂、醇浸膏,葛根总黄酮,葛根素,大豆苷元对高血压模型动物均有一定的降血压效果。葛根素、大豆苷元能降低血浆肾素和血管紧张素水平,葛根素尚可降低血浆儿茶酚胺含量。其降血压机制可能是:阻断β受体效应;抑制肾素-血管紧张素系统;影响血浆儿茶酚胺类代谢;改善血管的顺应性。

(4)扩张脑血管:给麻醉犬注射葛根总黄酮、葛根素可使犬脑血管扩张、脑血流量增加,改善脑循环。葛根能减弱去甲肾上腺素所致的脑动脉血管收缩,也能减弱醋甲胆碱所致的脑动脉血管扩张,能使处于异常状态的脑血管功能恢复至正常水平。

(5)抗血栓:葛根总黄酮能降低大鼠全血黏度、血小板黏附率,明显抑制腺苷二磷酸(ADP)诱导的体内血栓形成。葛根素能显著改善血小板活化状态与内皮细胞功能,使内皮细胞壁上的胶原或胶原纤维含量相对减少,防止血小板黏附、聚集和血栓形成。

4. 降血脂、抗动脉硬化　葛根素可明显降低血清胆固醇。对大鼠饮酒所致血清载脂蛋白A_1降低及甘油三酯升高有显著对抗作用。葛根素能使牛动脉内皮细胞中糖胺多糖代谢明显减慢,动脉内壁表面糖胺多糖相对减少,能防止动脉硬化;葛根素对大鼠胸主动脉Ⅰ型胶原增生有抑制作用;对培养的人主动脉内皮细胞,葛根素能逆转脂质过氧化所致的内皮细胞损害,对培养的人脐静脉内皮细胞,葛根素能对抗高血压引起的内皮细胞损害,其作用机制与抑制血管内皮细胞表达细胞间黏附分子-1(ICAM-1),避免炎症因子对内皮细胞损伤有关。

此外,葛根总黄酮、葛根素、大豆苷元、多糖等显示有抗实验性肿瘤作用;葛根总黄酮、葛根素有抗氧化、抗衰老、促进记忆作用。

【临床应用】

1. 偏头痛　葛根片口服有效。

2. 突发性聋　口服葛根片或葛根乙醇提取物片,葛根总黄酮肌内注射或葛根素静脉注射均有较好效果。

3. 冠心病、心绞痛　可静脉滴注或静脉注射葛根素。葛根片或葛根复方制剂口服,有较好的治疗效果。

4. 高血压　用葛根片治疗伴有项强颈痛的高血压,可明显改善症状。

5. 感冒、头痛、发热　常用葛根复方制剂(如葛根汤、桂枝加葛根汤等)。

6. 麻疹初起、发热、疹出不畅　用升麻葛根汤治疗。

【不良反应】少数患者口服葛根片后有头胀感,减量后可消失。个别患者静脉滴注葛根素后出现皮疹、皮肤瘙痒症状,对症处理即可。

细　辛

马兜铃科植物北细辛、汉城细辛或华细辛的干燥根和根茎。其成分主要为挥发油,挥发油中的成分有 α-蒎烯、樟烯、β-蒎烯、月桂烯、香桧烯、柠檬烯、黄樟醚、甲基丁香酚、细辛醚、N-异丁基十二碳四烯酰胺等。此外,还含去甲乌药碱、氨基酸及无机盐。

细辛味辛,性温。归心、肺、肾经。具有解表散寒、祛风止痛、通窍、温肺化饮的功效。主治风寒感冒、头痛、牙痛、风湿痹痛、鼻渊、肺寒咳嗽等。

【药理作用】

1. 对中枢神经系统的作用

(1)解热镇痛:细辛解热镇痛的药理作用与其"解表散寒止痛"的功效相一致。细辛挥发油灌胃对家兔实验性发热有明显的解热作用,正常大鼠或人工发热大鼠腹腔注射甲基丁香酚均有明显的降温作用。解热作用部位可能是在中枢神经系统,但比氯丙嗪为弱。细辛挥发油灌胃或腹腔注射对实验动物物理或化学性疼痛均有明显抑制作用,腹腔注射能明显提高动物痛阈值。

(2)镇静催眠:细辛有明显的中枢抑制作用,明显协同阈下剂量的戊巴比妥钠发挥催眠作用。细辛挥发油中所含的甲基丁香酚小剂量给药可使动物安静、驯服,自主活动明显减少;大剂量可使动物出现睡眠,有明显的抗惊厥作用。细辛挥发油小鼠腹腔注射可使其安静,自主活动减少,行走稍有不稳,呼吸轻度减慢。小鼠腹腔注射甲基丁香酚能与阈下剂量的戊巴比妥钠有协同催眠作用,能明显延长硫喷妥钠的睡眠时间;大鼠腹腔注射甲基丁香酚可明显加强氯丙嗪的中枢抑制作用,表明细辛有协同中枢抑制作用。

2. 对心血管系统的作用　细辛能增强实验动物的心肌收缩力和改善冠脉血流量。细辛乙醇提取物、去甲乌药碱可使麻醉犬心率加快,心输出量增加,血压升高。应用 β 受体拮抗剂,细辛增加心输出量的作用仍然存在,其原因可能与细辛乙醇提取物使心率增快、心室舒张较完全有关。细辛对实验性心源性休克犬可提高其平均动脉压、左心室室内压峰值和冠脉血流量,和多巴胺作用相似,但多巴胺加快心率,而细辛不加快心率。

3. 抗炎　细辛挥发油灌胃和注射给药,均有明显的抗炎作用。细辛对炎症渗出、白细胞游走及肉芽组织增生均有抑制作用,其作用机制与多个环节有关:具有 ACTH 样作用,增强肾上腺皮质功能;抑制炎症介质释放;抗炎症介质作用;抗氧化、清除自由基。

4. 抗变态反应　从北细辛中分得的甲基丁香酚、*N*-异丁基十二碳四烯酰胺和去甲乌药碱等，均可明显抑制组胺所致豚鼠离体回肠的收缩。细辛的水或乙醇提取物均能使速发型变态反应总过敏介质释放量减少 40% 以上，表明细辛具有抗变态反应的作用。

5. 对呼吸系统的影响　细辛挥发油、甲基丁香酚、细辛醚均能松弛支气管平滑肌，具有平喘作用；细辛醚有一定的祛痰作用。华细辛醇浸剂静脉注射于家兔，可对抗吗啡所致的呼吸抑制。甲基丁香酚对豚鼠离体气管有显著的松弛作用。北细辛醇浸剂对离体肺灌流量先呈短暂降低，而后持续增加。其醇浸剂静脉注射，可对抗吗啡所致的呼吸抑制。

6. 抑菌　体外试验显示，细辛对溶血性链球菌、痢疾志贺菌、伤寒沙门菌和结核分枝杆菌有一定抑制作用。细辛还能抑制黄曲霉毒素的产生。

此外，低浓度细辛挥发油使兔离体子宫、肠管平滑肌张力先增加后下降，振幅增加；高浓度则呈抑制；对大鼠离体子宫呈抑制作用。另外细辛挥发油具有表面麻醉、浸润麻醉作用，同时能提高机体代谢功能。

【临床应用】

1. 止痛　细辛止痛力强，对于头痛、牙痛都有较显著的疗效，头痛可配合羌活、白芷等同用，牙痛可配合白芷、石膏等同用。

2. 慢性支气管炎　用细辛醚片治疗，效果较好。

3. 心绞痛　细辛挥发油与冰片制备成气雾剂，在发作时气雾吸入。

4. 缓慢型心律失常　以细辛为主的复方制剂治疗有疗效。

5. 局部麻醉　细辛经乙醚提取的挥发油制成 3% 麻醉液，作为局部浸润麻醉与神经阻滞麻醉剂，用于耳鼻咽喉科、口腔科及眼科手术。

6. 口疮糜烂　细辛研为细末，以米醋调如糊状，敷于肚脐眼，用于口腔溃疡有效。

【备注】细辛煎剂小鼠灌胃与静脉注射，其半数致死量（LD_{50}）分别为 123.75mg/10g 及 7.78mg/10g。细辛挥发油小鼠腹腔注射 LD_{50} 为 0.55ml/kg。细辛挥发油所含黄樟醚毒性较大，将其掺入饲料，两年后有 28% 的实验大鼠出现肝癌。细辛挥发油长期喂食动物，可致肝、肾脂肪性变，肾功损害，甚至诱发肝癌。

细辛每日用量超过 20g，可致口唇、舌尖和（趾）指发麻，停药后恢复。细辛对肾脏有一定毒性，肾功能不全者慎用。

桂　枝

樟科植物肉桂的干燥嫩枝。桂枝有效成分为挥发油（桂皮油），油中主要成分为桂皮醛、桂皮酸，并含少量苯甲酸苄酯、乙酸肉桂酯、*β*-荜澄茄烯、菖蒲烯、香豆素等。

桂枝味辛、甘，性温。归肺、心、膀胱经。具有发汗解表、散寒止痛、助阳化气的功效。主治风寒感冒、寒凝血滞诸痛症、痰饮、蓄水证、心悸等。

【药理作用】

1. 扩张血管促发汗　桂枝单独应用发汗作用较弱，常与麻黄配伍，促进汗液分泌。桂枝能扩张血管,增加和调节血液循环,促使血液流向体表,从而有利于发汗和散热。

2. 解热、镇痛　桂枝煎剂、桂皮醛、桂皮酸对实验性发热家兔具有解热作用,并能降低正常小鼠的体温和皮肤温度。其解热和降温作用与其扩张皮肤血管,使机体散热增加以及促进发汗有关。桂枝煎剂给小鼠灌服,能提高动物痛阈值,呈现镇痛作用。

3. 镇静、抗惊厥　桂枝镇静、抗惊厥作用明显。桂枝总挥发油、水提取物、桂皮醇能显著抑制小鼠自主活动,增强巴比妥类药物的催眠时间,对抗苯丙胺所致中枢神经系统兴奋,并能延长士的宁所致小鼠强直性惊厥潜伏期和死亡时间,减少烟碱引起小鼠的强直性惊厥及死亡,还能抑制小鼠听源性惊厥,但对戊四氮所致的惊厥无效。

4. 抗炎、抗过敏　桂枝煎剂、挥发油能抑制多种致炎物质所致的急性炎症,能明显降低血管通透性,挥发油尚能抑制小鼠棉球肉芽肿。抗炎机制与其抑制组胺生成、抑制前列腺素(PGE)的合成和释放、清除自由基等有关。其挥发油经呼吸系统排出,对呼吸道炎症有抗炎作用。桂枝还能抑制免疫球蛋白 E(IgE)所致肥大细胞脱颗粒,减少过敏介质的释放,同时抑制补体活性。总挥发油对过敏性炎症模型大鼠佐剂性关节炎有抑制效应,表明桂枝有抗过敏作用。

5. 抗病原微生物　体外试验显示,桂枝醇提取物对金黄色葡萄球菌、肺炎链球菌、大肠埃希菌、炭疽杆菌、霍乱弧菌等有抑制作用;桂皮油、桂皮醛对变形杆菌、结核分枝杆菌有抑制作用,对亚洲甲型流感病毒京科 68-1 株和埃可病毒均有抑制作用;桂枝煎剂对皮肤真菌亦有一定的抑制作用。

6. 对心血管的作用　桂枝能改善微循环,增加冠脉血流量及心肌营养性血流量,改善心功能;抑制血小板凝集,抗凝血酶作用。

7. 利尿作用　桂枝有一定的利尿作用。用含桂枝的五苓散给麻醉犬静脉注射,可使犬尿量明显增加,单用桂枝静脉注射利尿作用比其他四药单用显著。

此外,桂皮醛尚能促进胃肠平滑肌蠕动,增加消化作用;桂皮酸有利胆作用。

【临床应用】均以复方为主治疗。

1. 流行性感冒　复方桂枝气雾剂(含桂枝、香薷)喷咽喉部,可预防流行性感冒。

2. 风湿性关节炎　以桂枝为主的复方制剂治疗风湿性、类风湿关节炎疗效较好。

3. 水肿　以桂枝为主的复方制剂治疗心源性、肾性水肿有疗效。

4. 慢性荨麻疹　治疗慢性荨麻疹有一定疗效。

【备注】桂枝水煎液小鼠腹腔注射的 LD_{50} 为 0.63g/kg,桂皮醛给小鼠腹腔注射、静脉注射的 LD_{50} 分别为 0.61g/kg、0.13g/kg,安全性高。孕妇慎用。

点滴积累

1. 麻黄的主要药理作用为发汗、平喘、利尿、解热、抗炎、抗病原微生物、强心、升血压、兴奋中枢;主要用于感冒、支气管哮喘、预防低血压、肾炎、缓慢型心律失常、鼻塞等。

2. 柴胡的主要药理作用为解热、抗炎、保肝利胆、降血脂、抗病原微生物、镇静、镇痛、镇咳、促进免疫;主要用于发热、病毒性肝炎、高脂血症等。

3. 葛根的主要药理作用为解热、降血糖、改善心脏功能、扩张冠状血管、抗心律失常、扩张外周血管、扩张脑血管、抗血栓、降血脂、抗动脉硬化；主要用于偏头痛、突发性聋、冠心病、高血压及感冒等。

4. 细辛的主要药理作用为解热镇痛、镇静催眠、增加心肌收缩力、改善冠脉血流量、抗炎、抗变态反应、松弛支气管平滑肌、抑菌等。

5. 桂枝临床应用以复方为主，配伍麻黄发汗最强。

第三节　经方与制剂

麻　黄　汤

【处方组成】麻黄,桂枝,杏仁,炙甘草。

【功能与主治】发汗解表,宣肺平喘。

【药理作用】

1. **解热**　麻黄汤有明显的解热作用。解热作用主要药物是麻黄和桂枝,甘草能增强麻黄和桂枝的作用,麻黄汤可能是作用于下丘脑的体温调节中枢,使体温调定点下降,通过神经途径,使汗腺分泌增加,从而使体温下降。

2. **发汗及促进腺体分泌**　麻黄汤具有明显的发汗和促进腺体分泌的作用。麻黄汤的发汗作用与肾上腺素受体有关。

3. **抗炎**　麻黄汤对二甲苯致小鼠耳肿胀和中性粒细胞释放白三烯具有抑制作用,有良好的抗炎作用。

4. **抗病毒**　麻黄汤有抗流感病毒、呼吸道病毒的作用。

5. **镇咳、祛痰、平喘**　麻黄汤可扩张支气管平滑肌解除支气管痉挛,减少支气管分泌物,减轻支气管的炎症细胞释放。

6. **对免疫功能的影响**　麻黄汤具有参与机体的免疫调节的作用。麻黄汤对嗜酸性粒细胞和肥大细胞均具抑制作用。

此外,麻黄汤口服有明显的抗高血糖作用,且不降低正常动物血糖。有一定抑制癌细胞转移的作用。

【临床应用】

1. **普通感冒、流行性感冒**　麻黄汤加减对感冒或流行性感冒治疗效果显著。

2. **呼吸道炎症**　支气管炎、过敏性咳嗽、喉源性咳嗽、急性呼吸道感染等。

3. **周围神经病变**　颈椎病、肩周炎。

4. **过敏性疾病**　荨麻疹、多形红斑等。

5. **妇科病**　产后感冒、高热、妊娠反应、瘙痒等。

> **课堂活动**
>
> 同学们自己及家人在患感冒期间常常使用哪些药物进行治疗？它们的药理作用分别是什么？

6. 其他　神经性头痛、高血压性心悸、阵发性心动过速、冻疮。

连花清瘟胶囊

【处方组成】连翘,金银花,炙麻黄,炒苦杏仁,石膏,板蓝根,绵马贯众,鱼腥草,广藿香,大黄,红景天,薄荷脑,甘草。辅料为淀粉。

【功能与主治】清瘟解毒,宣肺泄热。本品用于治疗流行性感冒属热毒袭肺证,症见发热,恶寒,肌肉酸痛,鼻塞流涕,咳嗽,头痛,咽干咽痛,舌偏红,苔黄或黄腻。

【药理作用】

1. 解热　连花清瘟胶囊对三联菌苗致家兔发热有解热作用。

2. 抗炎　连花清瘟胶囊可抑制二甲苯致小鼠耳肿胀,抑制角叉菜胶致大鼠足肿胀,降低醋酸致小鼠腹腔毛细血管通透性。

3. 抗菌、抗病毒　体外试验表明,连花清瘟胶囊对流感病毒,副流感病毒1型(HVJ-1),呼吸道合胞病毒(RSV),腺病毒3型和7型(ADV3和ADV7),单纯疱疹病毒1型(HSV-1)和2型(HSV-2),SARS病毒,金黄色葡萄球菌,甲、乙型溶血性链球菌,肺炎链球菌,流感杆菌均有一定的抑制作用。

【临床应用】

1. 治疗急性上呼吸道感染。

2. 治疗流行性感冒。

3. 治疗急性化脓性扁桃体炎。

点滴积累

1. 麻黄汤主要的药理作用为解热、发汗及促进腺体分泌、抗炎、抗病毒、镇咳、祛痰、平喘及对免疫功能的影响。临床上主要用于感冒和呼吸道炎症治疗。
2. 连花清瘟胶囊主要的药理作用为解热、抗炎及抗菌抗病毒等。临床上主要用于流行性感冒的治疗。

目标检测

简答题

1. 试述麻黄平喘的作用机制。

2. 试述对"发散表邪"的现代认识。

3. 试述柴胡解热的作用机制。

(刘一文)

ER 5-2

第五章
自测题

ER 5-3

第五章
思维导图

第六章　清热药

学习目标

1. **掌握**　清热药的主要药理作用。黄芩、黄连、金银花、知母的药理作用与临床应用。
2. **熟悉**　青蒿、穿心莲、板蓝根（大青叶）、鱼腥草、苦参、牛黄的药理作用与临床应用。
3. **了解**　黄连解毒汤、双黄连口服液、牛黄解毒片的药理作用与临床应用。

导学情景

情景描述：

　　流感是由流感病毒引起的一种传染性强、传播速度快的急性呼吸道传染病，中医称流感为"时行感冒"，两千多年前的《黄帝内经》称其为"五疫"，"五疫之至，皆相染易，无问大小，病状相似""正气存内，邪不可干，避其毒气"。即使流感大多具有自限性，也可能会因此出现肺炎等并发症，或基础疾病的加重而发展成重症。因此，我们必须提高警惕，积极预防，用中医的智慧守护我们的健康。

学前导语：

　　中医的三药三方是流感良好的治疗方案。"三药"指金花清感颗粒、连花清瘟胶囊、血必净注射液；"三方"指清肺排毒汤、化湿败毒方、宣肺败毒方。"三药三方"以清热药为主，那么清热药为何对瘟疫、流感有着良好的疗效？下面我们一起来学习清热药的药理作用。

第一节　概述

　　清热药是以清解里热为主要作用的药物。里热证，是由外邪内传入里化热，或因内郁化热所致的一类证候群，如温热病高热、痢疾、痈肿疮毒及目赤肿痛、咽喉肿痛等。相当于现代医学中的急性传染病，也包括一些非感染性疾病，如变态反应性疾病、白血病和某些心血管疾病等。里热证根据其性质的不同，可分为实热证和虚热证两大类。实热证又可进一步分为气分热、血分热、湿热和热毒疮疡等各种类型。

　　根据清热药的主要性能，大体分为清热泻火药、清热凉血药、清热燥湿药、清热解毒药和清虚热药5类，主要药理作用如下。

　　1. 抗病原微生物　病原微生物可视为外邪，是引起各种感染、炎症性疾病的主要因素。

　　（1）抗菌：本类药物中的大多数药物和清热药复方都有一定的抗菌作用，但其抗菌范围和抗菌强度各不相同,如金银花、连翘、黄芩、黄连、秦皮、大青叶、板蓝根、鱼腥草、苦参等对革兰氏阳性菌(如金黄色葡萄球菌、溶血性链球菌、肺炎链球菌等)、革兰氏阴性菌(如大肠埃希菌、变形杆菌、痢疾志贺菌、伤寒沙门菌、脑膜炎球菌等)都有一定的体外抑制作用,其中黄连、秦皮、金银花、知母、黄芩、黄柏及黄连解毒汤、龙胆泻肝汤等对淋病奈瑟球菌的抑制作用较强;知母、蒲公英、黄柏有抗变形链球菌作用;黄连、黄芩、秦皮等对幽门螺杆菌和空肠弯曲杆菌有抑制作用。抗菌的有效成分有小檗碱、黄芩素、绿原酸、异绿原酸、木犀草素、癸酰乙醛、秦皮乙素、紫草素、苦参碱和穿心莲内酯等,这些有效成分为清热药的深入研究奠定了物质基础。

清热药除体外试验有效外,也得到一些体内试验的印证。黄连解毒汤对实验性细菌性腹膜炎、小檗碱对实验性败血症和清热药组成的清解剂对家兔大肠埃希菌性腹膜炎等均有明显的治疗效果。在研究抗菌作用时,必须注意排除和严格控制各种干扰因素。用含药血清进行体外抑菌试验是研究中药抗菌作用的方法之一。

本类药物的抗菌作用与临床疗效存在差异,如穿心莲内酯、苦参、白花蛇舌草等临床有效,而体外抑菌试验无效。相反,有的清热药体外试验有效(穿心莲水溶性黄酮部分)而进入体内后却无效;复方也有类似情况。因此,单纯以抗菌作用解释清热药的作用是不够的,但也不能否认清热药在治疗感染性疾病中的重要地位。如近年来的研究发现,黄连、蒲公英、土槿皮及黄柏复方等在低浓度时就可破坏细菌超微结构,从膜的损伤至核膜、线粒体的破坏;黄柏复方还能消除卡那霉素不能消除的白念珠菌和小鼠肠道的定居菌群,这些研究对揭示清热药的抗感染机制具有重要意义。

(2)抗病毒:体外试验和临床实践都证明,多种清热药及其复方对多种病毒有一定的抑制作用,如金银花、连翘、黄芩、牡丹皮、赤芍、大青叶、板蓝根、鱼腥草、地骨皮、紫草、野菊花、射干、青蒿素等对流感病毒亚甲型、京科68-1株有明显的抑制作用;蒲公英、败酱草、夏枯草、赤芍、金银花等对单纯疱疹病毒有抑制作用;大青叶对乙型脑炎病毒、腮腺炎病毒有一定的抑制效果;赤芍对副流感病毒、肠道病毒有一定的抑制效果;夏枯草、栀子、重楼、半枝莲等对乙型肝炎病毒有抑制作用;黄芩、赤芍、马勃、大青叶、蒲公英、板蓝根、半枝莲、知母、连翘、鱼腥草等对乙型肝炎病毒抗原有抑制作用;苦参碱有抑制乙型肝炎病毒复制等作用。近年来还发现黄连、黄芩、生地黄、蒲公英能诱生干扰素,阻碍病毒复制。紫花地丁、黄连、紫草、穿心莲、金银花、螃蜞菊、夏枯草等还有抑制人类免疫缺陷病毒(human immunodeficiency virus,HIV)作用,黄芩对HIV反转录酶的抑制作用也很强。

2. 抗毒素　清热药有明显的直接和间接抗毒素作用。

(1)直接作用:清热药具降解内毒素作用。清热药中的金银花、连翘、蒲公英、败酱草等有抗内毒素的作用,龙胆泻肝汤能明显降低实验性内毒素血症动物血浆中内毒素的含量;清热药复方"清解灵"(含白头翁、蒲公英、败酱草、大黄、甘草)、"热毒清"(含金银花、蒲公英、大青叶、鱼腥草)等能直接破坏和降解内毒素的形态结构,使其失去毒性。如经"清解灵"处理过的内毒素与多黏菌素B处理过的内毒素从电镜下观察到两者结构变化相同,使内毒素的链状盘绕结构崩解呈板状或短片状。热毒清还对内毒素所致的溶酶体膜损伤有保护作用。清热药具有拮抗外毒素作用。外毒素是细菌分泌到体外的物质,毒力大,对机体组织有选择性的毒害作用,小檗碱能使霍乱弧菌毒素所致腹泻潜伏期延长以及腹泻程度减轻,显示其抗外毒素的作用。

(2)间接作用:降低细菌的毒力。抗透明质酸酶作用,清热药如射干等有抗透明质酸酶的作用,阻止细菌、毒素在结缔组织中的扩散,间接降低细菌的毒力。抑制凝固酶的形成,黄芩、知母、牡丹皮及黄连上清丸在低于抑菌浓度时能抑制凝固酶的形成,有利于细菌在体内的消灭。

知识链接

内毒素与外毒素

清热药治疗"里热证"最重要的药理学基础就是抗菌、抗病毒和抗毒素作用。病原菌产生的毒素分为外毒素和内毒素两种。内毒素是当革兰氏阴性菌死亡溶解或用人工方法破坏菌细胞后,细胞壁中释放出来的一种脂多糖。当细菌内毒素进入血液后会引起的反应为发热(所以内毒素又称为热原),绝大多数被革兰氏阴性菌感染的患者血液中白细胞总数都会增加,严重时会发生内毒素休克。外毒素是革兰氏阳性菌和某些革兰氏阴性菌分泌或者死亡溶解后释放出来的一种蛋白质。外毒素毒性强,对组织细胞有选择性毒害作用,会引起强烈特殊的临床表现,如白喉棒状杆菌产生的白喉毒素,易结合在外周神经末梢、心肌等处,抑制细胞中蛋白质的合成,从而导致外周神经麻痹和心肌炎等。

3. 解热 发热是温热病的主要症状,患者体温的变化也是临床观察药效和病情发展的重要特征。细菌、病毒、内毒素均可引起内热原释放而致热,清热药中大部分药物和方剂均有明显的解热作用,如石膏、知母、水牛角、羚羊角、黄芩、黄连、金银花、鱼腥草、大青叶、板蓝根、地骨皮、紫草、穿心莲、青蒿、白虎汤、清瘟败毒饮、黄连上清丸等均有较好的退热作用,清热药的退热作用与解表药和化学药阿司匹林有所不同,清热药退热时一般不伴有明显发汗,提示解热机制与其有所不同。

> **课堂活动**
> 解表药和部分清热药都有解热作用,它们的作用机制相同吗?有何不同之处?

4. 抗炎 炎症是产生里热证候的重要原因。清热药对炎症反应均有抑制作用。穿心莲、秦皮等有能明显兴奋垂体 - 肾上腺系统的作用;黄芩、紫草、鱼腥草等对环氧化酶、脂氧化酶两种途径多种产物生成有抑制作用;紫草素能抑制白三烯 B_4 的合成。这可能是其抗炎、解毒、解热作用的主要机制。

5. 对免疫功能的影响 机体免疫功能低下是外界致病因素侵入的重要条件;免疫功能异常是多种自身免疫性疾病的原因,清热药对机体免疫功能有很明显的影响,具体表现如下。

(1)对非特异性免疫功能的影响:增加白细胞计数,促进白细胞和单核巨噬细胞的吞噬功能,如蒲公英、金银花、生地黄、牡丹皮、鱼腥草、野菊花、穿心莲等。提高体内自身的抗菌物质,如鱼腥草能提高体内溶菌酶的活性和血浆备解素的水平。以清热药组成的一些复方能使血清总补体水平增加。

(2)对特异性免疫功能的影响:山豆根、黄连、黄芩、蒲公英、金银花等可提高淋巴细胞的转化率和玫瑰花结反应,呈现促进细胞免疫作用。白鲜皮和黄连解毒汤等对细胞免疫具有明显的抑制作用。此外,氧化苦参碱、紫草萘醌、穿心莲内酯、青蒿素、丹皮酚及白鲜皮、鱼腥草、黄芩等均具有抗过敏作用。黄柏、白鲜皮和黄连解毒汤有抑制体液免疫的作用。

清热药对免疫功能的影响与免疫抑制剂糖皮质激素不同,清热药只对免疫过程的某个环节有效,而糖皮质激素对多个环节均有影响。

6. 抗肿瘤 "清热解毒"是中医治疗恶性肿瘤的基本治则,广豆根、青黛、紫草、苦参、知母、半枝莲、白花蛇舌草、地骨皮、穿心莲、青蒿素、赤芍和六味地黄汤等对多种实验性癌肿有明显的抑制作用。观察 39 种清热解毒类中药水提取液对人早幼粒细胞白血病细胞株(HL-60)的杀伤作用,表明 25 种中药对靶细胞有明显的杀伤作用。近年来,中药中常用的抗肿瘤方药有抗癌乙丸(山豆根、重楼、夏枯草、白鲜皮、败酱草、黄药子)、清瘤片(重楼、肿节风、山豆根、半枝莲、白花蛇舌草等)等,均有一定的抗肿瘤效果。

7. 消除自由基 自由基是体内的有"毒"物质,可视为"内毒",因此中医所说的"毒"不仅包括细菌、病毒、毒素,也包括自由基。研究证实,清热药复方"热毒清"有较强的清除自由基作用,并认为致病菌和内毒素在体内可诱发自由基。即可谓"外毒入内,内毒中生",从以上事实说明,清热方药既能清外毒,又能清内毒。其清除自由基的机制尚待深入研究。

考 证 要 点

芦丁的体内代谢过程

多数的黄酮苷类化合物是由黄酮苷元和各种糖形成的苷,芦丁是其典型代表,这些黄酮苷体内代谢途径具有相似性。具有双糖结构的芦丁,在肠道菌群的作用下,水解生成槲皮素,槲皮素在人体的生物半衰期很短,约 8.8 分钟。芦丁到达结肠部位,可被一些混合菌完全水解,形成开环产物 3,4- 二羟基苯乙酸,进一步生成 3- 羟基苯乙酸或 4- 羟基 -3- 甲氧基苯乙酸等。

此外,黄芩、羚羊角、赤芍、牡丹皮有镇静、抗惊厥作用;知母有抗血小板聚集作用;黄连、黄芩、牡丹皮有降血压作用;黄芩、连翘、蒲公英、栀子等有保肝作用;生地黄有强心作用;秦皮、黄连、苦参、马齿苋有利尿作用;黄连、黄柏有抑制胃肠运动的作用;重楼、穿心莲、龙葵还有抗蛇毒作用。常用清热药的主要药理作用见表 6-1。

表 6-1 清热药的主要药理作用概括表

分类	药物	抗病原微生物	抗毒素	抗炎	解热	抗肿瘤	调节免疫	其他
清热解毒药	金银花	+	+	+	+		+	保肝利胆、降血脂、降血糖、抗氧化、抗血小板聚集
	连翘	+	+	+	+	+		镇吐、保肝、抗过敏
	大青叶	+	+	+	+	+	+	保肝利胆、抗血小板聚集
	板蓝根	+	+	+	+	+		抗氧化、抗血小板聚集
	鱼腥草	+	+	+			+	抗过敏、肾保护
	穿心莲	+		+	+	+	+	抗蛇毒、保肝利胆、抗血小板聚集、降血糖、抗心肌缺血、终止妊娠
	山豆根	+		+	+	+	+	保肝、抗心律失常、改善血液流变学、平喘、解痉、抗溃疡、中枢抑制
	青黛	+				+	+	保肝
	野菊花	+	+	+	+		+	降血压
	蒲公英	+	+			+		保肝、抗溃疡、抗氧化

分类	药物	抗病原微生物	抗毒素	抗炎	解热	抗肿瘤	调节免疫	其他
清热燥湿药	黄芩	+	+	+			+	+	抗过敏、降血脂、护肝、利胆、镇静、降血压、抗氧化、抗血栓
	黄连	+	+	+		+	+	正性肌力、负性频率、降血压、抗心律失常、抑制血小板聚集、降血糖、抗溃疡
	黄柏	+		+	+			抗变态反应、降血压、抗溃疡、抗痛风
	苦参	+		+	+	+	+	抗心律失常、抗心肌缺血、抗溃疡、平喘
	龙胆草	+		+			+	保肝利胆、健胃、降血压
清热凉血药	牡丹皮	+		+	+	+	+	镇痛、抗过敏、降血糖、降血脂、抗动脉粥样硬化、抗心律失常、改善微循环、保肝、中枢抑制
	赤芍	+	+	+		+		抑制血小板聚集、降血脂、抗动脉粥样硬化、抗脑缺血、保肝、镇静、解痉、抗溃疡
	生地黄	+						对糖皮质激素的影响、抗衰老、对机体环苷酸系统反应性的调节作用
	紫草	+	+	+	+	+	+	抗过敏、镇静、保肝、止血、抗生育
清虚热药	青蒿	+		+	+	+	+	抗疟、利胆、镇咳、平喘
	地骨皮	+	+	+	+		+	降血糖、降血脂、兴奋子宫
	胡黄连	+						利胆

点滴积累

1. 清热药药性寒凉,主要用于治疗各种"热证",相当于现代医学中的细菌、病毒感染引起的各种疾病。

2. 清热药的主要药理作用是抗病原微生物、抗毒素、解热、抗炎、对免疫功能的影响、抗肿瘤和消除自由基。

3. 清热药的解热作用机制不同于解表药,清热药不通过发汗的作用来解热。

4. 芦丁体内药物代谢主要在肠道菌群中代谢为槲皮素,经结肠菌群进一步代谢生成 3,4- 二羟基苯乙酸后再分解为 3- 羟基苯乙酸或 4- 羟基 -3- 甲氧基苯乙酸。

第二节　常用中药

黄　芩[*]

唇形科植物黄芩的干燥根。其有效成分主要是黄酮类化合物，目前已分离出三十多种，有黄芩苷元、黄芩苷、白杨黄素、千层纸素 A、汉黄芩素、汉黄芩苷、黄芩新素 I、黄芩新素 II、二氢黄芩苷等，还含有 14 种氨基酸、挥发油、豆甾醇和黄芩酶等。

黄芩味苦，性寒。归肺、胆、脾、大肠、小肠经。具有清热燥湿、泻火解毒、止血安胎的功效。主治热病高热烦渴、肺热咳嗽、血热吐衄、痈肿疮毒、胎动不安等。

【药理作用】

1. 抗病原微生物　黄芩抗菌谱较广。其煎剂对多种革兰氏阳性菌如金黄色葡萄球菌、溶血性链球菌、肺炎链球菌、白喉棒状杆菌、炭疽杆菌等有不同程度的抑制作用；对革兰氏阴性菌如大肠埃希菌、痢疾志贺菌、铜绿假单胞菌、变形杆菌、伤寒沙门菌、副伤寒沙门菌、霍乱弧菌、结核分枝杆菌、淋病奈瑟球菌、幽门弯曲杆菌以及脑膜炎球菌、钩端螺旋体等亦有抑制作用；对多种致病性皮肤真菌，如紫色毛癣菌、犬小芽孢菌、许兰毛癣菌、白念珠菌等亦有一定的抑制作用。黄芩素和汉黄芩苷元是抗菌的有效成分。黄芩煎剂、水浸出液对甲型流感病毒 PR_8 株和亚洲甲型（京甲$_1$）株有抑制作用。近年来还发现，5，7，4′- 三羟基 -8- 甲氧基黄酮是黄芩抗流感病毒的有效成分之一。此外，黄芩还有抑制乙型肝炎病毒（HBV）抗原的作用，对 HBV 的 3 种抗原即乙型肝炎表面抗原（HBsAg）、乙型肝炎核心抗原（HBcAg）和乙型肝炎 e 抗原（HBeAg）均有显著的体外抑制作用。黄芩苷、黄芩素能抑制人类免疫缺陷病毒反转录酶。

2. 抗炎、抗过敏　黄芩的甲醇提取物、黄芩素、黄芩苷和汉黄芩素等均能降低血管通透性，减轻肿胀及抑制关节炎骨质退行性变的继发损害。对急、慢性炎症反应均有抑制作用。抗炎作用机制与其抑制组胺释放及花生四烯酸代谢有关。此外，黄芩苷对前列腺素（PGE_2）的合成有抑制作用，汉黄芩素还可抑制花生四烯酸转化为 PGE_2。黄芩苷对脂加氧酶的活性有明显抑制作用。黄芩水和甲醇提取物及黄芩苷锌等对 I 型变态反应均有明显的抑制作用。黄芩抗过敏的作用机制与其抗组胺释放、抑制磷酸二酯酶的活性及抑制脂加氧酶的活性有关。

3. 镇静、降血压　黄芩煎剂、浸剂或黄芩苷均有明显的镇静作用，其镇静作用与加强大脑皮质的抑制过程有关。黄芩有明显的降血压作用，其降血压作用是直接扩张外周血管的结果，或抑制血管运动中枢所致。

4. 降血脂、保肝、利胆　黄芩的主要有效成分黄酮类化合物有明显的降血脂作用。如汉黄芩苷元、黄芩新素 II 能使其血清甘油三酯降低，血清游离脂肪酸的含量减少；黄芩苷元和黄芩苷能使肝组织的胆固醇和甘油三酯含量降低；黄芩苷还能提高血清高密度脂蛋白胆固醇（HDL-C）的水平。口服或体外给药能抑制氯化亚铁和抗坏血酸的混合物激活的肝脂质过氧化作用。黄芩、黄芩苷等对实验性肝损伤有明显的防治作用，能使肝糖原含量增加，转氨酶降低。黄芩煎剂、黄芩乙醇提取物、黄芩素和黄芩苷均有利胆作用，能使实验动物的胆汁分泌量增加，其作用以黄芩素最强。

5. 抗氧化 黄芩有明显的抗氧化作用。黄芩苷、黄芩素、汉黄芩素、汉黄芩苷、黄芩新素Ⅱ等对过氧化脂质（LPO）的生成均有显著抑制作用。黄酮的氧化还原能力及亲水亲脂平衡性对其抑制LPO 的生成和保护肝脏免受 LPO 的损伤有关。此外，黄芩苷锌和黄芩苷铜对超氧自由基有明显的清除作用，并呈量效关系。

6. 抗凝血和抗血栓形成 黄芩中的木蝴蝶素因结构与维生素 K_3 相似，可竞争性地抑制凝血过程中维生素 K_3 而发挥抗凝血作用，类似结构的黄酮化合物均有抗凝血效果。黄芩素、汉黄芩素、千层纸素、黄芩新素Ⅱ及白杨素均能抑制由胶原诱导的血小板聚集作用；黄芩素和黄芩苷能抑制由凝血酶诱导的纤维蛋白原转化为纤维蛋白，并能防止内毒素引起的弥散性血管内凝血；白杨素、黄芩素和汉黄芩素还能抑制由 ADP 和花生四烯酸诱导的血小板聚集作用。黄芩的多种黄酮成分均能抑制血栓的形成。其抗凝血机制与其抑制花生四烯酸的代谢有关。

此外，黄芩还具有促进细胞免疫和抗肿瘤、利尿、解痉作用。黄芩水煎液、黄芩苷对动物实验性白内障有一定的防治作用。黄芩注射液与庆大霉素合用还能减轻后者对肾脏的毒性损害。

【临床应用】

1. 小儿肺炎 黄芩加银花藤制成颗粒可治疗小儿肺炎。

2. 小儿菌痢 黄芩、黄连、黄柏等研末，灌肠可治疗小儿菌痢。

3. 预防流行性脑脊髓膜炎 用 20% 黄芩煎剂喉头喷洒可预防流行性脑脊髓膜炎。

4. 猩红热 单味黄芩汤对猩红热有较好的预防作用。

5. 钩端螺旋体病 将等量的黄芩、金银花、连翘制成浸膏片口服可治疗钩端螺旋体病。

6. 病毒性肝炎 黄芩苷注射液肌内注射可治疗病毒性肝炎。

7. 急性胆囊炎 黄芩苷静脉注射加口服可治疗急性胆囊炎。

8. 沙眼 用 2%~3% 黄芩苷眼药水滴眼可治疗沙眼。

9. 睑腺炎 黄芩、金银花各 20g 做成水煎液口服可治疗睑腺炎。

【不良反应】黄芩毒性低。黄芩苷或黄芩注射给药，少数患者可出现胃部不适和腹泻。点眼有胀痛感。

考 证 要 点
黄芩苷的体内代谢过程

1. 双峰现象 大鼠黄芩苷灌胃后，药物在胃和十二指肠上吸收，约 10 分钟出现一个血药浓度峰，黄芩苷进入小肠后，血药浓度逐渐下降，到达盲肠和结肠部位后，在肠道菌群作用下水解生成黄芩素，加速了黄芩素的吸收，黄芩素吸收后，受到葡萄糖醛酸转移酶的作用，又生成黄芩苷，在 3~4 小时出现第二个血药浓度峰。

2. 肝肠循环 黄芩苷在肠腔内水解生成黄芩素，黄芩素有邻三酚羟基，在肝脏代谢酶的作用下，可发生葡萄糖醛酸化、硫酸化或甲基化的Ⅱ相代谢途径。黄芩素在小肠上皮细胞受到葡萄糖醛酸转移酶催化，可重新转化为葡萄糖醛酸的形式，即又重新生成了黄芩苷。

黄　连[*]

毛茛科植物黄连、三角叶黄连或云连的干燥根茎。其成分主要为小檗碱(黄连素,占 7%~9%)、黄连碱、甲基黄连碱、掌叶防己碱(巴马亭、棕榈碱)和药根碱等多种生物碱。近年来又分离出 3,4-二羟基苯乙醇葡萄糖苷等。

黄连味苦,性寒。归心、脾、胃、肝、胆、大肠经。具有清热燥湿、泻火解毒的功效。主治湿热内蕴、胸中烦热痞满、舌苔黄腻、黄疸,以及肠胃湿热留恋、呕吐、泻痢、痔疮等症。

【药理作用】

1. 抗病原微生物　黄连和小檗碱均有明显的抗菌作用,且抗菌谱广。对痢疾志贺菌、葡萄球菌、链球菌、肺炎链球菌、淋病奈瑟球菌、霍乱弧菌、炭疽杆菌均有较强的抑制作用;对肺炎克雷伯菌、白喉棒状杆菌、鼠疫耶尔森菌、结核分枝杆菌和幽门弯曲杆菌等也有效;对大肠埃希菌、变形杆菌、伤寒沙门菌作用较弱。黄连或小檗碱单独应用易产生抗药性。小檗碱和其他清热药或与抗生素配伍使用,其抗菌作用可成倍增加,且与青霉素、链霉素、异烟肼之间无交叉抗药性。

黄连抗菌机制较为复杂:①黄连和小檗碱能抑制细菌糖代谢中间环节丙酮酸的氧化脱羧过程;②黄连可与菌体内 DNA 形成复合物,从而影响 DNA 等的复制,干扰细菌的生长繁殖;③从超微结构的观察中发现黄连对金黄色葡萄球菌的作用与青霉素相似,可使细菌细胞中隔弯曲,粗细不一,细胞质出现高电子密度的颗粒,这种颗粒很可能是核糖体的异常聚集,从而干扰了细菌蛋白质的生物合成而达到抗菌的效果。

此外,黄连对钩端螺旋体和多种皮肤致病性真菌也有抑制作用。对真菌的作用主要为作用于真菌细胞膜,改变其渗透性,药物进入细胞后,与核膜中的磷脂结合,导致细胞器消失而抗菌。黄连和小檗碱对各型流感病毒以及新城鸡瘟病毒均有直接的抑制作用。黄连制剂和小檗碱对体内外阿米巴、阴道滴虫、锥虫均有抑制作用。

2. 抗毒素　黄连和小檗碱能对抗多种病原微生物的毒素而改善毒血症。如小檗碱能对抗霍乱毒素所致的腹泻作用;黄连也可对抗大肠埃希菌毒素引起的腹泻。

3. 解热　试验证明黄连注射液有明显的解热作用,其解热机制可能与抑制中枢 PO/AH 区神经元 cAMP 的生成有关。

4. 抗炎和提高机体的防御功能　黄连的甲醇提取物、小檗碱对多种实验性大鼠足肿胀和肉芽肿有明显的抑制作用。其抗炎机制可能与刺激促皮质激素释放有关。黄连和小檗碱在体内、外均能增强白细胞和单核吞噬细胞系统的吞噬功能,从而提高机体的防御功能。

5. 对心血管系统的影响

(1)抗心律失常:小檗碱对室性及室上性心律失常均有较好疗效,是一种广谱抗心律失常药。小檗碱能降低心肌自律性、延长动作电位时程及有效不应期,消除折返冲动,抑制心肌 Na^+ 的内流、阻滞 Ca^{2+} 通道。

(2)抗心肌缺血:降低心肌耗氧量,提高整体耐缺氧能力。低剂量小檗碱可使心肌收缩力增强,大剂量小檗碱可抑制心肌收缩力。对心率的影响,主要以负性频率为主。

(3)降血压:小檗碱有明显的降血压作用,并以舒张压的下降更明显,其降血压作用与剂量呈正相关,重复给药无快速耐受性,降血压时还伴有肢体和内脏容积增加,小檗碱不仅能扩张外周阻力血管,也能扩张容量血管,从而减轻心脏前后负荷。其降血压机制主要是阻断血管平滑肌 α_1 受体、减慢心率及降低外周血管阻力。

6. 抗血小板聚集　小檗碱抑制 ADP、花生四烯酸、胶原及钙离子载体诱导的家兔血小板聚集及 ATP 释放。其中以对胶原诱发的血小板聚集抑制作用最强。

7. 降血糖　黄连煎剂和小檗碱灌服能使正常或高血糖动物的血糖降低,并且有一定的量效关系。小檗碱并不影响胰岛素的分泌与释放,也不影响肝细胞膜胰岛素受体的数目与亲和力,其作用认为是通过抑制糖原异生和促进糖酵解而实现的。

此外,黄连还具有抗肿瘤、抗缺氧、抗胃溃疡、利胆、抑制胃肠平滑肌等作用。

【临床应用】

1. 细菌性痢疾　单味黄连的多种制剂口服,具有显效快、疗程短、副作用小等优点。

2. 急性胃肠炎　黄连粉(加豆蔻)口服可治疗急性胃肠炎。

3. 慢性胆囊炎　小檗碱口服可降低胆汁中胆红素水平,增加胆囊中胆汁量。

4. 呼吸道感染　双黄连粉针剂可治疗急性扁桃体炎、肺炎。

5. 心律失常　小檗碱口服可治疗室性心律失常。

6. 糖尿病　小檗碱口服可治疗 2 型糖尿病。

7. 急性肾盂肾炎　双黄连粉针静脉滴注可治疗急性肾盂肾炎。

此外,黄连及小檗碱对肺结核、白喉、百日咳、萎缩性胃炎、结核性胸膜炎、上颌窦炎,以及外用对沙眼、化脓性中耳炎、宫颈糜烂、疱疹性角膜炎、烧伤等均有一定的疗效。

【不良反应】毒性小。黄连煎剂和小檗碱可引起过敏反应,轻者表现为药疹,重者可引起过敏性休克;黄连煎剂、小檗碱片口服可出现胃肠道反应,如腹胀、腹泻、恶心、呕吐等;小檗碱静脉滴注可引起阿 - 斯综合征,甚至死亡;还可引起循环和呼吸衰竭。此外,小檗碱长期口服偶见血红蛋白和血细胞减少以及溶血性贫血。

金 银 花*

忍冬科植物忍冬的干燥花蕾或带初开的花。化学成分包括绿原酸类、黄酮类、挥发油、皂苷等,主要为绿原酸类,即绿原酸和异绿原酸。黄酮类化合物如木犀草素、木犀草素 -7- 葡萄糖苷、忍冬苷等。

金银花味甘,性寒。归肺、心、胃经。具有清热解毒的功效。主治外感风热或温病初起,疮痈肿毒,咽喉肿痛,热毒引起的泻痢便血。

【药理作用】

1. 抗病原微生物　金银花抗菌谱较广,对金黄色葡萄球菌、溶血性链球菌、肺炎链球菌、结核分枝杆菌等革兰氏阳性菌有抑制作用;对痢疾志贺菌、伤寒沙门菌、大肠埃希菌、铜绿假单胞菌、百日咳鲍特菌、脑膜炎球菌、淋病奈瑟球菌等革兰氏阴性菌也有一定的抑制作用,对钩端螺旋体也有效。本品与青霉素合用可明显增强对耐药金黄色葡萄球菌的抑制作用。此外,金银花水浸剂对多种皮肤真菌如紫色毛癣菌、许兰毛癣菌、星形奴卡菌等均有抑制作用。人胚肾细胞培养试验证明,金银花水煎液对流感病毒、埃可病毒、疱疹病毒均有抑制作用。

2. 抗内毒素 金银花提取液有很强的抗内毒素作用,体现为对内毒素的直接破坏作用。抗内毒素作用是其治疗"里热证"等重要的药理学基础。

3. 抗炎、解热 金银花既能抑制炎症的渗出,又能抑制炎性增生。总皂苷对炎症早期的毛细血管通透性增加及炎性渗出水肿均有明显的抑制作用。此外,金银花有明显的退热作用。

4. 对免疫功能的影响 金银花煎剂和注射液能促进白细胞和炎症细胞的吞噬功能,金银花还能激活 T 淋巴细胞功能,提高淋巴细胞的转化率。

此外,金银花还具有降血脂、抗早孕等作用。

【临床应用】

1. 呼吸道感染 金银花注射液肌内注射治疗气管炎、肺炎。金银花加贯众、甘草水煎浓缩液喷入或滴入咽喉部,用于防治儿童上呼吸道感染。

2. 小儿肺炎 金银忍冬颗粒(金银花加黄芩)口服可治疗小儿肺炎。

3. 阑尾炎、阑尾脓肿 金银花的复方常可用于治疗急性阑尾炎和阑尾脓肿。

4. 钩端螺旋体病 金银花加千里光注射液注射可治疗钩端螺旋体病。

5. 皮肤病 金银花加没药水煎液外用可治急、慢性湿疹,接触性皮炎,脚癣等。

6. 肿瘤放疗、化疗口干症 金银花露可治肿瘤放疗、化疗口干症。

此外,金银花对菌痢、慢性肠炎、高脂血症、传染性肝炎等也有一定疗效。鲜金银花煎服还可治疗荨麻疹。

【不良反应】金银花和银黄注射液可发生过敏反应。

青　蒿 *

菊科植物黄花蒿的干燥地上部分。其成分多达 45 种以上,可分为非挥发性和挥发性成分两大类,非挥发性成分主要含多种倍半萜类,有青蒿素、青蒿甲素、青蒿乙素、青蒿丙素、青蒿丁素、青蒿戊素,此外还有青蒿酸、青蒿酸甲酯、青蒿醇、棕榈酸、香豆素、莨菪亭和黄酮类化合物;挥发性成分主要是挥发油,有蒿酮、异蒿酮、桉叶素等 20 多种。

青蒿味苦、辛,性寒。归肝、胆经。具有清虚热、除骨蒸、解暑热、截疟、退黄的功效。主治暑热外感、发热、无汗,或温热病、发热、恶寒、寒轻热重,以及疟疾等症。

【药理作用】

1. 抗病原微生物 青蒿水煎液对葡萄球菌、卡他球菌、炭疽杆菌、白喉棒状杆菌有较强的抑制作用。青蒿醇提取物、醚提取物、青蒿酯钠对金黄色葡萄球菌的抑制作用最强,对痢疾志贺菌、大肠埃希菌等亦有一定的抑制作用;1% 青蒿挥发油对多种皮肤癣菌有抑杀作用。青蒿素对流感病毒 A_3 型京科 -2 株有抑制作用;青蒿中的谷甾醇和豆甾醇亦有一定的抗病毒效果。

青蒿醚提取物和醇浸膏对疟原虫有明显的抑制作用。青蒿素具有高效、速效、低毒等特点。其抗疟机制主要是影响疟原虫的膜结构,它能抑制疟原虫表膜、食物泡膜、线粒体膜细胞色素氧化酶的功能而直接杀灭疟原虫。青蒿素分子结构中所独有的过氧基是产生抗疟作用的必要基团。此外,青蒿素及其衍生物还有抗动物血吸虫、华支睾吸虫等作用。

2. 解热、镇痛 青蒿水提取物能使正常动物的体温下降;对实验性发热动物的体温也有明显降低作用,青蒿的解热活性物质在花前期含量较高。青蒿水提取物能明显提高痛阈和抑制疼痛反应。

3. 抗炎、免疫调节 青蒿水提取物有明显的抗炎作用。其较强的抗炎效果是其清热的科学依据。青蒿素能增强巨噬细胞的吞噬功能,促进淋巴细胞的转化率;青蒿琥酯可阻止白细胞介素和各类炎症介质的释放,对体液免疫具有抑制或调节作用。

此外,青蒿酸和青蒿 B 衍生物等具有抗肿瘤作用;青蒿挥发油有祛痰、镇咳、平喘作用;青蒿素尚有抑制心肌收缩力、降低冠脉流量和血压的作用,并有抑制外周白细胞和诱生干扰素作用,还有利胆及耐高温作用。

【临床应用】

1. 疟疾 青蒿素片剂、油剂、油混悬剂、水混悬剂等治疗间日疟、恶性疟,在疗效、低毒方面优于氯喹和其他抗疟药。缺点是复发率高。青蒿素在抢救脑型疟和抗氯喹的恶性疟方面疗效突出。

2. 慢性气管炎 青蒿挥发油的多种剂型(滴丸、胶囊、微囊),有较好的祛痰、镇咳、平喘作用。

3. 退热 青蒿水煎液或注射液对各种发热均有一定的疗效。

4. 硅沉着病 青蒿浸膏片长期口服,对硅沉着病有较好的预防和治疗效果。

5. 皮肤真菌病 青蒿油搽剂外用可治疗皮肤真菌病。

此外,青蒿及其有效成分对盘状红斑狼疮、尿潴留、登革热、婴幼儿秋季腹泻、神经性皮炎、鼻出血和口腔黏膜扁平苔藓等均有一定的治疗效果。

【不良反应】青蒿毒性低,其浸膏片口服少数患者可出现恶心、呕吐、腹痛、腹泻等消化道症状。青蒿注射液可引起过敏反应,应予注意。

知　母[*]

百合科植物知母的干燥根茎。主要含甾体皂苷类,主要有菝葜皂苷元,还含有黄酮类,如芒果苷、异芒果苷和知母多糖及烟酸等。

知母味苦、甘,性寒。归肺、胃、肾经。具有清热泻火、滋肾润燥的功效。用于外感发热、高热烦渴、肺热燥咳、内热消渴、肠燥便秘。

【药理作用】

1. 抗病原微生物 知母煎剂对金黄色葡萄球菌、伤寒沙门菌、痢疾志贺菌、副伤寒沙门菌、大肠埃希菌、变形杆菌、结核分枝杆菌、霍乱弧菌、肺炎链球菌、溶血性链球菌、淋病奈瑟球菌、白念珠菌等都有不同程度的抑制作用;对多种致病性皮肤真菌如许兰毛癣菌、同心性毛癣菌等亦有抑制作用。

2. 解热 知母浸膏有明显的解热效应,其解热特点是慢而持久。解热机制与抑制 Na^+-K^+-ATP酶,使产热减少相关。

3. 对 β 肾上腺素受体的调节作用 知母及其有效成分对"甲高"模型中过多的 β 受体有下调

作用,下调机制主要是使 β 受体蛋白质合成的过快速率变慢。因此,用知母水煎液及其皂苷元后,能使甲状腺素和氢化可的松所致的"阴虚"模型动物脑、肾中 β 受体的功能下降,血中 cAMP 含量减少。这可能是知母清热泻火的重要机制。此外,知母还能调节失调的 β 受体和 M 受体功能,使之恢复正常。

4. 降血糖 知母水提取物和多糖能降低正常动物的血糖,对高血糖动物的降血糖作用更强。知母能促进脂肪组织对葡萄糖的摄取,并能使肝糖原含量下降,知母聚糖 A、B、C、D 是降血糖的有效成分,其中以知母聚糖 B 的活性最强。

5. 其他 知母皂苷具有抗肿瘤作用;芒果苷有明显的利胆作用;知母甲醇提取物有抑制血小板聚集作用;知母中的烟酸有维持皮肤与神经健康及促进消化功能的作用。知母能保护肾上腺皮质,减轻糖皮质激素所致的副作用。

【临床应用】可用于结核病、慢性支气管炎和急性传染病的治疗,以改善症状。

【不良反应】知母皂苷 A Ⅲ 对人的血细胞有较强的溶血作用。

穿 心 莲

爵床科植物穿心莲的干燥地上部分。含有内酯、内酯苷、黄酮类化合物。

穿心莲味苦,性寒。归心、肺、大肠、膀胱经。具有清热解毒、消肿止痛的功效。主治温病初起、肺热咳嗽、肺痈、咽喉肿痛、痈肿疮毒、毒蛇咬伤。

【药理作用】

1. 抗感染 对肠炎痢疾、呼吸道感染疗效显著。穿心莲浸出液对大肠埃希菌、金黄色葡萄球菌、铜绿假单胞菌、甲型溶血性链球菌、乙型溶血性链球菌有抑制作用。治疗痢疾,穿心莲内酯比黄酮成分效果好。穿心莲内酯体外无抗菌活性,其抗感染与提高机体非特异性免疫功能、解热和抗炎等作用有关。

2. 抗炎 穿心莲内酯对急性渗出性炎症有抑制作用,能降低毛细血管通透性。抗炎作用与兴奋垂体 - 肾上腺皮质系统功能有关。

3. 对免疫功能的影响 含穿心莲内酯及黄酮类化合物的注射液肌内注射可明显增强巨噬细胞及外周血中性粒细胞的吞噬能力,并能提高外周血溶菌酶活性,能增强机体非特异性免疫功能。穿心莲内酯灌胃给药能抑制单核吞噬细胞系统的吞噬功能,使小鼠胸腺萎缩,有免疫抑制作用。

4. 解热 穿心莲甲、乙、丙、丁素有显著的解热作用,穿心莲丁素作用最明显。

5. 抗肿瘤 穿心莲内酯及某些衍生物,对多种实验性移植性肿瘤有抑制作用;穿心莲黄酮本身虽无抗肿瘤作用,但能增强环磷酰胺的抗肿瘤作用。

6. 抗心肌缺血 穿心莲提取物静脉注射对缺血再灌注致心肌损伤有保护作用,能降低心肌细胞内 Na^+、Ca^{2+} 含量,增加 K^+、Mg^{2+} 含量及 K^+/Na^+ 值,减少心律失常的发生率。抗心肌缺血再灌注损伤作用与抗氧化作用有关。

7. 保肝利胆 穿心莲内酯对肝损伤有保护作用,降低血清 ALT 和 AST。能明显促进大鼠及豚鼠胆汁分泌,增加胆酸和胆盐的排泄。

8. 终止妊娠 穿心莲各种提取物静脉注射、腹腔注射、宫内注射，均能终止妊娠，此作用可能与抗孕激素及直接损伤胎盘绒毛滋养层细胞有关。

【临床应用】

1. 肠道感染 穿心莲总内酯片、穿心莲乙素片可用于治疗急性肠炎痢疾。

2. 呼吸道感染 穿心莲甲素注射液可治疗急性扁桃体炎、肺炎。穿琥宁注射液(脱水穿心莲内酯琥珀酸半酯)可治疗病毒性肺炎及上呼吸道感染。

3. 绒毛膜上皮癌及恶性葡萄胎 穿心莲注射液对绒毛膜上皮癌及恶性葡萄胎有一定疗效。

4. 湿疹及荨麻疹 穿心莲内酯注射液可治疗湿疹、顽固性荨麻疹,也用于治疗神经性皮炎、带状疱疹等皮肤病。

【不良反应】口服引起胃部不适、食欲减退等。穿心莲内酯连续大剂量口服,可引起血清 ALT 升高,停药可恢复正常。穿心莲注射液及穿琥宁注射液可引起过敏反应,甚至过敏性休克。

板蓝根(大青叶)

十字花科植物菘蓝的干燥根为板蓝根,干燥叶为大青叶。主要化学成分为靛蓝、靛玉红等。靛蓝系由其所含的菘蓝苷(大青素 B)经弱碱水解生成吲哚醇,继而变为靛蓝及果糖酮酸。

大青叶与板蓝根味苦,性寒。归心、胃经。具有清热解毒、凉血的功效。主治时行热病、热入血分、高热神昏及热毒发斑、丹毒、咽喉肿痛、口疮、肿毒等症。

【药理作用】

1. 抗病原微生物 大青叶煎剂体外试验表明对金黄色葡萄球菌、甲型溶血性链球菌、脑膜炎球菌、肺炎链球菌、卡他球菌、伤寒沙门菌、大肠埃希菌、流感嗜血杆菌、白喉棒状杆菌及痢疾志贺菌有一定抑制作用;大青叶对乙型脑炎病毒、腮腺炎病毒、流感病毒等也有抑制作用。此外,大青叶有杀灭钩端螺旋体的作用。

2. 抗内毒素 体内外试验表明大青叶有抗大肠埃希菌内毒素的作用。

3. 抗炎、解热 板蓝根煎剂给兔灌服,可抑制二甲苯引起的局部皮肤炎症反应,降低毛细血管通透性。灌胃可使大鼠甲醛性脚肿胀减轻或消退加速,可使霍乱、伤寒混合疫苗引起发热的家兔体温明显下降。

4. 其他 靛玉红对小鼠白血病 L7212 的抑制率较高。

【临床应用】

1. 上呼吸道感染 对病毒、细菌混合感染具有较好疗效;小儿病毒性上呼吸道感染,可用板蓝根颗粒或注射剂治疗。

2. 流行性乙型脑炎 用药 4~5 天即见退热,头痛、呕吐、抽搐以及脑膜刺激症状等减轻或消失,但对已出现后遗症者无效。

3. 流行性感冒 本品对流行性感冒有防治效果。

4. 急性传染性肝炎 大青叶、板蓝根用于大规模肝炎流行的预防,可减少发病率;用于治疗,能缓解或消退症状。

5. 细菌性痢疾、急性胃肠炎、腮腺炎。

【不良反应】大青叶与板蓝根内服,未见明显毒副作用,少数病例可见轻度消化道不适症状;注射剂肌内注射或静脉注射,少数患者可引起过敏反应,如皮炎、药疹等,重者可致过敏性休克。

鱼 腥 草

三白草科植物蕺菜的新鲜全草或干燥地上部分。主要成分为挥发油(约 0.05%),油中主要有效成分为鱼腥草素(即癸酰乙醛),尚含甲基正壬酮等。

鱼腥草味辛,性微寒。归肺经。具有清热解毒、消痈肿的功效。主治肺痈、痰热壅滞、咳吐脓血、各种实热性的痈毒肿痛等症。

【药理作用】

1. **提高机体免疫力** 鱼腥草可以增强白细胞的吞噬能力,在治疗慢性气管炎时,合成鱼腥草素可使患者白细胞对白色葡萄球菌的吞噬能力明显提高。

2. **抗菌** 鱼腥草中提取的一种黄色油状物,对酵母菌、霉菌、溶血性链球菌、金黄色葡萄球菌、流感嗜血杆菌、卡他球菌、肺炎链球菌、大肠埃希菌、痢疾志贺菌、伤寒沙门菌有明显的抑制作用。人工合成的癸酰乙醛亚硫酸氢钠加成物称为合成鱼腥草素。合成的十二酰乙醛亚硫酸氢钠加成物称为新鱼腥草素,体内外试验表明对多种细菌均有较明显的抑制作用:对金黄色葡萄球菌及耐青霉素金黄色葡萄球菌的 MIC 为 62.5~80mg/ml,对流感嗜血杆菌的 MIC 为 1.25mg/ml。

3. **抗病毒** 用人胚肾原代单层上皮细胞组织培养,鱼腥草煎剂对亚洲甲型流感病毒京科 68-1 株有抑制作用,并能延缓埃可病毒 11 型的生长。其中鱼腥草素Ⅲ对流感病毒感染小鼠有预防性保护作用,合成鱼腥草素的衍生物亦有较强的抗病毒作用。鱼腥草提取物对副流感病毒感染的小鼠有明显的预防保护作用,而对脑心肌炎病毒及疱疹病毒Ⅱ型感染无明显保护作用。并证明鱼腥草抗流感病毒成分存在于非挥发物中。

4. **止咳、平喘** 鱼腥草煎剂对氨水喷雾引起的小鼠咳嗽有止咳作用。鱼腥草油能明显拮抗白三烯,增加豚鼠肺溢流的作用;并能明显抑制致敏豚鼠离体回肠的过敏性收缩,拮抗组胺、乙酰胆碱对豚鼠回肠的收缩,对豚鼠过敏性哮喘具有明显的保护作用。

5. **抗炎** 鱼腥草煎剂对大鼠甲醛性足肿胀有显著抑制作用,对冰醋酸引起的腹腔毛细血管染料渗出也有显著抑制作用。

【临床应用】

1. **呼吸系统感染** 鱼腥草多种制剂及合成鱼腥草素注射液对上呼吸道感染、支气管炎、肺炎、肺脓肿及慢性气管炎均有较好疗效。

2. **皮肤病** 鱼腥草等蒸馏液或鲜品捣烂局部外敷,治疗单纯性疱疹、脓皮病、疖痈及创口感染疗效显著。

3. **外科感染** 鱼腥草注射液用于防治外科手术后感染、输液引起的静脉炎有效。

4. **妇科感染** 鱼腥草制剂外用,对慢性宫颈炎、子宫糜烂有较好疗效。

5. **钩端螺旋体病** 流行季节服用鱼腥草片或注射液肌内注射,对钩端螺旋体病有预防作用。

【不良反应】鱼腥草毒性小,口服有鱼腥味;肌内注射局部可产生疼痛。鱼腥草注射液可引起过敏反应,如药物皮炎、末梢神经炎等,重者可引起过敏性休克,应引起重视。

苦 参

豆科植物苦参的干燥根。主要成分为生物碱和黄酮类。现已分离出的生物碱多达20余种,目前认为具有药理活性的5种主要生物碱是苦参碱、氧化苦参碱、槐果碱、槐胺碱及槐定碱。黄酮类为二氢黄酮、黄酮醇和二氢黄酮醇等。

苦参味苦,性寒。归心、肝、胃、大肠、膀胱经。具有清热燥湿、祛风杀虫的功效。主治湿热下痢、黄疸、赤白带下、阴部瘙痒、周身风痒、疥疮顽癣、麻风等症。

【药理作用】

1. **抗菌** 苦参醚提取物及醇提取物对金黄色葡萄球菌有较强的抑菌作用;苦参水浸剂对紫色毛癣菌、同心性毛癣菌、许兰毛癣菌、奥杜益小芽孢癣菌等有抑制作用。

2. **抗炎** 苦参碱对小鼠巴豆油引起的耳郭肿胀、醋酸引起的小鼠腹腔渗出增加、大鼠角叉菜胶性足垫肿胀,均有抑制作用。

3. **抗肿瘤** 苦参碱在体内外对小鼠艾氏腹水癌及肉瘤 S_{180} 有抑制作用。

4. **升高白细胞计数** 苦参总碱及氧化苦参碱有明显的升高白细胞计数的作用,对环磷酰胺、X射线与钴射线照射引起的白细胞减少有明显的治疗作用。

5. **抗心律失常** 苦参碱能对抗三氯甲烷-肾上腺素诱发的猫室性纤颤;也可对抗乌头碱诱发的大鼠心律失常及哇巴因诱发的豚鼠室性纤颤。对三氯甲烷吸入所致的小鼠心室纤颤、乌头碱诱发的大鼠心律失常、三氯甲烷-肾上腺素诱发的兔心律失常有明显对抗作用;苦参总黄酮能对抗心肌激动起源异常及哇巴因诱发的搏动节律失常。

6. **其他** 苦参有明显的利尿作用;苦参生物碱尚有解热、免疫抑制作用。

【临床应用】

1. **急性肠炎** 复方苦参对滴虫性肠炎、慢性结肠炎均有一定的治疗作用。

2. **滴虫性阴道炎** 苦参粉末阴道局部外用,对滴虫性阴道炎、真菌性阴道炎均有一定疗效。

3. **皮肤病** 苦参水煎液外用治疗急慢性湿疹、荨麻疹、药物性剥脱性皮炎及肛门周围皮肤炎,均获得一定疗效。

4. **心律失常** 苦参合剂治疗冠心病、风湿性心脏病、病毒性心肌炎等并发的心律失常,取得一定疗效。

【不良反应】苦参制剂常见胃肠刺激反应,如上腹部灼热感、恶心、呕吐、泛酸、腹泻、食欲减退等,临床反应高达30%;少数患者出现头晕、耳鸣、烦躁、颤抖等神经、精神症状,为避免这些副作用,不宜大剂量使用。

牛 黄

牛科动物牛的干燥胆结石。由牛胆粉、胆酸、猪去氧胆酸、牛磺酸、胆红素、胆固醇、微量元素等加工制成的称人工牛黄,用作天然牛黄的代用品。天然牛黄的主要化学成分是胆酸、去氧胆酸、胆红素、牛磺酸、胆固醇、麦角固醇、卵磷脂等,其中胆红素含量高达 40% 以上,牛黄中还含有 2 种平滑肌收缩物质。

牛黄味甘,性凉。归心、肝经。具有清心开窍、豁痰定惊、清热解毒的功效。主治高热烦躁、神昏谵语及惊痫抽搐、咽喉肿痛、各种热毒疮痈等症。

【药理作用】

1. **抗病毒** 牛黄对乙型脑炎病毒有直接灭活作用,天然牛黄作用比人工牛黄作用强,含胆红素制剂比不含者作用强。

2. **解热** 牛黄具有解热和降温作用,能降低发热动物体温,且能降低正常动物体温。牛磺酸是牛黄解热作用的有效成分之一。

3. **抗炎** 牛黄对实验性急性和慢性炎症均有抑制作用,能减轻二甲苯致小鼠耳肿胀及蛋清致大鼠足跖肿胀,且能降低醋酸所致小鼠腹腔毛细血管通透性增加,抑制多核细胞游走。

4. **镇静、抗惊厥** 天然牛黄口服能减少小鼠的自主活动,对抗咖啡因引起的中枢兴奋,并能协同戊巴比妥的催眠作用,延长小鼠睡眠时间。天然牛黄可对抗咖啡因、戊四氮等引起的小鼠惊厥,延长惊厥潜伏期。牛磺酸是牛黄中枢抑制作用的有效成分。

5. **降血压** 牛黄口服对自发性高血压大鼠及肾性高血压大鼠,均可产生显著而持久的降血压作用。

6. **镇咳、祛痰、平喘** 牛黄、胆酸、去氧胆酸钠等有一定的镇咳、祛痰、平喘作用。

【临床应用】

1. **高热惊厥** 常用牛黄制剂有牛黄醒脑注射液、安宫牛黄丸、牛黄清心丸等,治疗小儿高热惊厥、急性感染性疾病高热惊厥、肝性脑病昏迷惊厥等,疗效显著。

2. **急性呼吸道感染** 牛黄制剂常用于治疗流感、上呼吸道感染及肺炎等。

3. **其他感染** 广泛用于急性咽炎、扁桃体炎、牙周炎、痈疽疔毒等。

【备注】有一些不良反应如过敏反应、消化道出血、血小板减少等。使用时应注意。天然牛黄小鼠灌胃 LD_{50} 不超过 15g/kg,腹腔注射 LD_{50} 为 675.8mg/kg。

点滴积累

1. 黄芩的主要药理作用有抗病原微生物、抗炎、抗过敏、镇静、降血压、降血脂、保肝、利胆、抗氧化、抗凝血和抗血栓形成等。黄芩苷体内药物代谢主要为两个特点:肝肠循环和双峰现象。

2. 黄连的主要药理作用有抗病原微生物、抗毒素、解热、抗炎、提高机体的防御功能、对心血管系统的影响(抗心律失常、抗心肌缺血、降血压)、抗血小板聚集、降血糖;主要用于细菌性痢疾、急性肠胃炎等。

3. 金银花的主要药理作用有抗病原微生物、抗内毒素、抗炎、解热、对免疫功能的影响;主要用于呼吸道感染、小儿肺炎及皮肤病等。

4. 青蒿的主要药理作用有抗病原微生物、对疟原虫红细胞内期有直接杀灭作用、解热、镇痛、抗炎和免疫调节;主要用于疟疾、慢性气管炎和退热。

5. 知母的主要药理作用有抗病原微生物；抑制 Na^+-K^+-ATP 酶，减少产热而解热；对 β 肾上腺素受体的调节作用是其清热泻火的药理学基础；而降血糖的作用是其生津润燥的药理学基础。

6. 穿心莲的主要药理作用有抗感染、抗炎、对免疫功能的影响、解热、抗肿瘤、抗心肌缺血、保肝利胆、终止妊娠等；主要用于肠道感染、呼吸道感染等。

7. 板蓝根(大青叶)的主要药理作用有抗病原微生物、抗内毒素、抗炎、解热。

8. 鱼腥草的主要药理作用有提高机体免疫力、抗菌、抗病毒、止咳、平喘、抗炎。

9. 苦参的主要药理作用有抗菌、抗炎、抗肿瘤、升高白细胞计数和抗心律失常等。

10. 牛黄的主要药理作用有抗病毒、解热、抗炎、镇静、抗惊厥、降血压、镇咳、祛痰、平喘。

第三节　经方与制剂

黄连解毒汤

【处方组成】黄连，黄芩，黄柏，栀子。

【功能与主治】泻火解毒。

【药理作用】

1. **抗菌**　对淋病奈瑟球菌有显著的体外抗菌作用，并发现本方组成药物之间在抗菌作用上有协同作用。全方的抗菌作用明显高于单味药，且细菌对本方不易产生抗药性。

本方有明显对抗细菌毒素的作用，能降低金黄色葡萄球菌溶血素和凝固酶的效价；并能对抗内毒素发热、对抗内毒素所致低血糖和低体温；还可使内毒素血症时肾、脑器官的血流量增加以及降低内毒素所致大、小鼠休克的死亡率。

2. **镇静、解热作用**　本方汤剂对中枢神经系统有抑制作用，作用温和，能延长戊巴比妥钠的催眠时间，并有抗惊厥作用。黄连解毒汤对发热有显著的解热效果，解热作用起效缓慢、持续时间长。能使发热动物心、肝、脑组织中的过氧化脂质生成明显减少，这可能也是其解热抗炎的部分药理机制。

3. **抗炎、促进吞噬功能**　本方有明显的抗炎效果，还能增强网状内皮系统的吞噬功能。

4. **降血压作用**　从组方的研究发现，去黄连的黄连解毒汤提取物降血压作用最弱，去黄芩或栀子后降血压作用强。本方对心脏 β 肾上腺素受体有兴奋作用，是其降血压的重要机制之一。本方中黄芩、黄柏具有较强的钙通道阻滞剂样活性成分，此与降血压亦有关系。

5. **改善脑缺血**　本方口服能增加脑血流量。有增加脑缺血区边缘组织血流量的作用；也能使整个脑部的平均血流量有所增加，与记忆力密切相关的海马部位尤为明显。此外，本方对记忆力障碍有明显改善作用。

6. **抗溃疡作用**　对胃损伤的保护作用优于其他中药。对胃溃疡有明显的保护或促进愈合作用。其对胃黏膜的保护作用机制与胃黏膜防御功能因子之一的前列腺素合成无关,但对胃黏膜损伤因子之一氢离子向胃黏膜内逆扩散有明显的抑制作用。

此外,黄连解毒汤还具有止血作用、抗动脉硬化作用。

【临床应用】

1. 败血症、脓毒血症　本方水煎液口服可治疗败血症、脓毒血症。

2. 咽喉炎、扁桃体炎　本方提取物溶于水,含漱可治疗咽喉炎、扁桃体炎。

3. 高血压　口服本方汤剂或提取物胶囊可治疗高血压。

4. 脑血管疾病　本方汤剂长期服用,可改善头痛、头重、眩晕、疲劳感。

5. 中风后遗症、阿尔茨海默病　本方汤剂长时间口服,对中风后遗症脑血管障碍和痴呆有效,并对慢性脑血管障碍有效,可改善脑代谢障碍及非局部的神经病学症状。

6. 带状疱疹　用本方水煎剂口服可治疗带状疱疹。

此外,黄连解毒汤对肺炎、流行性脑脊髓膜炎、流行性乙型脑炎、大疱型多形红斑、湿疹、脓疱疮、急性肾盂肾炎、失眠症、乙型肝炎、帕金森病、躁狂症、精神分裂症等均有一定的疗效。

【不良反应】可出现轻微的胃肠道反应。

双黄连口服液

【处方组成】金银花,黄芩,连翘。

【功能与主治】辛凉解表,清热解毒。用于外感风热所致的感冒,症见发热、咳嗽、咽痛。

【药理作用】

1. 抗病原微生物　方中连翘含连翘醇苷,金银花含绿原酸、异绿原酸,均有抑菌作用,黄芩含有黄芩苷、黄芩素,具有抗菌消炎的作用。体外抑菌试验结果表明,双黄连口服液对金黄色葡萄球菌、表皮葡萄球菌、溶血性链球菌、肺炎克雷伯菌、变形杆菌、伤寒沙门菌等均有抑制作用,尤其对金黄色葡萄球菌、表皮葡萄球菌和变形杆菌的抑制作用较强,其抑菌力与药物浓度呈正相关。此外,有抗流感病毒作用,对呼吸道合胞病毒、副流感病毒均有直接抑制作用。

2. 增强免疫　本药可增强家兔淋巴细胞产生干扰素的能力;促进小鼠溶血素形成,双黄连气雾剂能增强人外周血和家兔血自然杀伤(natural killer,NK)细胞活性。

【临床应用】适用于病毒和细菌感染引起的肺炎、气管炎、支气管炎、咽炎、扁桃体炎等上呼吸道感染,及感冒、病毒性流感引起的发热、咽痛、咳嗽和老年性哮喘。

【不良反应】无明显毒副作用,长期或重复服用不产生残毒和抗药性,偶见过敏反应。

牛黄解毒片

【处方组成】牛黄,雄黄,石膏,冰片,大黄,黄芩,桔梗,甘草。

【功能与主治】泻火解毒,消肿止痛。用于火热内盛,咽喉肿痛,牙龈肿痛,口舌生疮,目赤肿痛。

【药理作用】

1. 解热　本方中的牛黄、桔梗、石膏均有解热作用。甘草对发热的小鼠、大鼠和家兔均有退热作用,可抑制体温调节中枢对致热原的反应。此外,甘草有皮质激素样作用,可降低机体对细菌内毒素的反应性,抑制炎症反应,也有助于退热。全方能明显对抗霍乱菌苗和二硝基酚引起的家兔和大鼠体温升高。

2. 抗炎 本方具有明显的非特异性抗炎作用。试验表明,对蛋清诱发大鼠足跖水肿,巴豆油诱发小鼠耳郭肿胀及冰醋酸诱发腹腔炎症有明显抑制作用。

3. 抗菌 本方体外对革兰氏阳性球菌显示较强的抑菌活性,对革兰氏阴性菌中除变形杆菌在一定药液浓度下呈现较强的抑菌作用外,对肺炎克雷伯菌、大肠埃希菌和铜绿假单胞菌均无作用。

【临床应用】

1. 咽喉炎、扁桃体炎 口服本方汤剂或提取物片剂可治疗咽喉炎、扁桃体炎。

2. 牙龈炎 本方提取物溶于水,含漱可治疗牙龈炎。

3. 便秘 口服片剂可治疗阳明实热证之大便秘结。

4. 带状疱疹 用本方水煎剂外用可治疗带状疱疹。

【不良反应】

1. 过敏反应 常用剂量时偶见皮肤过敏反应,皮肤剧痒、潮红,有粟粒样丘疹;也有多例过敏性休克的报道。

2. 出血倾向 有报道用牛黄解毒片后可引起血小板减少,出现皮肤、黏膜出血。

3. 其他 偶致支气管哮喘、肝功能损害。

点滴积累

1. 黄连解毒汤临床可用于败血症、脓毒血症、咽喉炎、扁桃体炎、高血压、脑血管疾病、中风后遗症、阿尔茨海默病、带状疱疹等。
2. 双黄连口服液适用于病毒和细菌感染引起的肺炎、气管炎、支气管炎、咽炎、扁桃体炎等上呼吸道感染,及感冒、病毒性流感引起的发热、咽痛、咳嗽和老年性哮喘。
3. 牛黄解毒片临床可用于咽喉炎、扁桃体炎、牙龈炎、便秘;外治带状疱疹。

目标检测

ER 6-2

第六章
自测题

ER 6-3

第六章
思维导图

简答题

1. 试述清热药的主要药理作用。

2. 试述黄连抗病原体作用的特点和机制。

3. 黄芩苷体内药物代谢的特点是什么?

4. 试述知母解热作用的特点和作用机制。

5. 与金银花清热解毒功效相关的药理作用有哪些?

(曹露晔)

第七章　泻下药

ER 7-1

第七章
泻下药
(课件)

学习目标

1. **掌握**　泻下药的主要药理作用。大黄的药理作用、有效成分与作用机制、临床应用。
2. **熟悉**　芒硝、番泻叶、火麻仁的药理作用与临床应用。
3. **了解**　大承气汤、麻仁润肠丸(软胶囊)的药理作用与临床应用。

导学情景

情景描述:

　　便秘的基本病机为大肠通降不利,传导失司,病理因素包括阳明燥热伤津、气滞腑失通降、寒邪凝滞肠腑、气虚推动无力、血虚肠道失荣、阴虚肠失濡润、阳虚肠失温煦等。麻仁润肠丸由东汉末年张仲景《伤寒论》记载的脾约丸(麻子仁丸)加减化裁而成,由火麻仁、炒苦杏仁、大黄、木香、陈皮、白芍六味中药组成,具有润肠通便的功效,用于肠胃积热、胸腹胀满、大便秘结等。

学前导语:

　　研究表明,麻仁润肠丸长期应用治疗效果优于大黄、大黄素,且其副作用低于大黄、大黄素,不会出现严重的毒副作用,体现了中医缓和而不伤正、润下兼可泻热的特点。本章将带领同学们学习泻下药的相关知识,使大家了解其治疗便秘的机制。

第一节　概述

　　凡能通利大便,排除积滞,攻逐水饮的药物称为泻下药。本类药物多味苦、咸,性寒,入大肠经,其主要功效为泻下通便、消除积滞、通腑泻热、祛除水饮,主要适用于大便秘结、肠道积滞、实热内积及水饮内停等里实证。里实证的主要病因是胃肠道蠕动功能减弱、病原微生物感染等,其病理过程包括便秘、发热、腹痛、炎症等。本类药物可用于急腹症、氮质血症及感染性疾病的治疗。泻下药根据作用强度和适应证,分为:润下药,如火麻仁、郁李仁等;攻下药,如大黄、芒硝、番泻叶等;峻下逐水药,如芫花、甘遂等。

　　本类药物以泻下作用为主,但与化学药的泻药不尽相同,其作用与临床应用比较广泛。

　　现代研究认为泻下药与功效有关的主要药理作用如下。

　　1. **泻下**　本类药物及其复方均有明显泻下作用,按其作用机制分为:①容积性泻下药,如芒硝因含硫酸钠,在体内不易被吸收,致使肠内渗透压升高,大量水分保留在肠腔,使肠容积增大、肠管扩张,机械性地刺激肠壁,引起肠蠕动增加,产生泻下作用;②接触性泻下药,如大黄、番泻叶含蒽醌类,牵牛子因所含的牵牛子苷分解出牵牛子素,芫花中的芫花素,与肠黏膜接触,改变肠黏膜的通透性,使电解质和水分向肠腔扩散,使肠腔内水分增加,肠蠕动增强而引起泻下;③润滑性泻下药,如火麻仁因含脂肪油,通过润滑肠壁、软化粪便而发挥泻下作用。

课 堂 活 动
你所知道的治疗便秘的药物有哪些?其药理机制分别是什么?

2. **利尿** 芫花、大戟、商陆、牵牛子、大黄等均有不同程度的利尿作用。芫花煎剂给大鼠灌胃可明显促进水钠排泄,增加尿量;大戟可对实验性腹水大鼠产生明显利尿作用;大黄所含蒽醌亦有轻度利尿作用,利尿机制与抑制肾小管上皮细胞 Na^+-K^+-ATP 酶有关。

3. **抗病原体** 甘遂、芫花、大戟和大黄对革兰氏阴性菌、革兰氏阳性菌中的多种细菌有效,且对某些病毒、真菌以及有些致病性原虫也有抑制作用。商陆、番泻叶的煎剂,芫花的水、醇提取物等对肺炎链球菌、流感嗜血杆菌、痢疾志贺菌及某些皮肤真菌分别有不同程度的抑制作用。

4. **抗炎** 大黄、商陆能抑制炎症早期水肿及后期肉芽组织的增生。芒硝、芦荟也有一定的抗炎作用。大黄酸具有显著的抗炎作用,其前体药物双乙酰大黄酸(双醋瑞因,diacerein)作为治疗骨关节炎的药物,在人体内被迅速代谢成大黄酸而发挥治疗作用。其抗炎机制与抑制花生四烯酸代谢有关。商陆皂苷是通过兴奋垂体-肾上腺皮质系统发挥抗炎作用的。

5. **抗肿瘤** 大黄、商陆、芦荟、大戟、芫花有抗肿瘤作用。大黄酸、大黄素及芦荟大黄素能抑制小鼠黑色素瘤、乳腺癌和艾氏腹水癌。抗肿瘤机制为抑制肿瘤细胞代谢,影响 RNA、DNA 及蛋白质合成。

综上所述,泻下药的药理作用表现为泻下、利尿、抗病原体、抗炎、抗肿瘤等作用。泻下是治疗里实证的药学基础。常用泻下药的主要药理作用见表7-1。

表7-1 泻下药的主要药理作用概括表

类别	药物	泻下	利尿	抗菌	抗病毒	抗肿瘤	抗炎	利胆	其他
攻下药	大黄	+	+	+	+	+	+	+	止血、抗溃疡、降血脂、改善肾功能
	芒硝	+	+			+	+	+	—
	番泻叶	+		+					止血、松弛肌肉
	芦荟	+		+		+	+		增强免疫、降血脂、愈创
润下药	火麻仁	+					+		降血压、降血脂
	郁李仁	+							降血压
峻下逐水药	牵牛子	+	+						—
	芫花	+	+	+		+			镇咳祛痰、致流产、抗早孕
	商陆		+		+		+		镇咳祛痰、增强免疫、抗炎
	大戟	+	+	+		+			—
	甘遂	+	+	+					—

泻下药的配伍方法与使用注意

临床应用时，里实兼有表邪者，当先解表而后攻里，必要时攻下药与解表药同用，表里双解，以免表邪内陷；里实而正虚者，应与补虚药同用，攻补兼施，使攻下而不伤正。泻下作用峻猛的药物，易伤正气及脾胃，故久病体弱、脾胃虚弱者当慎用；妇女胎前产后及月经期应慎用或忌用；应用作用较强的泻下药时，当中病即止，慎勿过剂，以免损伤胃气。

点滴积累

1. 泻下药是一类增加肠内水分、软化粪便或润滑肠道、促进肠蠕动、加速排便的药物。按机制可分容积性、接触性、润滑性泻下药。
2. 泻下药除具有泻下作用外，还具有利尿、抗病原体、抗炎、抗肿瘤等多种药理作用，可消除里实证。

第二节　常用中药

大　黄[*]

蓼科植物掌叶大黄、唐古特大黄或药用大黄的干燥根和根茎。大黄的主要成分为蒽醌苷及游离蒽醌衍生物，占 2%~5%。蒽醌苷和二蒽醌苷为大黄的主要泻下成分。大黄还含有大量鞣质，如没食子酸、d- 儿茶素，以及多糖等。

大黄味苦，性寒。归脾、胃、大肠、肝、心包经。具有泻下攻积、清热泻火、凉血解毒、逐瘀通经、利湿退黄的功效。主治实热积滞便秘，血热吐衄，目赤咽肿，痈肿疔疮，肠痈腹痛，瘀血经闭，产后瘀阻，跌打损伤，湿热痢疾，黄疸尿赤，淋证，水肿；外治烧烫伤。

【药理作用】

1. 对消化系统的作用

（1）泻下：大黄致泻的主要有效成分为结合型蒽醌苷，其中番泻苷 A 致泻作用最强。大黄泻下作用的机制：蒽酮有胆碱样作用，加快肠蠕动；抑制肠平滑肌上的 Na^+-K^+-ATP 酶，抑制 Na^+ 向细胞内转移，使肠腔渗透压升高，容积增大，机械性刺激肠壁，使肠蠕动加快；大部分结合型的蒽醌苷直抵大肠，水解成苷元，刺激肠黏膜及肠壁肌层内的神经丛，促进肠蠕动；部分原型蒽苷自小肠吸收，经肝转化后还原成苷元，经血液或胆汁运至大肠而致泻。此外，大黄素也可刺激肠壁组织中的含 5- 羟色胺(5-HT)的细胞，使其分泌增加，促进肠道收缩和肠液的分泌，导致泻下。大黄致泻作用部位主要在大肠，不影响小肠对营养物质的吸收。

大黄含鞣质及没食子酸类,有收敛止泻作用,大剂量使用,可先泻下后便秘;大黄蒽醌,不耐热,大黄久煎,结合型蒽醌易被水解成苷元,苷元在小肠内可破坏,同时鞣质的溶出增加,致泻作用减弱。生大黄的致泻作用比酒炒大黄及醋炒大黄强,大黄炒炭后几乎没有致泻作用。

(2)保肝利胆:大黄对肝损伤有保护作用,明显降低 ALT 值,减轻肝细胞变性和坏死。大黄能促进胆红素与胆汁酸的分泌,使胆囊奥迪括约肌松弛,胆囊收缩,胆汁排出量增加。

(3)保护胃黏膜:大黄能增加胃壁 PGE_2 的含量,增强胃黏膜的屏障功能,对胃黏膜具有保护作用。大黄还能降低胃液量、胃液游离酸及胃蛋白酶的活性。大黄酒制无此作用。

(4)促进胰液分泌及抑制胰酶活性:大黄能促进胰液的分泌与排出,使胰液流量增加,并对多种胰酶有抑制作用。这种作用可减轻胰酶对胰腺细胞的自我消化。

2. 改善肾功能　大黄能明显降低血中非蛋白氮,对慢性肾衰竭和氮质血症患者有治疗作用。大黄治疗氮质血症的机制是:泻下作用使肠内氨基酸吸收减少;血中必需氨基酸的增高使蛋白质的合成增加;抑制体内蛋白质的分解,从而减少尿素氮的来源;促进尿素和肌酐排泄;抑制肾代偿性肥大,缓解高代谢状态。大黄能抑制肾小球系膜细胞的生长及系膜细胞 DNA 和蛋白质的合成,延缓肾衰竭的发展,改善肾功能不全。

大黄、大黄酸、大黄素、芦荟大黄素有利尿作用,与抑制 Na^+-K^+-ATP 酶使 Na^+ 的重吸收减少有关。

3. 对血液系统的影响

(1)止血:大黄能明显缩短出血和凝血时间。止血的有效成分为没食子酸、d-儿茶素。止血机制:大黄促进血小板的黏附和聚集,有利于血栓的形成;降低抗凝血酶Ⅲ的活性,促进凝血;降低毛细血管的通透性,增加局部血管的收缩性;使血小板计数和纤维蛋白含量增加,凝血时间缩短。

(2)改善微循环:大黄抑制细胞膜的 Na^+-K^+-ATP 酶活性,提高血浆的渗透压,使血液稀释,从而降低血液的黏度、改善微循环障碍。

4. 降血脂　大黄可使高血脂模型动物血清和肝脏总胆固醇(TC)、甘油三酯(TG)、低密度脂蛋白(LDL)、极低密度脂蛋白(VLDL)及过氧化脂质降低。其原因与泻下作用影响胆固醇吸收,以及促进胆汁分泌排泄有关。

5. 抗病原微生物　大黄对多种细菌都有抑制作用,其中以葡萄球菌、链球菌最敏感;白喉棒状杆菌、炭疽杆菌、伤寒和副伤寒沙门菌以及痢疾志贺菌等较敏感。抗菌的有效成分为蒽醌衍生物,其中以大黄、大黄素和芦荟大黄素的作用最强。其抗菌机制与抑制菌体核酸蛋白质合成和糖代谢有关。大黄对许兰毛癣菌、趾间毛癣菌、红色毛癣菌等多种真菌也有抑制作用。此外,还可以发挥抗流感病毒、抗阿米巴的作用。

6. 抗炎　大黄对早期炎症的渗出、肿胀和后期的肉芽增生均有抑制作用。大黄抗炎作用的药理学基础与抑制花生四烯酸代谢有关。大黄可抑制环氧化酶,使 PGE 的合成减少,并抑制白三烯 B_4 的合成。

7. 抗肿瘤　大黄抗肿瘤是其"逐瘀通经"功效的相关作用。大黄蒽醌衍生物、大黄素、芦荟大黄素和大黄酸对黑色素瘤、乳腺癌、胰腺癌、艾氏腹水癌均有抑制作用,大黄 d-儿茶素能抑制淋巴肉瘤的生长。大黄能抑制肿瘤细胞氨基酸、糖代谢,也能降低肿瘤细胞的 DNA、RNA 和蛋白质的生物合成。对宿主正常细胞无明显影响。

此外,大黄还具有免疫抑制、抗精神病、强心、抗氧化、降血糖等作用。

综上所述,大黄泻下、抗菌、抗炎的药理作用与泻下攻积、清热泻火功效相符,大黄利胆、降血脂、改善肾功能、利尿作用是利湿退黄功效的药理学基础;大黄改善微循环、抗肿瘤作用是逐瘀通经功效的药理学基础;大黄止血作用是其凉血解毒功效的体现。

【临床应用】

1. **便秘** 大黄为主药的复方可治疗习惯性便秘、损伤性便秘。

2. **急性胆囊炎** 大黄水煎剂口服可治疗急性胆囊炎。

3. **胃溃疡** 大黄片可治疗慢性胃炎、胃溃疡。

4. **急性胰腺炎** 单味大黄及大黄的复方可治疗急性胰腺炎。

5. **急慢性肾衰竭** 对急性肾衰竭,有人采用大黄制剂灌肠有较好的疗效。长期服用小剂量的大黄制剂能有效延缓肾衰竭。

6. **各种出血性疾病** 单味大黄粉或大黄醇提取物片对上消化道出血、支气管扩张咯血、蛛网膜下腔出血、痔疮出血等有效。

7. **急性感染性疾病** 大黄对各种菌痢肠炎有一定疗效。

此外,大黄可用于治疗高脂血症、急性糜烂性胃炎、病毒性肝炎等。

【不良反应】大黄毒性低,但生、鲜大黄过量使用,可引起恶心、呕吐、腹痛、头晕、小便黄染等,长期服用可引起肝毒性反应。大黄蒽醌衍生物部分可从乳汁分泌,哺乳期妇女服用后可致乳婴腹泻,故应慎用。

考 证 要 点

番泻苷的代谢转化途径

番泻苷为大黄双蒽酮苷化合物,双蒽酮的二聚结构在代谢过程中可以解聚形成单蒽酮结构。例如番泻苷经肠菌代谢 β-糖苷酶水解成苷元大黄双蒽酮化合物,进一步代谢成大黄酸蒽酮,后者是大黄中泻下作用最强的成分。番泻苷口服给药泻下作用显著,静脉注射给药无泻下作用,预先服用抗生素抑制肠道菌群的作用后,明显减弱了番泻苷的泻下作用,但对大黄酸蒽酮的泻下活性没有影响。表明口服中药大黄的泻下主要成分是番泻苷,实际上起泻下作用的化学成分是大黄酸蒽酮,番泻苷是其前体药物,在这一体内代谢过程中,肠道菌群代谢起到非常关键的作用。

芒 硝

硫酸盐类矿物芒硝族芒硝,经加工精制而成的结晶体。主含含水硫酸钠($Na_2SO_4 \cdot 10H_2O$)。常夹杂微量氯化钠。芒硝经风化干燥制得的无水硫酸钠称玄明粉(元明粉)。

芒硝味咸、苦,性寒。归胃、大肠经。具有泻下通便、润燥软坚、清火消肿的功效。主治实热积滞,腹满胀痛,大便燥结,肠痈肿痛;外治乳痈,痔疮肿痛。

【药理作用】

1. **泻下** 芒硝口服后产生大量硫酸根,不易被肠黏膜吸收,使肠腔内渗透压增高,体内水分向肠转移,致使肠内容积扩大,刺激肠壁引起肠蠕动增强而致泻。芒硝对大肠、小肠均有作用,由于小肠蠕动加快,肠内容物急速通过小肠,影响营养物质的吸收。

2. **利胆** 少量芒硝口服,可刺激小肠壶腹部,反射性地引起胆囊收缩,胆道括约肌松弛,促进胆汁排出。

3. **抗炎** 10%~25%溶液外敷创面,对皮肤疮肿有消肿止痛的作用。可加快淋巴循环,增强网状细胞的吞噬功能,从而产生抗炎作用。

4. **利尿** 4.3%的硫酸钠静脉注射,有利尿作用。

5. **抗肿瘤** 芒硝可使致癌剂的促癌和诱癌率明显下降,其抗肿瘤的机制可能与酸化肠道内环境、减少脱氧胆酸含量、抑制肠上皮细胞DNA合成、降低对致癌物质的敏感性有关。

【临床应用】

1. **便秘** 用于治疗便秘,一次6~8g,温开水溶后内服。

2. **急性乳腺炎** 芒硝局部外敷可治疗急性乳腺炎。芒硝外用还可回乳。

3. **肛肠病** 用3%芒硝坐浴,可治疗痔疮、肛裂、肛瘘等常见肛肠病急性炎症期。

4. **利尿** 用4.3%硫酸钠无菌溶液静脉滴注,可作为利尿药治疗无尿症和尿毒症。

【不良反应】口服高浓度芒硝,可产生胃不适感。水肿患者慎用。孕妇忌用。

番 泻 叶

豆科植物狭叶番泻或尖叶番泻的干燥小叶。含蒽醌衍生物及二蒽酮类衍生物,主要成分为番泻苷A、B、C、D、E、F,大黄酚葡萄糖苷,芦荟大黄素,大黄酸和多糖等。

番泻叶味甘、苦,性寒。归大肠经。具有泻热行滞、通便、利水的功效。主治热结积滞,便秘腹痛,水肿胀满。

【药理作用】

1. **泻下** 番泻苷A、B在胃肠道中吸收很少,大肠中的细菌能使番泻苷分解为大黄酸蒽酮、大黄酸,从而抑制肠道水、电解质的吸收,增加肠道分泌,使肠腔容积增加,结肠蠕动增强,加速肠道内容物的推进而致泻。少量番泻苷吸收后在肝脏中分解,分解产物经血液运行至大肠下部,兴奋骨盆神经节引起大肠收缩,而产生泻下作用。番泻叶的接触性泻下作用较含蒽醌类的同类泻下药作用更强,适合用于急性便秘者。

番泻叶泻下作用与5-HT有关。番泻苷可能通过增加肠壁组织5-HT的释放,通过5-HT受体的介导,促进大肠的分泌及蠕动。此外,番泻叶的泻下作用与PG也有关,番泻苷能刺激结肠黏膜释放PG,5-HT也能增加PG的合成和释放,从而促进钙内流,诱发肠腔的分泌和蠕动。

2. **抗病原微生物** 10%番泻叶溶出液对大肠埃希菌、变形杆菌、痢疾志贺菌、甲型溶血性链球菌和白念珠菌均有明显抑制作用。某些羟基蒽醌类成分具有一定的抑菌作用。番泻叶醇提取物对多种细菌如葡萄球菌及白喉棒状杆菌、伤寒沙门菌、副伤寒沙门菌、大肠埃希菌等有抑制作用,其水提取物仅对伤寒沙门菌有效。番泻叶水浸剂(1:4)在试管内对奥杜盎小芽孢癣菌和星形奴卡菌等皮肤真菌有抑制作用。

3. 止血 番泻叶粉口服后可增加血小板和纤维蛋白原,能缩短凝血时间、复钙时间、凝血活酶时间与血块收缩时间,而有助于止血。以 30% 番泻叶水浸出液在纤维胃镜直视下直接喷洒于出血病灶,有即刻止血作用。总蒽醌苷(番泻叶苷)是止血作用的有效成分,具有促进内凝血与抗纤溶作用。番泻叶中的晶纤维和草酸钙簇晶有局部止血作用。

4. 抗胃黏膜损伤 番泻叶能通过刺激胃内 PG 合成而保护胃黏膜。

5. 肌肉松弛与解痉 番泻叶有箭毒样作用,能在运动神经末梢和骨骼肌处阻断乙酰胆碱,从而使肌肉松弛。番泻叶中的某些羟基蒽醌类成分具有一定解痉作用。

此外,番泻叶还可以抗 DNA 损伤、提高小鼠脾虚腹泻模型肠道内容物乳糖酶的活性。

【临床应用】

1. 便秘 用于治疗老年性及顽固性便秘、药物性便秘。

2. 腹部术后恢复 番泻叶浸剂灌肠可改善腹部手术后因胃肠迷走神经紊乱造成的肠蠕动减慢症,恢复胃肠消化运动功能。番泻叶开水冲服也可预防术后腹胀。

3. 急性胃及十二指肠出血 对胃溃疡、十二指肠溃疡、胃癌等引起的急性出血有效。

4. 治疗急性菌痢 番泻叶煮沸口服治疗急性菌痢即可获效。

此外,番泻叶可用于腹部 X 线摄片、肠道纤维镜检查和手术前肠道准备。

【不良反应】少数患者大剂量服用后,可出现腹痛,但排便后自行缓解。本品可刺激盆腔神经,使盆腔器官充血,月经期、妊娠期妇女慎用或禁用。

火 麻 仁

桑科植物大麻的干燥成熟果实。其主要成分为脂肪油,约占 30%,还含有甾体化合物、木脂素酰胺、酚酸性化合物大麻酸类及少量生物碱等。

火麻仁味甘,性平。归脾、胃、大肠经。具有润肠通便的功效。主治血虚津亏,肠燥便秘。

【药理作用】

1. 泻下 脂肪油能润滑肠壁与粪便,同时油脂可转化为脂肪酸刺激肠黏膜,使肠液分泌增多,肠道蠕动加快,减少大肠对水分的吸收而缓泻。

2. 降血压 火麻仁酊灌胃可降低实验动物血压,其作用时间随剂量增加而延长。

3. 降血脂 火麻仁可明显降低实验性大鼠的血清胆固醇。

此外,火麻仁还能发挥抗疲劳、免疫调节、抗溃疡、抗炎、镇痛、镇静、改善学习和记忆功能、抗氧化等作用。

【临床应用】

1. 便秘 用麻子仁丸治疗老年人、体虚、产后便秘及习惯性便秘都有较好疗效。

2. 高血压 用于高血压兼便秘患者,可降低血压。

【不良反应】本品含有毒蕈碱和胆碱,大量服用可中毒,表现为恶心、呕吐、腹泻、麻木、烦躁不安、瞳孔散大、抽搐及昏迷。

> **点滴积累**
>
> 1. 大黄的主要药理作用有泻下、保肝利胆、保护胃黏膜、促进胰液分泌及抑制胰酶活性、改善肾功能、止血、改善微循环、降血脂、抗病原微生物、抗炎、抗肿瘤、免疫抑制等；主要用于便秘、急性胆囊炎、胃溃疡、急性胰腺炎、急慢性肾衰竭、出血性疾病及急性感染性疾病等。
> 2. 芒硝的主要药理作用有泻下、利胆、抗炎、利尿、抗肿瘤。
> 3. 番泻叶的主要药理作用有泻下、抗病原微生物、止血、抗胃黏膜损伤、肌肉松弛与解痉。
> 4. 火麻仁的主要药理作用有泻下、降血压、降血脂；主要用于便秘、高血压。

第三节　经方与制剂

大 承 气 汤

【处方组成】大黄，厚朴，枳实，芒硝。

【功能与主治】具有峻下热结的功效。主治阳明腑实证，大便不通，频转矢气，脘腹痞满，腹痛拒按，甚或潮热谵语，手足濈然汗出，舌苔黄燥起刺，或焦黑燥裂，脉沉实；或热结旁流，下利清水；或里热实证之热厥、痉病或发狂等。

【药理作用】

1. **促进胃肠蠕动**　大承气汤能够增强肠道推进功能，增加肠道容积；对离体肠管有兴奋作用，此作用不被阿托品所阻断。

2. **促使肠套叠还纳**　大承气汤对家兔实验性肠套叠有明显促进还纳作用，并可见肠蠕动明显增强，肠容积也随之加大。

3. **抗病原体**　大承气汤对厌氧菌属具有强抗菌性。

4. **抗内毒素**　大承气汤对产生内毒素的肠道常见革兰氏阴性杆菌呈抑制效应，对内毒素有直接灭活作用。

5. **抗炎**　大承气汤能降低毛细血管通透性；减少炎性渗出，抑制炎症的扩散。

6. **调节胃运动**　大承气汤对家兔胃运动表现出先抑制后兴奋的作用特点。此外，大承气汤可明显升高人血浆胃动素水平。

7. **增加肠血流量**　大承气汤可使静脉滴入组胺所致犬肠血流速度的降低得到缓解，使血流速度显著增加。

【临床应用】

1. **急腹症**　以大承气汤为基础方治疗急腹症属于实热积滞者，如急性胰腺炎、急性肠梗阻、急性阑尾炎等，适当配伍清热解毒、活血化瘀等中药，常取得较好疗效。

2. 神经内科疾病 大承气汤加减常用于神经内科疾病,可用于治疗急性脑血管病、中枢神经感染性疾病等属热结腑实,或痰热腑实,或痰热上扰清窍等证。

3. 小儿肺炎 用大承气汤加味治疗小儿肺炎,可与杏仁、桔梗、连翘、贝母、桑白皮等配伍应用。

此外,该方加减尚可用于术后胃肠不适、出血热性肾功能衰竭、肾绞痛、胃结石、糖尿病性胃潴留、尿毒症、中风、原发性肝癌并发肝性脑病等的治疗。

【不良反应】大承气汤为峻下重剂,用量过大,可引起较重的腹痛、腹泻。

麻仁润肠丸（软胶囊）

【处方组成】火麻仁,炒苦杏仁,大黄,木香,陈皮,白芍。

【功能与主治】润肠通便。用于肠胃积热,胸腹胀满,大便秘结。

【药理作用】

1. 泻下、促进肠运动 火麻仁、大黄、木香和陈皮能增强肠管蠕动。促进全胃肠蠕动,使收缩幅度加大,增强全胃肠推进功能,能显著增加实验动物的排便频数,并呈量效关系,具有显著的泻下作用。大黄为接触性泻药,火麻仁和苦杏仁呈现出润滑泻下作用,诸药有协同作用。

2. 抗菌、解热 大黄、白芍具有抗菌、解热作用。

【临床应用】

1. 便秘 用于治疗由肠胃积热所致的便秘。

2. 功能性便秘 用于功能性便秘,症见胸腹胀满、口苦、尿黄、舌红苔黄或黄燥、脉滑数证候者。

【不良反应】少数患者服用麻仁润肠软胶囊后出现腹痛、大便次数过多、大便偏稀,可酌情减量或停服。

点滴积累

1. 大承气汤的主要药理作用有促进胃肠蠕动、促使肠套叠还纳、抗病原体、抗内毒素、抗炎、调节胃运动、增加肠血流量等。
2. 麻仁润肠丸的主要药理作用有泻下、促进肠运动、抗菌、解热等。

目标检测

简答题

1. 大黄致泻时为何不宜久煎?
2. 简述大黄止血的主要成分、特点和作用机制。
3. 简述大黄泻下作用的机制。

（田 园）

ER 7-2

第七章
自测题

ER 7-3

第七章
思维导图

第八章　祛风湿药

学习目标

1. **掌握**　祛风湿药的主要药理作用。雷公藤的药理作用、有效成分与作用机制、临床应用、不良反应。
2. **熟悉**　独活、秦艽、防己、五加皮的药理作用与临床应用。
3. **了解**　独活寄生汤、舒筋活血丸的药理作用与临床应用。

导学情景

情景描述：

　　"冬病夏治"是以中医传统贴敷疗法为手段，根据"春夏养阳，秋冬养阴"理论，利用夏季气温高，机体阳气充沛的有利时机，调整人体的阴阳平衡，使一些宿疾得以恢复的治疗方法。中医临床上常适当地内服和外敷一些方药，通过"冬病夏治"方式治疗风湿性、类风湿关节炎，可以预防其冬季复发或减轻其症状，常用的方剂有独活寄生汤等。

学前导语：

　　在治疗风湿性疾病上，中医与现代医学的治疗都需要长期服药控制疾病发展，因此应当指导病患定期检查肝肾功能，以免造成肝肾功能损伤。为正确使用祛风湿药，下面我们一起来学习祛风湿药的药理作用。

第一节　概述

　　凡能祛除风湿、解除痹痛的药物称祛风湿药。祛风湿药有祛风散寒除湿、舒筋活络、止痛、强筋骨等功效，临床主要用于治疗痹证。

　　痹证是因机体正气不足，感受风寒湿邪、风湿热邪，邪气流注或痹阻经络关节而发病。痹证的发病部位主要在肌肉、经络、关节。临床症状表现以肌肉、筋骨、关节发生疼痛、变形或运动障碍为主。多见于现代医学骨与骨关节病，以及软组织疾病、结缔组织疾病、自身免疫性疾病、神经系统疾病等，如风湿热、风湿性关节炎、类风湿关节炎、硬皮病、系统性红斑狼疮等。机体免疫功能异常、内分泌功能紊乱以及感染是痹证的主要发病因素。

　　祛风湿药根据主要性能分为：祛风湿止痹痛药，如独活、威灵仙、秦艽、防己、雷公藤等；舒筋活络药，如木瓜、豨莶草、络石藤、海风藤、臭梧桐等；祛风湿强筋骨药，如五加皮、桑寄生等。祛风湿药主要有以下药理作用。

1. 抗炎 祛风湿药对血管通透性增高、炎性渗出、肿胀、白细胞游走聚集均有抑制作用,表现在抑制或减轻炎症局部的基本病理变化,使局部组织红、肿、热、痛缓解;通过兴奋下丘脑 - 垂体 - 肾上腺素轴,使 ACTH 分泌增多,增加肾上腺皮质功能,使肾上腺皮质激素合成释放增加而产生抗炎作用,如秦艽碱甲;抑制炎症介质的产生和释放,缓解炎症,如粉防己碱能抑制白细胞磷脂酶 A_2 的活性,从而减少炎症介质的释放;雷公藤红素抑制细胞释放 PGE_2 也与其抗炎作用有关。

2. 镇痛 秦艽、防己、独活、青风藤、细柱五加等均有镇痛作用,提高动物对热刺激、电刺激、化学刺激所致疼痛反应的阈值,也可减少小鼠乙酸扭体次数。青风藤碱、乌头碱和木防己碱的镇痛部位在中枢神经系统,结构与吗啡相似,镇痛作用强度约为吗啡的 0.04~0.1,但无成瘾性,作用可能与去甲肾上腺素能系统或阿片系统有关。

3. 对免疫功能的影响 本类药物祛风湿作用与其抑制机体过高的免疫功能有密切关系。雷公藤、五加皮、豨莶草、独活和青风藤等对机体免疫功能有抑制作用。雷公藤总碱、雷公藤甲素、雷公藤红素等对非特异性免疫及特异性免疫均有明显的抑制作用。青风藤对体液免疫和细胞免疫均有明显抑制作用。豨莶草可明显抑制巨噬细胞的吞噬功能。本类药物中少部分有免疫增强作用,如细柱五加总苷能促进小鼠单核吞噬细胞系统的吞噬功能,并能提高小鼠血清抗体滴度。

此外,防己、秦艽、青风藤、独活、臭梧桐、蝮蛇、川乌等能扩张血管而降低血压。防己、木瓜、川乌、马钱子等有抗肿瘤作用。

常用祛风湿药的主要药理作用见表 8-1。

表 8-1 祛风湿药的主要药理作用概括表

分类	药物	抗炎	镇痛	免疫	其他
祛风湿止痹痛药	雷公藤	+	+	-	抗菌、抗肿瘤、抑制生殖、杀虫、改善血液流变学
	独活	+	+	±	镇静、抗血栓、抗心律失常、降血压
	川乌	+	+	-	强心、抗肿瘤、降血糖、降血压
	秦艽	+	+		镇静、解热、抗过敏、抗菌、降血压
	防己	+	+		抗肝纤维化、抗肿瘤、对心血管系统的作用
	威灵仙	+	+		抗菌、抗疟、利胆
舒筋活络药	木瓜	+	+		抗肿瘤、抗菌、保肝
	豨莶草	+	+	-	降血压、扩血管、抗疟、抗菌、抗早孕
	臭梧桐	+	+		镇静、降血压
祛风湿强筋骨药	五加皮	+	+	±	镇静、抗应激、降血糖、抗溃疡
	桑寄生	+	+		降血压、抗心律失常

点滴积累

凡能祛除风湿、解除痹痛的药物称祛风湿药。其主要的药理作用有抗炎、镇痛,以及影响免疫功能等。

第二节　常用中药

雷　公　藤

卫矛科雷公藤属植物雷公藤的干燥根及根茎。其主要成分为生物碱类、二萜类、三萜类,如雷公藤碱、雷公藤次碱、雷公藤甲素、雷公藤内酯、雷公藤红素等。

雷公藤味辛、苦,性凉,有大毒。归肝、肾经。具有祛风除湿、活血通络、消肿止痛、解毒杀虫的功效。用于湿热结节,癌瘤积毒。

【药理作用】

1. 对免疫系统的作用　雷公藤的多种成分均有免疫抑制作用,如雷公藤甲素、雷公藤红素、雷公藤春碱、雷公藤新碱、雷公藤总苷等。雷公藤对非特异性免疫、细胞免疫和体液免疫都有抑制作用,可用于预防器官移植排斥反应。雷公藤红素抑制免疫功能的药理学基础与抑制白细胞介素 -1、白细胞介素 -2 活性和抑制细胞释放 PGE_2 有关。

2. 抗炎　雷公藤的多种化学成分均具有抗炎作用,如雷公藤内酯、雷公藤红素、雷公藤总苷、雷公藤甲素等。雷公藤的抗炎作用是通过多个环节实现的,抑制炎症细胞趋化、抑制细胞释放 PGE_2 和其他炎症介质、抑制血小板聚集及炎症后期的纤维增生、降低细胞对酵母多糖的反应性。雷公藤总苷抗炎作用是兴奋垂体 - 肾上腺皮质系统所致。

3. 对血管和血液系统的作用　雷公藤可促进血管内皮细胞外基质成分的合成,抑制整合素的活性,并能轻度提高钙依赖性黏附分子的活性,从而调控血管的新生过程。雷公藤能降低佐剂性关节炎大鼠全血和血浆的黏度、血细胞比容、纤维蛋白原含量及血小板的最大聚集率。

4. 抗菌、杀虫　雷公藤水煎剂、醇浸液、醚提取液、雷公藤红素和雷公藤生物碱能杀虫、蝇、蚕等。雷公藤对金黄色葡萄球菌、革兰氏阴性菌、枯草杆菌、分歧杆菌等均有抑制作用,对真菌特别是皮肤白念珠菌抑制效果较好。

5. 抗肿瘤　雷公藤甲素、雷公藤内酯二醇及雷公藤浸膏提取物有抗肿瘤作用。雷公藤内酯和雷公藤羟内酯的抗肿瘤作用与其抑制肿瘤细胞的 RNA 和蛋白质的合成以及使 DNA 复制过程中所必需的 RNA 聚合酶失活,从而干扰 DNA 的复制有关。

6. 抗生育　雷公藤制剂及其多种成分雷公藤总苷、雷公藤内酯、总生物碱、总萜均有抗生育作用。雷公藤抗生育的作用与棉酚有相似之处。这种作用是可逆的,停止给药后 6~8 个月生育功能可恢复。

7. 其他　雷公藤煎剂及总碱、总苷等对迟发型过敏反应有抑制作用。

此外,雷公藤还有降血压、改善血液流变性、改善微循环等作用。

【临床应用】

1. 类风湿关节炎和强直性脊柱炎　雷公藤糖浆、雷公藤浸膏片、雷公藤片、雷公藤总苷等均对类风湿关节炎和强直性脊柱炎有效。

2. 肾脏疾病　雷公藤煎剂、雷公藤片、雷公藤总苷片、雷公藤浸膏片等对各型肾小球肾炎有效。

3. **顽固性疼痛** 雷公藤煎剂有镇痛作用,作用缓慢持久。

4. **红斑狼疮** 应用雷公藤制剂治疗红斑狼疮有效。

5. **皮肤病** 雷公藤可用于银屑病、玫瑰糠疹、神经性皮炎、皮肤血管炎、红皮病、带状疱疹、脓疱病、斑秃等皮肤病的治疗。

6. **白塞综合征** 雷公藤是目前治疗白塞综合征较好的药物,煎剂和总苷有效。

【不良反应】雷公藤的不良反应以胃肠道反应最多见,出现恶心、呕吐、食欲缺乏、食管下部烧灼感、口干、肠鸣、腹痛、腹泻、便秘、便血,严重者可出现急性中毒性肝损伤、胃出血。血液系统可见白细胞及血小板减少。神经系统可出现头晕、乏力、嗜睡等。内分泌系统可见月经紊乱及闭经。生殖系统主要影响睾丸生殖上皮,抑制精原细胞减数分裂,停药后可恢复。心血管系统表现为心悸、胸闷、心律不齐、心电图异常。还可出现过敏反应。中毒表现为剧吐、腹绞痛、腹泻、心音弱快、心电图改变、血压下降、体温降低、休克、尿少、浮肿、尿液异常;后期发生骨髓抑制、黏膜糜烂、脱发等。主要死因为循环衰竭及肾衰竭。年老体弱、小儿、肝肾功能损害者慎用,孕妇忌用。

知识链接

白塞综合征

白塞综合征是一种全身性、慢性、血管炎症性疾病。临床上以口腔溃疡、生殖器溃疡、眼炎及皮肤损害为突出表现,又称为口-眼-生殖器综合征。该病常累及神经系统、消化道、肺、肾以及附睾等,病情呈反复发作和缓解的交替过程。本病目前尚无公认的有效根治办法。化学药大多对症治疗,但停药后大多易复发。在中药当中,雷公藤是目前治疗白塞综合征较好的药物。

独 活

伞形科植物重齿毛当归的干燥根。其主要成分为香豆素类,如甲氧基欧芹酚、佛手柑内酯、欧芹酚甲醚、花椒毒素、异欧前胡素、挥发油枞油烯等。

独活味辛、苦,性微温。归肾、膀胱经。具有祛风除湿、通痹止痛的功效。用于风寒湿痹,腰膝疼痛,少阴伏风头痛,风寒挟湿头痛。

【药理作用】

1. **抗炎** 独活有抗炎作用,甲氧基欧芹酚抗炎作用较强。

2. **镇痛、镇静** 甲氧基欧芹酚、独活煎剂与非甾体抗炎药具有相近的镇痛作用。独活流浸膏、独活煎剂能明显抑制中枢神经系统,发挥安神与镇静作用。

3. **抗血栓形成** 独活有抗血栓形成的作用,独活醇提取物、水浸物及甲氧基欧芹酚能抑制血小板聚集。

4. **对心血管系统的影响** 独活粗制剂静脉注射有降血压作用,但持续时间短;切断双侧迷走神经,不影响降血压效果,但可被阿托品部分或完全阻断。此外,甲氧基欧芹酚有拮抗钙通道的作用,此作用与血压、心率有关。独活煎剂对离体蛙心有抑制作用,并随剂量的加大而加强,最终可使心脏停止收缩。独活成分 γ- 氨基丁酸可对抗多种实验性心律失常。

5. 其他 佛手柑内酯、花椒毒素、异欧前胡素等对家兔离体回肠具有明显解痉作用。独活还有抗菌、抗溃疡、抗肿瘤等作用。

【临床应用】

1. 风湿性、类风湿关节炎 多与其他药物配伍应用,治疗风湿性、类风湿关节炎。

2. 软组织损伤 独活挥发油制成注射液及搽剂可治疗软组织损伤。

此外,独活配合长波紫外线用于治疗银屑病。

【不良反应】有头晕、头痛、恶心等不良反应。独活中的香豆素类化合物为"光活性物质",进入机体后,受日光照射,可使受照射部位发生红肿、色素增加、表皮增厚现象。

考 证 要 点

呋喃香豆素的光化学毒性:许多香豆素类具有光敏作用。呋喃香豆素内服或外涂后经日光照射可引起皮肤色素沉着。对于正常人来说,呋喃香豆素的光敏性质对人体皮肤是一种伤害,轻则产生皮肤黄褐斑或皮肤色素沉着,重则引起皮肤损伤,甚至发生皮肤癌。

秦 艽

龙胆科植物秦艽、麻花秦艽、粗茎秦艽或小秦艽的干燥根。其主要成分为龙胆苦苷及挥发油等,在提取过程中,龙胆苦苷遇氨转变成生物碱,有秦艽碱甲(即龙胆碱)、秦艽碱乙(即龙胆次碱)、秦艽碱丙。

秦艽味辛、苦,性平。归胃、肝、胆经。具有祛风湿、清湿热、止痹痛、退虚热的功效。用于风湿痹痛,中风半身不遂,筋脉拘挛,骨节酸痛,湿热黄疸,骨蒸潮热,小儿疳积发热。

【药理作用】

1. 抗炎 秦艽有明显的抗炎作用,秦艽碱甲能兴奋下丘脑 - 垂体,使 ACTH 分泌增多,增强肾上腺皮质功能,这是其抗炎的药理学基础。

2. 镇痛、镇静、解热 秦艽碱甲有镇痛、镇静、解热的作用。

3. 抗过敏 秦艽碱甲有抗组胺、降低毛细血管通透性的作用。

4. 抗菌 秦艽乙醇浸提液对痢疾志贺菌、伤寒沙门菌、肺炎链球菌、副伤寒沙门菌、霍乱弧菌、炭疽杆菌等有抑制作用。

5. 其他 秦艽碱甲有降血压、减慢心率的作用,其降血压作用可能与直接抑制心脏有关。秦艽碱甲有升高血糖的作用。此外,秦艽还有利尿等作用。

【临床应用】

1. 风湿性或类风湿关节炎 秦艽总碱肌内注射可治疗风湿性或类风湿关节炎。

2. 流行性脑脊髓膜炎 秦艽注射液肌内注射可治疗流行性脑脊髓膜炎。

3. 肩关节周围炎 秦艽复方醇制剂每日连续服用,可减轻肩关节周围炎(简称肩周炎)症状。

4. 小儿急性黄疸型传染性肝炎 以秦艽为主药可治疗小儿急性黄疸型传染性肝炎,随症加减应用。

【不良反应】秦艽碱甲口服后可出现恶心、呕吐等胃肠道反应,偶见一过性心悸反应。

防　己

防己科植物粉防己的干燥根。其主要成分为粉防己碱(汉防己甲素)、防己诺林碱(汉防己乙素)、轮环藤酚碱、黄酮类、酚类、有机酸类等。

防己味苦,性寒。归膀胱、肺经。具有祛风止痛、利水消肿的功效。用于风湿痹痛,水肿脚气,小便不利,湿疹疮毒。

【药理作用】

1. 抗炎 粉防己碱和防己诺林碱具有较强的抗炎作用,能抑制中性粒细胞的黏附、游走、趋化、吞噬功能。粉防己碱直接作用于肾上腺,使肾上腺皮质功能增强而发挥抗炎作用;粉防己碱也可通过降低拮抗钙和钙调素而抑制炎症白细胞磷脂酶 A2 活性,从而减轻炎症反应的病理生理过程。

2. 免疫抑制和抗过敏 粉防己碱对细胞免疫和体液免疫均有抑制作用。粉防己碱以时间和剂量依赖方式抑制了以磷酸肌醇分解产物三磷酸肌醇和二酰甘油为第二信使的跨膜信号传递系统,这可能是粉防己碱抗炎和抑制免疫的共同机制。

3. 解热、镇痛 粉防己碱有一定的解热作用,但较氨基比林弱。汉防己总碱及粉防己碱、汉防己乙素、汉防己丙素均有镇痛作用,总碱的作用最强,为吗啡的 13%。

4. 对心血管系统的作用 粉防己碱具有减慢心率、抑制心肌收缩力和抗心律失常、扩张血管、降低血压的作用。对心肌缺血有保护作用。

此外,粉防己碱还具有抗肝、肺纤维化作用,抗肿瘤作用,抗菌和抗阿米巴作用。

【临床应用】

1. 高血压 粉防己碱口服或静脉注射可用于治疗高血压。

2. 心绞痛 可用粉防己碱静脉注射,患者心肌耗氧指数明显改善,对劳累型心绞痛效果较好。

3. 硅沉着病 粉防己碱口服给药,硅沉着病的症状可明显改善。

4. 神经性疼痛 粉防己碱对腰骶神经根炎、椎间盘合并骶神经根炎、三叉神经痛等均有疗效。

5. 慢性肝病及肝纤维化 口服粉防己碱可用于肝纤维化的治疗。

【不良反应】粉防己碱静脉注射可引起注射部位疼痛,大剂量出现血红蛋白尿、头晕、恶心、呼吸紧迫。连续服用粉防己碱 7~8 个月,个别患者出现指甲、面部、口腔黏膜、下肢紫褐色斑。可出现肝功能异常、食欲下降等症状。

考 证 要 点

异汉防己甲素的药代动力学:异汉防己甲素在不同的给药剂量下,浓度(C)- 时间(t)曲线图上呈现典型双峰现象。该药经门静脉进入肝脏并被肝脏大量摄取,代谢为结合型生物碱,经胆汁排入肠道,结合型生物碱经肠道菌群水解后又释放出原型药异汉防己甲素,再次被吸收,造成双峰现象,具有典型的肝肠循环特点。

五加皮

五加科植物细柱五加的干燥根皮,其主要成分为刺五加苷 B_1,紫丁香苷,无梗五加苷 A、B、C、D,以及维生素 A、维生素 B 和多糖等。

五加皮味辛、苦,性温。归肝、肾经。具有祛风除湿、补益肝肾、强筋壮骨、利水消肿的功效。用于风湿痹病,筋骨痿软,小儿行迟,体虚乏力,水肿,脚气。

【药理作用】

1. 抗炎 五加皮水煎醇沉液、正丁醇提取物能明显抑制炎症反应,连续给药能明显抑制肉芽组织增生。目前认为五加皮的抗炎作用主要是通过减少炎症介质的释放及抑制其致炎作用实现。

2. 对免疫功能影响 五加皮水煎醇沉液对免疫功能有抑制作用;五加皮总皂苷和多糖则有提高机体免疫功能的作用。

3. 镇静、镇痛 五加皮醇浸膏与阈下戊巴比妥钠产生协同作用,使睡眠时间明显延长;其正丁醇提取物能提高痛阈,具有明显镇痛作用。

4. 抗镉致突变及抗应激作用 镉是重金属诱导剂,对生殖细胞有强的致突变作用。五加皮水提取物可抑制镉引起的生殖突变。细柱五加总皂苷可明显延长小鼠游泳时间、热应激存活时间和常压耐缺氧时间。

此外,五加皮还具有促进核酸合成、降血糖、抗溃疡、抗肿瘤以及性激素样作用。

【临床应用】

1. 风湿性关节炎、类风湿关节炎和强直性脊柱炎 可单用五加皮泡酒服用,亦可用五加皮散,治疗风湿性关节炎、类风湿关节炎和强直性脊柱炎。

2. 关节痛 配马钱子、威灵仙、透骨草等外敷患处使用,可治疗关节痛,如宣痹止痛膏。

3. 小儿行迟 配木瓜、牛膝同用,共奏补肝肾、强筋骨之功,对小儿行迟有较好的疗效。

4. 浮肿 用五加皮饮可达消肿之作用。

【备注】细柱五加大剂量可出现中枢抑制,导致下肢软弱无力。

点滴积累

抗炎、镇痛、对免疫系统的调节作用是祛风湿药祛除风湿、解除痹痛的药理学基础。其产生药理作用的物质基础是秦艽碱甲、粉防己碱、雷公藤碱、甲氧基欧芹酚等。

第三节　经方与制剂

独活寄生汤

【处方组成】独活,桑寄生,秦艽,防风,细辛,当归,白芍,川芎,熟地黄,盐杜仲,川牛膝,党参,茯苓,甘草,肉桂。

【功能与主治】养血舒筋,祛风除湿,补益肝肾。用于风寒湿闭阻、肝肾两亏、气血不足所致的痹证,症见腰膝冷痛、屈伸不利。

【药理作用】

1. **抗炎**　独活寄生汤对多种炎症反应有明显的抑制作用,对毛细血管通透性增加也有明显抑制作用;灌胃对Ⅱ型胶原小鼠能显著降低关节炎指数和抗Ⅱ型胶原抗体水平,抑制小鼠脾脏白介素-1β(IL-1β)的产生、提高γ-干扰素(IFN-γ)水平;可通过调控Wnt/β-catenin信号通路延缓软骨细胞炎症反应,降低关节液及血清中白介素-6(IL-6)、肿瘤坏死因子(TNF-α)及基质金属蛋白酶(MMP-3、NMP-9、NMP-13)水平,同时提高膝关节透明质酸水平,达到保护关节软骨、延缓关节软骨退变作用,从而改善膝关节炎临床症状。

2. **镇痛**　独活寄生汤能提高小鼠热板痛阈值,且持续时间较长;对小鼠扭体反应有一定的抑制作用。

3. **调节免疫平衡**　可明显增加实验动物免疫器官胸腺和脾脏的重量,显著增加单核巨噬细胞对血中胶粒碳的廓清速率,提高单核巨噬细胞吞噬功能;对2,4-二硝基甲苯所致的小鼠迟发性皮肤过敏反应有明显抑制作用。

4. **扩张血管、改善微循环**　独活寄生汤能显著增加麻醉猫、犬脑血管阻力,增加脑血流量;小鼠腹腔注射独活寄生汤能明显增加集合毛细血管管径,增加毛细血管开放数,延长肾上腺素引起的血管收缩的潜伏期,对抗肾上腺素引起的毛细血管的闭合。

【临床应用】用于类风湿关节炎、坐骨神经痛、中老年腰腿痛、强直性脊柱炎。

> **课堂活动**
> 痹证相当于现代医学中的什么疾病?祛风湿药治疗痹证的药理学基础是什么?

舒筋活血丸

【处方组成】土鳖虫,桃仁,红花,骨碎补,怀牛膝,续断,熟地黄,白芷,栀子,当归,赤芍,桂枝,三七,乳香,苏木,自然铜,大黄,儿茶,马钱子,冰片。

【功能与主治】祛风除湿,活络止痛。用于骨节风痛,腰膝酸痛。

【药理作用】

1. **抗炎**　对实验动物皮肤毛细血管通透性增加有非常显著的抑制作用,对炎症反应有明显的抑制作用;给大鼠灌服舒筋活血丸,对蛋清所致的切除肾上腺大鼠足跖肿胀在致炎后1小时有非常显著的对抗作用,在切除肾上腺致炎后1小时和2小时对蛋清引起的大鼠足跖性肿胀有显著对抗作用,提示其抗炎作用并非通过肾上腺皮质释放皮质激素所致。

2. **镇痛**　舒筋活血丸对醋酸所致的小鼠扭体反应有非常明显的抑制作用。

【临床应用】多用于软组织挫伤、擦伤、脱臼、骨折及风湿性关节炎、类风湿关节炎。

目标检测

ER 8-2

第八章
自测题

1. 简述祛风湿药的主要药理作用。
2. 简述秦艽抗炎的作用机制。
3. 简述雷公藤对免疫系统的影响及其机制。
4. 简述雷公藤抗炎的作用机制。

（丁明和）

ER 8-3

第八章
思维导图

第九章 芳香化湿药

学习目标

1. **掌握** 芳香化湿药的主要药理作用。厚朴、广藿香的药理作用、药效物质基础与临床应用。
2. **熟悉** 苍术的药理作用与临床应用。
3. **了解** 藿香正气散的药理作用与临床应用，保济丸的药理作用。

导学情景

情景描述：

　　夏季气候炎热，暑湿蒸腾，人的新陈代谢旺盛，汗液增多。这种天气常使人感到困倦乏力、食欲减退、烦躁易怒，甚至会出现胸闷、发热、头痛、身重、呕吐、腹痛、腹泻等症状。这时在家中备些有解暑化湿、清热解毒等作用的中药，对养生保健、防治疾病大有益处。

学前导语：

　　夏季伤于湿邪，头部受困则昏沉，胃气失和则胀。患者常以头晕、胃胀为主要表现，本病病程短，且发生在天气炎热的夏季，各项表现为暑湿感冒之症状。藿香正气散解表化湿，理气和中，为夏季常用中成药，对夏季伤湿感寒、脾胃失和者尤为适宜。本章我们将带领同学们学习芳香化湿药的相关知识，使大家了解芳香化湿药治疗消化系统疾病的机制。

第一节　概述

　　气味芳香，具有化湿运脾作用的药物称为芳香化湿药。湿为重着黏腻之邪。湿浊中阻证，以脘腹胀满、食少便溏或泄泻、舌苔白腻或浊为主要特征。本类药物气味芳香，能醒脾化湿；性偏温燥，能健脾燥湿，故适用于上述证候。现代研究认为：消化系统疾患如急、慢性胃肠炎，痢疾，胃肠过敏，溃疡病，胃无力或胃下垂，胃神经官能症，消化不良等多有上述表现，故可用本类药物进行治疗。部分药物尚可与化学药配合，治疗夏日感冒、妊娠呕吐等。

　　芳香化湿药的共同特点是都含有芳香性挥发油，如厚朴含挥发油约1%，广藿香含挥发油约1.5%，苍术含挥发油因品种不同差异较大，为1%~9%，佩兰含挥发油1.5%~2%，砂仁含挥发油1.7%~3%。这类药物的主要药理作用如下。

1. 对胃肠功能的影响 本类药物均含有挥发油，可作为祛风健胃剂，具有调节胃肠运动的作用,有助于胃肠功能的恢复。如厚朴煎剂对小鼠及豚鼠的离体肠管活动作用随剂量变化呈现不同的效应:小剂量表现为兴奋作用,大剂量则为抑制作用;砂仁也有调节肠管运动的功能,能松弛过度兴奋、痉挛的肠管,又能使肠管推进运动增强。苍术对胃酸分泌有抑制作用,苍术、厚朴、砂仁对实验性胃溃疡有抑制作用,苍术尚有保肝作用。

由于本类药物多味辛,部分药兼有苦味,服用时可通过刺激味觉器官反射性兴奋或直接刺激消化道腺体,引起消化液分泌增多。如广藿香、厚朴、白豆蔻、草豆蔻、草果均有促进胃腺分泌的作用。

2. 抗病原微生物 厚朴、苍术、佩兰、白豆蔻等有抗菌作用,厚朴、广藿香对多种致病性皮肤真菌有抑制作用。厚朴及其有效成分厚朴酚等对龋齿致病菌链球菌突变株有较强的抑制作用,并能阻止龋齿病原菌在平滑面上的附着,从而能预防龋齿的发生。佩兰有抗流感病毒作用。广藿香有杀灭钩端螺旋体的作用。

3. 对中枢神经系统的作用 厚朴、苍术对中枢神经系统表现为抑制性效应,可使动物自发性活动减少。厚朴脂溶性成分尚可对抗中枢兴奋剂甲基苯丙胺及阿扑吗啡所致的兴奋。大剂量苍术挥发油则可导致动物呼吸麻痹。

由于本类药物的药理作用多与其所含的挥发油有关,煎煮时间过长,挥发性成分损失过多,将影响其功效,因此入药不宜久煎。

常用芳香化湿药的主要药理作用见表9-1。

表 9-1 芳香化湿药的主要药理作用概括表

药物	胃肠平滑肌		促进消化液分泌	抗溃疡	抗菌	抗病毒	抗炎	中枢抑制作用	其他
	兴奋	抑制							
厚朴	+	+	+	+	+	+	+	+	降血压、肌肉松弛、抗过敏、保肝、抗肿瘤
苍术	+	+		+	+	+	+	+	利尿、抗糖尿病、心脏抑制、保肝
广藿香	+	+	+		+	+	+		解热镇痛、调节免疫
砂仁	+			+					抗血小板聚集、镇痛、免疫抑制
白豆蔻	+			+					平喘
草豆蔻	+		+						增强胃蛋白酶活性
佩兰	+				+	+			祛痰

点滴积累

1. 芳香化湿药多气味芳香,主要的有效成分为挥发油,入汤剂不宜久煎,以免影响疗效。
2. 大多数芳香化湿药都具有调整胃肠运动、抗病原微生物的作用。

第二节　常用中药

厚　朴

木兰科植物厚朴或凹叶厚朴的干燥干皮、根皮及枝皮。含挥发油约 1%,油中主要含 β- 桉叶醇。另含厚朴酚、和厚朴酚、四氢厚朴酚、异厚朴酚等。尚含少量木兰箭毒碱和皂苷。

厚朴味苦、辛,性温。归脾、胃、肺、大肠经。具有行气化湿、燥湿除满、降逆平喘的功效。主治食积气滞、腹胀便秘、湿阻中焦、反胃呕吐、痰壅气逆、胸满喘咳等。

【药理作用】

1. 对胃肠活动的影响　厚朴煎液低浓度对离体肠管有兴奋作用,高浓度则转为抑制;厚朴碱静脉注射,可使在体小肠的张力下降。并对组胺所致的十二指肠痉挛有一定的抑制作用。厚朴生品、姜制品均有抗胃溃疡的作用,而厚朴姜制后抗胃溃疡作用增强。厚朴酚腹腔注射或皮下注射对实验性胃溃疡亦有抑制作用。厚朴促进消化液分泌的主要成分是挥发油。

2. 抗病原微生物　厚朴煎剂有广谱抗菌作用,其抗菌成分较稳定,不易被热、酸、碱等破坏。煎剂在体外对金黄色葡萄球菌、溶血性链球菌、白喉棒状杆菌、枯草杆菌、痢疾志贺菌及常见致病性皮肤真菌等都有抑制作用。厚朴酚对炭疽杆菌有明显的抗菌活性。厚朴、厚朴酚、和厚朴酚、四氢厚朴酚等有十分显著的抗龋齿作用。厚朴在一定程度上可改善小鼠实验性病毒性肝炎造成的实质性病理损害。厚朴中所含新木脂素对 EB 病毒激活有抑制作用。

3. 肌肉松弛和中枢抑制　厚朴中分离出一种水溶性生物碱,对横纹肌有松弛作用,无快速耐受现象。厚朴碱可能属于非去极化肌肉松弛剂。厚朴对中枢神经有抑制作用,其乙醚浸膏可抑制小鼠自发活动,亦能对抗由甲基苯丙胺或阿扑吗啡所致的兴奋作用。

4. 降血压和抑制血小板聚集　厚朴松弛血管平滑肌而产生的降血压作用与其钙通道阻滞作用有关,抑制血小板聚集作用与其钙通道阻滞作用和抑制血栓素 A_2（TXA_2）的合成有关。

此外,厚朴的提取物还具有抗炎、抗过敏、保肝和抗肿瘤作用。

【临床应用】治疗急性肠炎或细菌性痢疾,单用厚朴散剂口服,或用厚朴注射剂均有效。用厚朴煎剂内服可治疗阿米巴痢疾。厚朴制剂可用于防治龋齿。

【不良反应】厚朴大剂量可引起呼吸抑制而死亡。厚朴所含毒性成分主要是木兰箭毒碱。

苍　术

菊科植物茅苍术或北苍术的干燥根茎。含挥发油苍术素、β- 桉叶醇、茅术醇、羟基苍术酮等。

苍术味辛,苦,性温。归脾、胃、肝经。具有燥湿健脾、祛风散寒的功效。主治湿阻脾胃、脘腹胀满、风湿痹痛、风寒表证等。

【药理作用】

1. 对消化道的作用　苍术有健胃、促进食欲的作用,有明显的抗肠痉挛作用,使其张力降低。对肾上腺素引起的肠平滑肌松弛及振幅减弱,苍术制剂能促进振幅恢复。此外,苍术也可通过对抗胆碱作用而对抗盐酸所致大鼠急性胃炎及幽门结扎所致胃溃疡；茅苍术所含 β- 桉叶醇可抑制胃酸分泌，作用机制是阻断胃黏膜细胞 H_2 受体；另外苍术醇有促进胃肠运动的作用，对胃平滑肌也有轻微收缩作用；苍术可增加胃黏膜组织血流量，其提取物氨基己糖具有促进胃黏膜修复的作用。

2. 对心血管的作用 苍术对蟾蜍心脏有轻度抑制作用，对蟾蜍后肢血管有轻微扩张作用。苍术浸膏小剂量静脉注射，可使家兔血压轻度上升，大剂量则使血压下降。苍术正丁醇提取物具有明显的抗心律失常作用。

3. 利尿 正常大鼠口服苍术煎剂，尿液中 Na^+、K^+ 排出量显著增加。苍术醇提取物在体外对马肾脏 Na^+-K^+-ATP 酶的活性具有较强的抑制作用，β- 桉叶醇是抑酶作用的物质基础。

4. 降血糖 苍术煎剂或醇浸剂对糖尿病家兔和正常小鼠有降血糖作用。其降血糖作用机制可能是苍术有效成分和腺嘌呤核苷酸在同一线粒体受点上起竞争性抑制作用，从而抑制细胞内氧化磷酸化作用，干扰能量的转移过程。

5. 对肝脏的作用 苍术水煎剂能明显促进正常肝脏蛋白质的合成。苍术及其所含苍术醇、苍术酮、β- 桉叶醇对肝损害有明显的保护作用。苍术素促进胆汁分泌。

6. 对神经系统的作用 β- 桉叶醇和苍术醇是镇痛的主要成分。β- 桉叶醇有降低骨骼肌乙酰胆碱受体敏感性的作用；对琥珀胆碱引起的 N_2 受体持续的去极化有相乘作用。苍术醇对平滑肌以抗胆碱作用为主，兼有 Ca^{2+} 拮抗作用。茅苍术挥发油少量有镇静作用，同时使脊髓反射亢进；较大量则呈抑制作用，终致呼吸麻痹而死亡。此外，苍术挥发油还有抗惊厥作用。

7. 抗病原微生物 茅术醇是苍术抗病毒的有效成分，苍术提取物有一定的抑菌作用。

此外，苍术还具有抗炎、抗肿瘤的作用。苍术挥发油具有抗氧化的作用。苍术有清除动物体内免疫复合体及类促卵泡激素生成的激素作用。

【临床应用】

1. 胃下垂 苍术煎汤或开水浸泡服用，可治疗胃下垂。

2. 小儿疾患 苍术可治疗小儿腹泻、反复呼吸道感染、小儿生长性疼痛、佝偻病、小儿厌食症等。

3. 帕金森病等引发的颤证 苍术可治疗帕金森病等引发的颤证。

4. 糖尿病 苍术适合 2 型糖尿病的治疗。

5. 皮肤科疾病 苍术可治疗风疹、湿疹、外耳疮等皮肤科疾病。

6. 慢性乙型肝炎 苍术可治疗慢性乙型肝炎。

7. 冠心病 苍术可改善心肌缺血。

【不良反应】苍术挥发油有一定的毒性，应引起临床用药注意。

广 藿 香

唇形科植物广藿香的干燥地上部分。主要含挥发油约 1.5%，油中主要成分为广藿香醇和广藿香酮，尚含苯甲醛、丁香油酚、桂皮醛、广藿香吡啶等。

广藿香味辛，性微温。归脾、胃、肺经。具有芳香化浊、和中止呕、发表解暑的功效。主治湿浊中阻、脘痞呕吐、暑湿表证、湿温初起、发热倦怠、寒湿闭暑、鼻渊头痛等。

【药理作用】

1. 促进胃液分泌 本品所含挥发油能刺激胃黏膜,促进胃液分泌,增强消化能力。

2. 抗病原微生物 广藿香水煎液对钩端螺旋体有抑制作用,高浓度有杀死钩端螺旋体的作用。体外试验表明,广藿香的水煎液、乙醚浸出液及乙醇浸出液对许兰毛癣菌、趾间及足跖毛癣菌等多种致病性真菌有抑制作用。醚或醇浸出液比煎液的抗菌力强。广藿香中黄酮类物质有抗病毒作用。

3. 调节胃肠运动功能 广藿香对胃肠平滑肌呈双向调节作用,可能与机体功能状态、剂量大小及所含不同化学成分有关。

【临床应用】广藿香可用于治疗急性胃肠炎。广藿香煎汤,漱口可治疗口臭。

> **点滴积累**
>
> 1. 厚朴、苍术、广藿香都具有抗病原微生物和胃肠调节作用,在临床上常用于急性胃肠炎或细菌性痢疾的治疗。其中厚朴对胃肠道表现为双向调节作用,即低浓度时对离体肠管有兴奋作用,高浓度则转为抑制。
> 2. 厚朴还具有抗过敏、中枢抑制、肌肉松弛和抗龋齿作用。
> 3. 苍术还具有镇静、镇痛、降血糖、抗心律失常、利尿、保肝利胆作用。

第三节 经方与制剂

藿香正气散

【处方组成】大腹皮,白芷,紫苏,茯苓,半夏曲,白术,陈皮,厚朴,苦桔梗,广藿香,甘草。

【功能与主治】解表化湿,理气和中。用于外感风寒,内伤湿滞证。恶寒发热、头痛、胸膈满闷、脘腹疼痛、恶心呕吐、肠鸣泄泻、舌苔白腻,以及山岚瘴疟等。

【药理作用】主要具有抑制胃酸分泌、解除胃肠平滑肌痉挛等作用。

1. 解痉 对组胺、乙酰胆碱、氯化钡等引起的回肠痉挛性收缩有解痉作用;但对胆囊、膀胱平滑肌的收缩不产生影响。也可对抗垂体后叶素引起的子宫收缩。

2. 镇痛 对醋酸刺激肠系膜诱发的内脏躯体反射性疼痛有镇痛作用。

3. 抗菌 广藿香所含挥发油具有很强的抗菌作用。广藿香酮对金黄色葡萄球菌、铜绿假单胞菌、大肠埃希菌、痢疾志贺菌等8种致病菌有抑制作用。厚朴抗菌作用谱广。紫苏的挥发油具有消毒、防腐作用。

此外,还有镇吐、增加胃肠道的吸收功能及增强细胞免疫功能等作用。

【临床应用】

1. 藿香正气散主治外感风寒,内伤湿滞证。临床应用以恶寒发热、上吐下泻、舌苔白腻为辨证要点。

2. 本方常用于急性胃肠炎或四时感冒属湿滞脾胃,外感风寒者。

保 济 丸

【处方组成】钩藤,菊花,蒺藜,厚朴,木香,苍术,天花粉,广藿香,葛根,化橘红,白芷,薏苡仁,稻芽,薄荷,茯苓,广东神曲。

【功能与主治】解表,祛湿,和中。用于暑湿感冒,症见发热头痛、腹痛腹泻、恶心呕吐、肠胃不适;亦可用于晕车晕船。

【药理作用】

1. 调节胃肠运动 保济丸对胃肠运动具有双向调节作用。

2. 抗菌作用 保济丸对乙型溶血性链球菌等8种细菌均有不同程度的抑制作用。

3. 抗炎镇痛 保济丸对二甲苯引起的小鼠耳郭肿胀、耳毛细管通透性增加和醋酸引起的小鼠扭体反应有抑制作用,表明具有明显的抗炎和镇痛作用。

【临床应用】临床用于治疗急性胃肠疾病、消化不良等属暑湿型感冒者。

点滴积累

1. 含有芳香化湿药的中成药在临床上主要用于胃肠功能不调。
2. 目前利用现代技术对藿香正气复方进行了剂型改良,减弱了不良反应,增强了疗效,在临床上可根据实际需要选用不同剂型。

目标检测

ER 9-2
第九章
自测题

ER 9-3
第九章
思维导图

简答题

1. 举例说明厚朴对胃肠运动的影响与剂量有关。
2. 简述芳香化湿药的主要药理作用。

(刘一文)

第十章　利水渗湿药

ER 10-1

第十章
利水渗湿药
（课件）

学习目标

1. **掌握**　掌握利水渗湿药的主要药理作用。茯苓、泽泻、茵陈的药理作用、临床应用和注意事项。
2. **熟悉**　猪苓、车前子的药理作用与临床应用。
3. **了解**　五苓散、茵栀黄口服液的药理作用与临床应用。

导学情景

情景描述：

《金匮要略》中提及"血不利则为水"。有气虚血瘀证的患者,血液中的津液溢出脉管,就变为病理状态的水,就可能出现水肿。水肿对机体会产生多种不利影响,如肺水肿可引起呼吸功能障碍,喉头水肿可致气道阻塞。

学前导语：

中医所述水湿是津液停聚日久所引起的一切病理性液体,临床上多用利水渗湿药进行治疗。本章将带领同学们学习利水渗湿药的相关药理学知识,使大家理解利水渗湿药治疗湿邪证的机制。

第一节　概述

凡能渗利水湿、通利小便,治疗水湿内停证的药物统称利水渗湿药。水湿是指机体津液停聚所形成的一切病理性液体。根据液体性状及停聚部位不同,可分为痰、饮、水三类。其中,痰多黏稠,随气而行,遍及全身,无处不到;饮多稀薄,常留于胸腹及胃肠之中;水则常常流溢于四肢及肌肤之间。水湿停滞于体内可引起各个系统发生各种病理变化,其临床表现复杂多样,病变范围较广,几乎可累及身体各系统,如支气管哮喘、胸膜炎、肝病腹水及心、肾疾患所致的浮肿等均属于水湿内停所致的病证。

利水渗湿药味多甘淡,有利水消肿、利尿通淋、利湿退黄的作用。可用于治疗水肿、小便不利、泄泻、湿热黄疸等水湿内停证。据现代研究,这类药物主要有以下药理作用。

1. **利尿**　本类药物如茯苓、泽泻、金钱草、猪苓、车前子、萹蓄等大部分都具有不同程度的利尿作用。茯苓的利尿作用因动物而异,且茯苓与其他药物配伍后利尿作用更为显著,如五苓散等。萹蓄、金钱草、泽泻等药物的利尿作用与其所含的钾盐有关。影响利尿作用的因素较多,如药物的采收季节、给药途径、化学成分、临床配伍、实验动物的种类等。

2. 抗病原微生物　经动物体外抗菌试验证明,本类药物均有不同程度的抗菌作用。茵陈水提取物对金黄色葡萄球菌和大肠埃希菌都有抑制作用。泽泻对结核分枝杆菌、金黄色葡萄球菌及肺炎链球菌等有一定抑制作用。地肤子、萹蓄、木通及半边莲浸出液对某些真菌有抑制作用。

3. 保肝利胆　中医用茵陈治疗黄疸的动物实验证明,茵陈能增加胆汁的排泄,有明显的利胆和防治实验性肝炎作用。其他如猪苓、泽泻、玉米须、金钱草等也具有一定的保肝利胆作用。

4. 抗肿瘤、增强免疫功能　茯苓多糖能抑制肿瘤细胞的增生及转移,亦能增强免疫功能,提高实验动物腹腔巨噬细胞的吞噬功能。猪苓多糖可使正常人 T 淋巴细胞转化率显著增加,促进抗体的生成,有抗肿瘤的作用。

常用利水渗湿药的主要药理作用见表 10-1。

表 10-1　利水渗湿药主要药理作用概括表

分类	药物	利尿	利胆	保肝	抗病原微生物	其他
利水消肿药	茯苓	+		+	+	增强免疫、抗肿瘤、降血糖
	猪苓	+		+	+	增强免疫、抗肿瘤、抗辐射
	玉米须	+	+			降血糖
	泽泻	+		+	+	降血脂、降血糖、抗炎
	半边莲	+	+		+	抗蛇毒
利尿通淋药	车前子	+			+	降血脂、降血压、抗炎、抗溃疡
	木通	+	+	+		抗肿瘤、强心
	萹蓄	+	+	+	+	增强子宫张力、止血
	瞿麦	+	+			兴奋子宫、肠管
	石韦	+			+	止咳祛痰、平喘
利湿退黄药	金钱草	+	+		+	抗心肌缺血、抗炎
	茵陈	+	+	+		降血脂、降血糖、降血压、解热、抗炎
	垂盆草			+	+	抑制免疫

点滴积累

1. 利水渗湿药的主要药理作用有利尿、抗病原微生物、保肝利胆、抗肿瘤、增强免疫功能等。
2. 利水渗湿药味多甘淡,可促使患者汗出,使外邪从汗而解,表证得以解除。

第二节　常用中药

茯　苓

多孔菌科真菌茯苓的干燥菌核。主含的 β- 茯苓聚糖,约占干重的 93%,此外尚含三萜类化合物及甾醇、卵磷脂、蛋白酶、钾盐等化学成分。

茯苓味甘、淡,性平。归心、肺、脾、肾经。具有利水渗湿、健脾宁心的功效。用于水肿尿少,痰饮眩悸,脾虚食少,便溏泄泻,心神不安,惊悸失眠。

【药理作用】

1. 利尿　茯苓有利尿作用,能增加尿中钾、钠、氯等电解质的排出。但利尿作用与动物种属、制剂、试验条件、给药途径等有关。茯苓对健康人利尿作用不明显,但对心源性和肾性水肿患者利尿作用显著。茯苓利尿的有效成分为茯苓素,有拮抗醛固酮的作用,可提高尿中 Na^+ 与 K^+ 比值;另外,茯苓素对钠泵的激活可促进机体的水盐代谢功能,从而产生较强的利尿作用。

2. 免疫调节　茯苓多糖有明显增强机体免疫功能的作用,作用机制可能与其诱导产生 IL-2 有关。茯苓多糖能增强实验动物腹腔巨噬细胞的吞噬功能,使免疫器官胸腺、淋巴结、脾脏的重量增加;并可对抗可的松引起的巨噬细胞功能抑制作用;还能减轻 ^{60}Co 照射引起的小鼠末梢白细胞减少症;茯苓煎剂能增强细胞免疫功能,使玫瑰花结形成率及淋巴细胞转化率显著上升。

3. 抗肿瘤　茯苓多糖、茯苓素是茯苓抗肿瘤的主要活性成分。茯苓多糖对小鼠肉瘤 S180 细胞、人白血病 K562 细胞体外的增殖均有强烈抑制作用;能抑制小鼠移植性肿瘤;抑制肿瘤的生长,使荷瘤小鼠生存时间延长。茯苓素对体外小鼠白血病 L1210 细胞的 DNA 有明显的不可逆作用;对艾氏腹水癌有显著的抑制作用。茯苓抗肿瘤作用机制一方面是通过增强机体免疫功能,激活免疫监视系统而抑制肿瘤细胞的增殖和杀伤肿瘤细胞;另一方面是抑制细胞 DNA 的合成,与肿瘤细胞膜上核苷转运蛋白结合,抑制核苷转运。

此外,茯苓还有镇静安神、保肝、抑菌、抗炎、抗病毒、抗衰老、预防结石等药理作用。

【临床应用】

1. 水肿、小便不利　配伍泽泻、猪苓加强利尿作用。

2. 消化不良　茯苓可治疗消化不良如婴幼儿腹泻。

3. 精神分裂症　茯苓对精神分裂症的焦虑、抑郁等症状有效。

4. 肿瘤　茯苓临床用于治疗鼻咽癌、胃癌、肝癌等取得了良好效果。

【不良反应】偶见过敏反应,表现为皮肤红肿、丘疹、风团、支气管哮喘,有时可见腹痛等。

ER 10-2

茯苓酸
(拓展阅读)

泽　泻

泽泻科植物东方泽泻或泽泻的干燥块茎。主含三萜类、倍半萜类、多糖等化合物。

泽泻味甘、淡,性寒。归肾、膀胱经。具有利水渗湿、泄热、化浊降脂的功效。用于小便不利、水肿胀满、泄泻尿少、痰饮眩晕、热淋涩痛、高脂血症等。

【药理作用】

1. 利尿　泽泻对人和实验动物均有利尿作用。其利尿作用的强弱与泽泻采集季节、炮制方法、给药途径等有关。如冬季产的泽泻利尿作用最强,春季产的则稍差。除盐泽泻外,其他炮制品都有利尿作用。其作用机制主要是抑制钠的重吸收,增加血浆心钠素(ANF)的含量,排钠利尿。

2. 降血脂、抗动脉粥样硬化　泽泻提取物对实验性高胆固醇血症家兔有防治作用,能明显降低血清 TC、TG 和 LDL-C,升高血清 HDL-C,预防和抑制血管内膜斑块的生成,从而抑制或减轻动脉粥样硬化的发生、发展。

3. 抗脂肪肝 泽泻的提取物对各种原因引起的动物脂肪肝均有良好的治疗效果。可保护因四氯化碳中毒引起的小鼠急性肝损害,可减少肝内脂肪量,并能改善肝功能。

此外,泽泻提取物有轻度持久的降血压作用;对结核分枝杆菌、金黄色葡萄球菌及肺炎链球菌等有一定的抑制作用。

【临床应用】

1. 高脂血症 不同的泽泻制剂均能降低患者血清总胆固醇和甘油三酯的含量。

2. 眩晕病(梅尼埃病) 单味泽泻、泽泻汤可治疗眩晕。

3. 肥胖症 泽泻配伍番泻叶、山楂、决明子等可治疗肥胖症。

【不良反应】用量过大或使用时间过长时,可引起食欲下降,甚至出现恶心、呕吐、腹痛等消化道不适症状。

茵　陈

菊科多年生草本植物滨蒿或茵陈蒿的干燥地上部分。含香豆素类、黄酮类及挥发油等成分。

茵陈味苦、辛,性微寒。归脾、胃、肝、胆经。具有清湿热、退黄疸的功效。用于黄疸尿少、湿温暑湿、湿疮瘙痒等症。

【药理作用】

1. 保肝利胆 茵陈煎剂可保护肝细胞膜的完整性,能防止肝细胞变性坏死,并可促进肝细胞修复再生及改善肝脏微循环,有明显的保肝降酶作用。茵陈还有显著的利胆作用,能松弛胆道括约肌、加速胆汁排泄。茵陈煎剂、水提取物、醇提取物等均有促胆汁分泌和排泄的作用,并能增加胆酸、胆红素的排泄量。

2. 抗病原微生物 茵陈煎剂在体外对多种细菌有明显的抑制作用,如金黄色葡萄球菌、痢疾志贺菌、溶血性链球菌、肺炎链球菌等。对流感病毒、肝炎病毒、钩端螺旋体也有一定的抑制作用。茵陈挥发油在试管内能抑制杀灭某些皮肤真菌,其抗真菌的有效成分为茵陈二炔酮。

3. 解热镇痛消炎 茵陈浸剂有解热作用,对正常小鼠体温有明显降温作用。此外,茵陈中所含的香豆素类化合物还有镇痛、消炎作用。

4. 对心血管系统的作用 茵陈中香豆素类化合物有扩血管、降血脂、抗凝血等作用。茵陈煎剂能使血脂下降,内脏和血管壁的脂肪沉积减少,动脉壁粥样硬化程度减轻。

此外,茵陈煎剂有抑杀小鼠艾氏腹水癌细胞作用,茵陈的水浸液有利尿作用。

【临床应用】

1. 肝胆疾病 茵陈对各种类型的黄疸、急性传染性肝炎、新生儿高胆红素血症等均有一定疗效。

2. 心血管系统疾病 可用于防治冠心病、高脂血症。

3. 胆石症 临床用其配伍大黄、金钱草治疗胆道结石和胆汁引流不畅,疗效显著。

猪　苓

多孔菌科真菌猪苓的干燥菌核。含有猪苓多糖、猪苓酸 A、猪苓酸 C、麦角甾醇、生物素、蛋白质等化学成分。

猪苓味甘、淡,性平。归肾、膀胱经。具有利水渗湿的功效。用于小便不利,水肿,泄泻,淋浊,带下。

【药理作用】

1. **利尿**　猪苓煎剂静脉或肌内注射,对正常犬具有比较明显的利尿作用,并能促进尿中 Na^+、K^+、Cl^- 等电解质的排出。其利尿作用机制与抑制肾小管对水和电解质的重吸收有关。

2. **增强免疫功能**　猪苓多糖是提高机体免疫功能的主要成分,可通过提高巨噬细胞的免疫功能,增加 T 细胞的转化率、增强 B 淋巴细胞转化为浆细胞的能力,诱导树状细胞功能成熟,调控脐血造血干细胞的扩增与移植等多途径、多靶点,发挥免疫调节作用。

3. **抗肿瘤**　猪苓多糖为猪苓抗肿瘤的活性成分,具有抑制肿瘤生长和增强荷瘤动物及肿瘤患者免疫功能的作用。猪苓多糖注射液可缓解 S180 肿瘤细胞培养上清的免疫抑制作用,下调肿瘤细胞 S180 合成或分泌免疫抑制物质,发挥抗肿瘤作用。其抑制肿瘤的作用机制可能与抑制肿瘤细胞的 DNA 合成、激活瘤细胞 TNF-α 表达及增强机体免疫功能有关。

4. **保肝**　猪苓多糖治疗慢性乙型肝炎疗效较显著,可有效抑制乙型肝炎病毒复制,提高 HBeAg 和 HBV-DNA 阴转率、抗 HBe 阳转率,改善肝功能。

此外,猪苓还具有抗菌、抗诱变、抗辐射等多种药理作用。

【临床应用】

1. **病毒性肝炎**　目前临床常以猪苓多糖注射液合并乙肝疫苗治疗慢性病毒性肝炎,疗效较好;或与卡介苗、干扰素合用,治疗丙型肝炎。

2. **银屑病**　临床常以猪苓多糖注射液治疗寻常型银屑病,疗效显著。

3. **恶性肿瘤**　猪苓多糖配合化疗、放疗,用于治疗肺癌、食管癌等,能改善症状,减轻化疗、放疗引起的副作用,增强化疗、放疗的效果。

【不良反应】服用过量可引起尿量过多,有口干、头晕、烦躁、皮肤瘙痒等症状。

车　前　子

车前科植物车前或平车前的干燥成熟种子。含有多糖类、苯乙醇苷类、环烯醚萜类、黄酮类、生物碱类,以及三萜类、甾醇类化合物等化学成分。

车前子味甘,性寒。归肝、肾、肺、小肠经。具有清热利尿通淋、渗湿止泻、明目、祛痰等功效。用于水肿胀满,热淋涩痛,暑湿泄泻,目赤肿痛,痰热咳嗽。

【药理作用】

1. **利尿**　车前子的提取物以 10g/kg 的剂量给予大鼠,能增加大鼠的排尿量和尿中 Na^+、K^+ 和 Ca^{2+} 的含量。动物实验表明,车前子能使水分、氯化钠、尿素及尿酸排出增多而有利尿作用。

2. **抗炎**　车前子的甲醇提取物具有抗炎活性。不同浓度的车前子多糖,能抑制二甲苯致小鼠耳郭肿胀、醋酸致小鼠毛细血管通透性的增加,减轻各期炎症的形成。

3. 抗菌 体外抑菌试验表明,车前子水浸剂对同心性毛癣菌、羊毛状小芽孢癣菌等有不同的抑制作用,且金黄色葡萄球菌对该水浸剂高度敏感。

4. 其他 车前子还有对心血管系统的作用以及抗衰老、降眼压和缓泻等作用。

【临床应用】

1. 泌尿系统结石 车前子和冬葵子配伍,清热利尿通淋而治泌尿系统结石。

2. 气管炎和支气管炎 车前子可镇咳、平喘和祛痰,治疗咳喘效果良好。

3. 痛风 单味车前子煎煮代茶饮,可治疗痛风,疗效佳。

4. 其他 可用于老年性高血压、充血性心力衰竭、小儿腹泻等,有不同程度的疗效。

【不良反应】偶见过敏反应。内伤疲倦、无湿热者或肾虚体寒者不宜服用车前子。

点滴积累

1. 利水渗湿药味多甘淡,均具有不同程度的利尿作用,但利尿机制各不相同,另外还具有抗病原微生物的作用。
2. 茯苓多糖和猪苓多糖分别是茯苓、猪苓抗肿瘤的活性成分,对恶性肿瘤的治疗效果显著。二者还能提高机体的免疫功能。
3. 猪苓、泽泻、茵陈等均有保肝作用,此外茵陈还具有明显的利胆作用。

第三节　经方与制剂

五苓散

【处方组成】猪苓,泽泻,白术,茯苓,肉桂。

【功能与主治】温阳化气、利湿行水。用于外有表证,内停水湿所致的头痛发热,烦渴欲饮,或水入即吐,小便不利以及痰饮所致脐下动悸、吐涎沫而头眩或短气而咳者。

【药理作用】

1. 保护肾功能 五苓散提取液可减轻多柔比星致肾脏病理损害,增加肾小球基底膜的阴离子位点,减少大分子蛋白的漏出,降低尿蛋白、血浆胆固醇、三酰甘油,提高血清总蛋白和白蛋白,与泼尼松联合用药有协同作用。

2. 抑制尿路结石生成 五苓散含药血清可增强正常家兔离体输尿管平滑肌的张力和活动力,该作用可被阿托品和酚妥拉明阻断。五苓散可增加钙、磷排泄,抑制草酸钙结晶在肾脏生成,减少草酸钙结晶在肾脏沉积。

3. 调节血压 五苓散提取液可降低肾性高血压大鼠血压,增加尿量,对电解质没有明显影响。五苓散基于网络药理学和分子对接研究,以其多成分、多靶点、多通路而降低血压。

4. 降血糖 五苓散可降低糖尿病大鼠血糖,通过下调糖基化终末产物及其受体以及核逆转录因子的表达,降低肾小球转化生长因子转化生长因子 β_1（TGF-β_1）的表达,减少细胞外基质过度沉积。

【临床应用】用于急慢性肾炎、慢性尿路感染、糖尿病神经源性膀胱尿道功能障碍及术后膀胱麻痹造成的尿潴留、尿崩症。还可用于水肿、泄泻等。

茵栀黄口服液

【处方组成】茵陈提取物,栀子提取物,黄芩提取物,金银花提取物。

【功能与主治】清热解毒,利湿退黄。用于湿热毒邪内蕴所致急性、迁延性、慢性肝炎和重症肝炎（Ⅰ型）。

【药理作用】保肝:茵栀黄口服液对 D-氨基半乳糖、四氯化碳引起的大、小鼠急性肝损伤有明显的保护作用,不仅明显降低血清 ALT 和 AST,而且对肝组织也有明显的保护作用,减轻肝脏损伤程度,对异硫氰酸 -1-萘酯所致小鼠血清高胆红素有明显降低作用。

【临床应用】常用于慢性乙型肝炎、高胆红素血症、新生儿黄疸、黄疸性肝炎等。

点滴积累

1. 五苓散温阳化气,利湿行水。可用于治疗急慢性肾炎、慢性尿路感染、尿潴留、水肿、泄泻等。
2. 茵栀黄口服液清热解毒,利湿退黄,保肝作用明显。主要用于治疗慢性乙型肝炎、新生儿黄疸。

目标检测

简答题

1. 试述茯苓、猪苓、泽泻利尿的作用特点及作用机制。
2. 简述泽泻降血脂、抗脂肪肝作用的表现。
3. 简述利水渗湿药的主要药理作用。
4. 简述茵陈保肝作用和作用机制。

（仇 凡）

第十一章 温里药

> **学习目标**
>
> 1. **掌握** 温里药的主要药理作用。附子、肉桂、干姜的药理作用、药效物质基础与临床应用。
> 2. **熟悉** 吴茱萸的药理作用与临床应用。
> 3. **了解** 理中丸、香砂养胃丸的药理作用与临床应用。

> **导学情景**
>
> **情景描述：**
>
> 　　四逆汤，出自汉·张仲景《伤寒论》，以治四肢厥逆而得名，此乃少阴阴寒极盛，阳气衰微不能温养四末，充盈于脉所致。故方中以附子为君药，回阳救逆，温肾助阳；干姜为臣药，温中祛寒；炙甘草益气和中，为佐使药，组成回阳救逆之要方。随着历史的推进，历代医家在对张仲景原始组方继承的基础上，进行了药量的调整和药味的变化，形成了各种不同的"四逆汤"。例如通脉四逆汤，四逆汤中附子、干姜用量加倍；又如茯苓四逆汤，四逆汤加茯苓、人参。
>
> **学前导语：**
>
> 　　四逆汤，药简力专，大辛大热，使阳复厥回，四逆自温。方中附子与干姜相须为用，增强了温阳之功，体现了方剂配伍的原则。本章将带领同学们学习温里药的相关药理学知识，使大家了解其温里散寒治疗里寒证的机制。

第一节　概述

　　凡以温里祛寒为主要作用，治疗里寒证的药物，称为温里药。里寒证常见两方面病证，一是外寒内侵，脾胃阳气受困，水谷不消所出现的心腹胀满、脘腹冷痛、呕吐、泄泻等脏寒证，与现代医学中的消化道疾病相似。二是心肾阳虚，阴寒内生所致腰膝冷痛，畏寒肢冷，小便不利及四肢厥冷，呼吸微弱、脉微欲绝的"亡阳证"，与现代医学中的心功能不全、休克相似。温里药具有辛散温通、散寒、止痛、温肾回阳等功效，主要用于各种里寒证候。

　　温里药的主要药理作用归纳如下。

1. 对心血管系统的影响

　　（1）强心作用：温里药对心脏主要表现为正性肌力、正性频率和正性传导作用。附子及其制剂有强心作用,可增强心肌收缩力,使心率加快,增加心输出量和心肌耗氧量。姜的醇提取液有直接兴奋心脏的作用。

(2)抗心律失常:附子对缓慢型心律失常,能改善房室传导,恢复正常窦性心律;对窦房结功能低下患者,也有一定的改善作用。临床用于治疗缓慢型心律失常及各型休克均有较好疗效。干姜也有加快心率的作用。

(3)抗心肌缺血:附子、肉桂等能增加冠脉流量和脑血流量,降低血管阻力。对垂体后叶素引起的动物实验性急性心肌缺血有一定的保护作用。

(4)改善微循环:附子、肉桂、干姜等有扩张血管作用,能促进血液循环,使身体表面和末梢的毛细血管血流畅通,也能增加体内脏器血流量,服药后全身可产生温热感。

(5)抗休克:附子、肉桂、干姜等药物能升高动脉压,延长休克动物存活时间,提高存活概率。温里药抗休克的作用机制主要与其强心、扩张血管、改善微循环有关。

2. 对消化系统的影响

(1)对胃肠运动的影响:温里药多有增强胃肠功能、健胃祛风的作用。干姜、肉桂等药物性味辛热,含有挥发油,对胃肠道有缓和的刺激作用,能使肠管兴奋,胃肠蠕动增强,排出胃肠积气。另一方面,附子能抑制胃排空,干姜、肉桂能缓解胃肠痉挛性收缩。

(2)促消化:干姜的芳香辛辣成分能直接刺激口腔和胃黏膜,使胃液分泌增加,胃蛋白酶活性和唾液淀粉酶活性增加,有助于提高食欲和促进消化吸收。

(3)利胆、止吐:干姜、肉桂、高良姜等能促进胆汁分泌。干姜浸膏可抑制犬由硫酸铜所致的呕吐,吴茱萸、丁香亦有止吐作用。

3. 对肾上腺皮质系统功能的影响

附子、肉桂、干姜对垂体 - 肾上腺皮质系统有兴奋作用,可使肾上腺中的维生素 C、胆固醇含量减少,促进肾上腺皮质激素的合成。

4. 对神经系统的影响

温里药能通过影响自主神经系统及内分泌功能,改善物质代谢,使产热增加。附子、肉桂、干姜等有不同程度的镇痛作用。

常用温里药的主要药理作用见表 11-1。

表 11-1 温里药的主要药理作用概括表

药物	强心	扩血管	抗休克	改善消化功能	镇吐	抗溃疡	抗炎镇痛	其他
附子	+	+	+	+		+	+	保护心肌、兴奋内分泌、调节代谢、抗血栓、增强免疫
肉桂	+	+		+		+	+	抗心肌缺血、抗菌、抗肿瘤、抗血栓、降血糖、降血压、降尿酸
干姜	+			+	+	+	+	抗心肌缺血、保肝利胆、抗过敏、镇咳、平喘、抗菌、解热镇痛、增强免疫
吴茱萸				+	+	+	+	抗菌、抗肿瘤、降血压、降血糖、保护中枢神经系统

第二节　常用中药

附　子

毛茛科植物乌头的子根的加工品。主要化学成分为二萜双酯类生物碱乌头碱、次乌头碱等。除生物碱外,尚含强心成分氯化甲基多巴胺及去甲猪毛菜碱等活性成分。

附子味辛、甘,性大热。有毒。归心、肾、脾经。具有回阳救逆、补火助阳、散寒止痛的功效。主治亡阳虚脱,肢冷脉微,心阳不足,胸痹心痛,虚寒吐泻,脘腹冷痛,肾阳虚衰,阳痿宫冷,阴寒水肿,阳虚外感,寒湿痹痛。

【药理作用】

1. **强心**　附子强心的主要成分是去甲乌药碱,氯化甲基多巴胺及去甲猪毛菜碱也有强心作用。其正性肌力作用显著,能使心肌收缩力增强,心率加快,心输出量增加,心肌耗氧量增加。尤其在心脏功能不全时强心作用更为显著。研究发现,去甲乌药碱的强心作用可被 β 受体拮抗剂普萘洛尔拮抗,表明其强心作用与兴奋 β 受体有关。

2. **抗心律失常**　附子有增加心率、抗缓慢型心律失常的作用。去甲乌药碱对实验性家兔窦房结病变有一定的治疗作用,可使大部分模型动物恢复窦性心律,ST-T 波恢复正常。附子剂量过大,可导致心律失常,应引起注意。

3. **改善循环**　附子有舒张血管、增加血流量、降低血管阻力、改善血液循环的作用。附子注射液或去甲乌药碱静脉注射后,可使心输出量、心肌耗氧量增加,冠状动脉、脑动脉、股动脉血流量明显增加,血管阻力降低。

附子中所含的成分既有升血压又有降血压作用,研究证明,降血压的有效成分主要是去甲乌药碱,有兴奋 β 受体和阻断 α 受体的双重作用。升血压的有效成分是氯化甲基多巴胺和去甲猪毛菜碱,氯化甲基多巴胺为 α 受体激动剂,去甲猪毛菜碱对 β 受体和 α 受体均有兴奋作用。

4. **抗心肌缺血**　附子抗心肌缺血作用与去甲乌药碱扩张血管、增加心肌血氧供应有关。附子水煎剂能对抗应激状态下引起的心肌损伤,对心肌有保护作用。

5. **抗休克**　附子及其复方制剂如参附汤、四逆汤等对各种休克均有明显保护作用,能提高休克动物的平均动脉压,延长其存活时间及增加其存活概率。附子抗休克作用与其强心的有效成分有关,能兴奋心脏,加快心率,升高血压。所以,附子回阳救逆功效主要以强心、抗休克作用为基础。

6. 对消化系统的作用　附子煎剂有拟胆碱样、拟组胺样、抗肾上腺素样的作用,可抑制胃排空,兴奋离体空肠自发性收缩活动。附子能明显对抗番泻叶引起的小鼠腹泻。附子水煎剂还能抑制实验动物胃溃疡的形成。

7. 抗炎、镇痛　附子热水提取物对多种急性炎症模型有明显抑制作用。附子是通过兴奋下丘脑 - 垂体 - 肾上腺皮质系统发挥其抗炎作用的。此外,附子可能还具有皮质激素样作用。

生附子具有显著的镇痛作用。乌头碱是附子镇痛作用的有效成分。

此外,附子还有增强免疫、抗血栓形成、局麻镇静、调节血糖、抗肿瘤、保护神经损伤、抗抑郁及提高认知等作用。

【临床应用】

1. 休克　常配人参(参附汤)或干姜、甘草(四逆汤)等治疗各种休克。

2. 病态窦房结综合征　附子可治疗病态窦房结综合征。

3. 其他　附子可治疗风湿性关节炎、关节痛、腰腿痛、偏头痛、神经痛等。

【不良反应】附子的毒性成分主要是乌头碱类生物碱,人的致死量为 2~4mg。主要表现为神经系统、循环系统、消化系统的中毒症状,如口舌发麻、恶心、呕吐、腹痛腹泻;瞳孔散大、视力下降、呼吸困难等。乌头碱类对心脏毒性大,主要可引起各种心律失常。

知识链接

附子中毒的防治

入汤剂应先煎 30~60 分钟,以降低毒性。早期发现应催吐、洗胃、导泻、利尿或高位灌肠,并补液和注射阿托品;中毒抢救时,可用大剂量利多卡因、普鲁卡因等。

肉　桂

樟科植物肉桂的干燥树皮。含挥发油 1.98%~2.06%,其主要成分为桂皮醛、桂皮酸、醋酸桂皮酯、肉桂醇等。此外,含有多糖类、倍半萜类、糖苷类、黄酮类、鞣质及黏液质等化学成分。

肉桂味辛、甘,性大热,归脾、肾、心、肝经。具有补火助阳、引火归原、散寒止痛、温通经脉的功效。主治阳痿宫冷,腰膝冷痛,肾虚作喘,虚阳上浮,眩晕目赤,心腹冷痛,虚寒吐泻,寒疝腹痛,痛经经闭。

【药理作用】

1. 对心血管系统的作用

(1)强心:桂皮醛能使离体心脏的收缩力增强,心率加快。作用机制是其能促进交感神经末梢释放儿茶酚胺。

(2)对血管和血压的影响:肉桂水煎液对外周血管有扩张作用,可使冠状动脉和脑血流量增加、血管阻力降低和血压下降。

(3)改善心肌血液供应:肉桂煎剂对心肌缺血有保护作用;肉桂制剂能提高舒张压,相应增高冠状动脉及脑动脉灌注压,促进心肌及胸部侧支循环开放,从而改变心肌血液供应,对心肌损伤有保护作用。

2. 对消化系统的作用

(1)抗溃疡:肉桂提取物和肉桂苷对实验性胃溃疡有抑制作用。

(2)健胃:桂皮油有芳香性健胃作用,能刺激嗅觉,对胃肠也有缓和的刺激作用,能促进唾液和胃液的分泌,促进胃肠蠕动,有助于排出消化道积气,并能缓解胃肠痉挛性疼痛。

3. 对血液系统的作用
肉桂提取物对血小板聚集有明显的抑制作用。体外试验显示肉桂水煎剂及水溶性甲醇部分还能延长大鼠血浆复钙时间,有较强的抗凝血作用。肉桂水煎剂体内试验则无抗凝作用。

4. 对中枢神经系统的作用
桂皮醛有明显的镇静作用。肉桂水煎液对疼痛有抑制作用。对小鼠正常体温及人工发热均有降温作用。

此外,肉桂还有抗肿瘤、抗菌、抗炎、抗氧化、抗酪氨酸酶、降血糖、降血脂、降尿酸等作用。

【临床应用】

1. 支气管哮喘、慢性支气管炎
肉桂粉及其制剂治疗支气管哮喘、慢性支气管炎有一定疗效。

2. 腰痛
肉桂粉口服治疗风湿、类风湿关节炎,腰肌劳损等引发的腰痛。

3. 面神经麻痹
采用肉桂粉外敷穴位,治疗面神经麻痹患者,有较好疗效。

【不良反应】临床上,肉桂的内服常用量为1~5g。常因超剂量服用或长期服常用量而产生中毒现象,表现为心中闷热、心悸气短、烦躁不安、面红、眼睑肿胀下垂、舌麻唇裂、烦渴、尿少便秘、舌红而干、脉数大等;亦有报道有接触性皮炎等不良反应。

干 姜

姜科植物姜的干燥根茎。含挥发油,油中主要成分为姜酮,其次为β-没药烯、α-姜黄烯、β-倍半水芹烯及姜醇、姜酚等。

干姜味辛,性热。归脾、胃、肾、心、肺经。具有温中散寒、回阳通脉、温肺化饮的功效。主治脘腹冷痛、呕吐泄泻、肢冷脉微、寒饮喘咳等。

【药理作用】

1. 对消化系统的作用

(1)促消化:干姜挥发油对消化道有轻度刺激作用,可使肠蠕动增强,从而促进消化功能。干姜还能促进唾液分泌,增强对淀粉的消化能力。

(2)抗溃疡:干姜浸剂能抑制胃液酸度和胃液分泌,有保护胃黏膜和抗溃疡的作用。

(3)止吐:姜酮及姜烯酮是干姜止吐的有效成分。犬灌服干姜浸膏能抑制硫酸铜的催吐作用。

(4)保肝、利胆:姜的辛辣成分对四氯化碳及半乳糖导致的肝损害均有抑制作用;丙酮提取液在十二指肠给药后,有很强的利胆作用。

2. 对心血管系统的作用

(1)强心:干姜的醇提取液能直接兴奋心脏,增强心肌收缩和舒张性能。强心成分为姜酚和姜

烯酮。干姜浸剂能增强离体心房自主运动。

(2)升血压:干姜可兴奋血管运动中枢而发挥升血压作用。

(3)扩张血管:干姜挥发油和辛辣成分能扩张血管。促进血液循环,抑制血小板聚集。

3. 对中枢神经系统的作用 干姜浸剂具有镇静作用,能延长环己巴比妥的睡眠时间。干姜的醚提取物和水提取物都有明显的镇痛作用。

此外,干姜还有解热、抗炎、抑菌、抗氧化、抗缺氧、抗肿瘤、增强免疫、抗晕动病等作用。

【临床应用】

1. 干姜可治疗胃及十二指肠溃疡、急慢性胃肠炎等。

2. 干姜可治疗晕动病、呕吐。

【不良反应】干姜药性辛热,过量食用,易出现胃脘灼热、腹痛、口干舌燥、口疮等不良反应,也有个别人对干姜有过敏反应,如皮疹、红肿、瘙痒等。

> **课 堂 活 动**
> 夏季由于过食寒凉之品,患者出现胃痛、呕吐等症状,可选用干姜治疗,请分析其发挥了什么药理作用。

吴 茱 萸

芸香科植物吴茱萸、石虎或疏毛吴茱萸的干燥近成熟果实。含挥发油,主要为吴茱萸烯、罗勒烯、吴茱萸内酯、吴茱萸内酯醇。尚含生物碱,有吴茱萸碱、吴茱萸次碱、吴茱萸新碱、羟基吴茱萸碱等,从吴茱萸生药中尚分离出去甲乌药碱。亦含柠檬苦素、吴茱萸苦素、吴茱萸苦素乙酯、黄柏酮,以及甾体化合物、脂肪酸类化合物。

吴茱萸味辛、苦,性热,有小毒。归肝、脾、胃、肾经。具有散寒止痛、降逆止呕、助阳止泻的功效。主治厥阴头痛,寒疝腹痛,寒湿脚气,经行腹痛,脘腹胀痛,呕吐吞酸,五更泄泻。

【药理作用】

1. 对中枢神经系统的作用 主要为镇痛作用,其镇痛成分为吴茱萸碱、吴茱萸次碱、异吴茱萸碱及吴茱萸内酯。口服吴茱萸有镇吐作用,与生姜同服,镇吐作用可被加强。

2. 对心血管系统的作用 吴茱萸醇 - 水提取物静脉注射,通过兴奋 α 受体和 β 受体有升血压效应。吴茱萸煎剂、颗粒和蒸馏液,静脉注射和灌胃均有显著降血压作用,其降血压作用与兴奋 β 受体有关。

3. 对消化系统的作用 吴茱萸的甲醇提取物,有抗大鼠水浸应激性溃疡的作用;水煎剂还具有抗盐酸性胃溃疡和吲哚美辛加乙醇性胃溃疡作用,对水浸应激性和结扎幽门性溃疡有抑制形成的倾向。吴茱萸对离体小肠活动有双向作用,低浓度时兴奋,高浓度时抑制自发收缩活动,既能拮抗烟碱、毒扁豆碱、乙酰胆碱、组胺、氯化钡、酚妥拉明、利血平对离体小肠的兴奋作用,亦能对抗六烃季铵、阿托品和肾上腺素对离体小肠的抑制作用,但不能拮抗苯海拉明、罂粟碱、维拉帕米、美沙酮对离体兔小肠的抑制作用。这表明吴茱萸兴奋肠管作用与直接兴奋 β 受体有关。

4. 对子宫平滑肌的作用 吴茱萸中的拟交感成分对羟福林有松弛离体子宫的作用,除去拟交感成分的残存液则兴奋大鼠子宫并可对抗对羟福林的松弛作用。其兴奋子宫的成分为去氢吴茱萸碱、吴茱萸次碱和芸香胺。去氢吴茱萸碱可能为 5- 羟色胺受体激动剂,其兴奋子宫作用能被二甲基麦角新碱阻断,而不能被阿托品阻断。

5. 其他 吴茱萸煎剂对霍乱弧菌有较强的抑制作用;对多种皮肤真菌均有不同程度的抑制作用。吴茱萸煎剂有利尿作用,利尿成分为吴茱萸碱和吴茱萸次碱。此外,吴茱萸还有抗肿瘤、降血糖、降血脂、抗炎等作用。

【临床应用】

1. 高血压 将吴茱萸研末,每次取 30~50g,用醋调敷两足心。

2. 消化不良 对胃肠功能紊乱所致的腹泻效果较好,对细菌感染所致的腹泻,配合应用抗生素可产生协同作用。

3. 其他 吴茱萸外用可治疗湿疹、神经性皮炎等皮肤病及口腔溃疡。

【不良反应】临床上,吴茱萸的内服常用量为 2~5g。常因内服未制透的吴茱萸或生品吴茱萸,或因超剂量服用而产生中毒现象,其表现多为肝毒性。也有报道患者服含吴茱萸汤剂出现剧烈腹痛、头痛、晕厥、呕吐、视物不清、错觉、胸闷等症状。

点滴积累

1. 附子的药理作用有强心、抗心律失常、改善循环、抗心肌缺血、抗休克、抗溃疡、抗炎、镇痛等。
2. 肉桂的药理作用有强心、降血压、抗心肌缺血、抗溃疡、健胃、抗凝血、抗炎及抗菌等。
3. 干姜的药理作用有促消化、抗溃疡、止吐、保肝、利胆、强心、升血压、扩张血管、镇静及抗炎等。
4. 吴茱萸的药理作用有镇痛、镇吐、降血压、抗溃疡、兴奋子宫平滑肌、抑菌及利尿等。

第三节　经方与制剂

理 中 丸

【处方组成】党参,土白术,炙甘草,炮姜。

【功能与主治】温中祛寒,健胃。用于脾胃虚寒,呕吐泄泻,胸满腹痛,消化不良。

【药理作用】

1. 抗溃疡 理中丸对寒证胃溃疡模型具有明显的防治作用。

2. 改善胃肠运动 理中丸可以改善利血平脾虚大鼠肠道病理及超微结构,降低血清中胃泌素的含量,调节机体消化功能。

3. 提高中枢神经系统兴奋性 理中丸可以通过升高血管活性肽(VIP),降低 P 物质(SP),对利血平所致脾虚大鼠的神经内分泌网络有一定的调节作用。

4. 提高免疫功能 理中丸可以通过升高脾 T 淋巴细胞增殖功能,升高血清中细胞因子(IFN-γ)、肿瘤坏死因子(TNF-α)、IL-1 的含量,降低 IL-6 的含量;升高外周血中 CD4/CD8 T 淋巴细胞比值,对利血平脾虚大鼠大体免疫功能有一定的调节作用;理中丸可以通过增加空肠内转化生长因子(TGF-β)表达,降低 TNF-α 表达,对利血平脾虚大鼠黏膜免疫功能有一定的调节作用。

【临床应用】

1. 用于急慢性胃肠炎、胃及十二指肠溃疡、胃痉挛、胃下垂、胃扩张、慢性结肠炎等属脾胃虚寒者。

2. 治疗脾胃虚寒之胃痛,以脘腹冷痛、喜温喜按、呕吐泄泻、排泄物清稀无味、手足不温为辨证要点。

香砂养胃丸

【处方组成】木香,砂仁,白术,陈皮,茯苓,半夏(制),香附(醋制),枳实(炒),豆蔻(去壳),厚朴(姜制),广藿香,甘草,生姜,大枣。

【功能与主治】温中和胃。主治胃阳不足、湿阻气滞所致的胃痛、痞满,症见胃痛隐隐、脘闷不舒、呕吐酸水、嘈杂不适、不思饮食、四肢倦怠。

【药理作用】

1. **调节消化液分泌的功能** 香砂养胃丸可使胃液分泌量减少,pH 显著上升,而对胃液的黏度和胃蛋白酶活性无显著影响。

2. **对胃肠道平滑肌的影响** 香砂养胃丸可促进小鼠的小肠运动。香砂养胃丸对家兔离体十二指肠自发活动均呈抑制性作用。

3. **抗溃疡** 香砂养胃丸可显著降低水杨酸性胃溃疡及幽门结扎性溃疡的溃疡面积及溃疡指数,对水杨酸性胃溃疡大鼠及幽门结扎性溃疡大鼠有明显的保护作用。

4. **抑菌** 香砂养胃丸中厚朴对大肠埃希菌、金黄色葡萄球菌、沙门菌具有显著的抑制作用。

5. **利胆** 香砂养胃丸可增加胆汁的分泌,松弛奥迪括约肌,并降低胆囊的压力。

【临床应用】

1. **消化系统疾病** 如急慢性胃炎,慢性萎缩性胃炎,消化性溃疡,老年性肠功能紊乱及胃神经官能症,胃大部分切除后的胃痛、呕吐、纳呆等。

2. **其他** 用于呼吸道感染等疾病的辅助治疗。

点滴积累

1. 理中丸的主要药理作用为抗溃疡、改善胃肠运动、提高中枢神经系统兴奋性、提高免疫功能、促进骨髓造血功能、提高基础代谢率等。

2. 香砂养胃丸的主要药理作用为调节消化液分泌、对胃肠道平滑肌具有良好的双向调节作用、抗溃疡、抑菌、利胆等。

目标检测

简答题

1. 简述温里药的主要药理作用。

2. 简述附子的主要药理作用及不良反应。

(姬洁莹)

ER 11-2

第十一章
自测题

ER 11-3

第十一章
思维导图

第十二章　理气药

ER 12-1

第十二章
理气药
（课件）

学习目标

1. **掌握**　理气药的主要药理作用。枳实、陈皮、木香、香附的药理作用、药效物质基础与临床应用。
2. **熟悉**　枳壳、青皮的药理作用与临床应用。
3. **了解**　气滞胃痛颗粒、木香顺气丸的药理作用与临床应用。

导学情景

情景描述：

　　枳实是传统理气药，出自《神农本草经》。枳壳最早见于南北朝时期的《雷公炮炙论》。枳实和枳壳药材来源及应用变迁极为复杂。唐代以前主流为枸橘，宋代后逐渐转变为柑橘属酸橙，亦有枸橘、青皮、香橼等入药。明代李时珍从药源考据，在《本草纲目》中将枳壳、枳实并归在"枳"条内记载，单列"枸橘"一条并明确其特征。《中华人民共和国药典》（现行版）中规定枳实为芸香科植物酸橙及其栽培变种或甜橙的干燥幼果。

学前导语：

　　从枳实的演变，我们可以看到在中医药几千年的发展历史中，其实践探索、效果检验和经验积累，是中医药传承创新的基础。本章将带领同学们学习理气药的药理作用、药效物质基础与临床应用。

第一节　概述

　　凡以疏畅气机、调整脏腑功能，主要治疗气滞、气逆证的药物，称为理气药。理气药性味多辛、苦、温而芳香，主归脾、胃、肝、胆、肺经，具有理气健脾、行气止痛、疏肝解郁、降逆平喘等功效，在临床上主要用于治疗气滞所致的脘腹胀痛、胁肋胀痛以及气逆所致的恶心呕吐、咳嗽气喘等证候。

　　《难经·八难》指出："气者，人之根本也，根绝则茎叶枯矣。"中医理论认为，气的升降出入运行全身是人体生命活动的根本。气运行于全身，贵在流通疏畅，如果人体某些脏腑或经络发生病变，使气的流通不畅，则出现气滞、气逆。气滞的临床表现以胀、闷、痛为主，而气逆则表现为恶心、呕吐、呃逆或喘息。由于气机阻滞部位的不同，临床证候也有不同表现，如脾胃气滞可见脘腹胀痛、嗳气泛酸、呕吐、便秘或腹泻；肝郁气滞则表现为胁肋疼痛、胸闷、食欲缺乏及乳房胀痛、月经不调；肺气壅滞可致胸闷咳喘等。这些症状在消化系统疾病(如胃肠疾病、胆道疾病)、呼吸系统疾病(如支气管哮喘、咳嗽)以及生殖系统疾病(妇女痛经、月经不调)中均可见到。现代研究证实理气药主要具有以下药理作用。

1. 对胃肠平滑肌的作用 理气药对胃肠运动可呈现抑制作用,也可表现兴奋作用,这与胃肠功能状态、药物剂量、药物配伍、动物种类、试验方法等有关,通过兴奋与抑制作用,可使失调的胃肠运动恢复正常。

(1)抑制胃肠运动:大多数理气药具有松弛胃肠平滑肌、解痉的作用。如陈皮、青皮、枳实、枳壳、乌药、厚朴、香附、木香等药物均可降低实验动物离体肠管的紧张性,抑制乙酰胆碱、组胺等引起的胃肠平滑肌痉挛性收缩。其中青皮、陈皮、枳实、枳壳的作用最强。理气药的解痉作用主要与阻断 M 型胆碱受体及对肠平滑肌的直接抑制作用有关,部分药物作用也与兴奋 α 受体有关。理气药所含的对羟福林和 N- 甲基酪胺为其解痉的主要有效成分。

(2)促进胃肠运动:部分理气药还能兴奋胃肠平滑肌,明显增强胃肠蠕动。枳实、枳壳、乌药能使在体胃肠平滑肌运动节律加快,收缩加强。理气药这种兴奋胃肠平滑肌的作用,有利于受抑制的肠运动得到恢复,增强蠕动,排出肠腔积气,是治疗脘腹胀满、胃下垂、食积不消的药理学基础。

2. 调节消化液分泌 理气药中的佛手、厚朴、木香、乌药、沉香等含有挥发油,气味芳香,对胃肠黏膜具有轻度刺激作用,口服后能增加消化液的分泌,提高消化酶的活性而发挥理气健脾、助消化的作用。但部分理气药如枳实、枳壳、陈皮、木香、厚朴等可降低病理性胃酸分泌过多,发挥抗溃疡作用。

3. 利胆 理气药如沉香、香附、木香、陈皮、青皮、枳壳等均能不同程度促进胆汁分泌,使胆汁流量明显增加。青皮、陈皮还能增加胆汁中胆酸盐的含量,沉香则能降低胆汁中胆固醇含量,防止胆固醇结石发生。理气药的利胆作用还与其收缩胆囊平滑肌和松弛胆道括约肌有关。

4. 松弛支气管平滑肌 木香、枳实、青皮、陈皮、佛手、甘松有松弛支气管平滑肌的作用。其作用机制与直接扩张支气管、抑制亢进的迷走神经、促进抗过敏介质释放及兴奋支气管平滑肌的 β 受体有关。另外,陈皮、青皮、香橼中所含挥发油有祛痰止咳作用。

5. 其他

(1)对心血管系统的作用:枳实、枳壳、青皮、陈皮均含有对羟福林,枳实、枳壳尚含有 N- 甲基酪胺,这些药物制成注射液均有明显的升血压效应,对心血管系统有显著的药理活性,能收缩血管、兴奋心脏,可用于治疗多种原因所致的休克,但在灌胃给药时均不出现以上作用。其作用机制与对羟福林直接兴奋 α 受体,N- 甲基酪胺可促进肾上腺素能神经末梢释放内源性儿茶酚胺,间接兴奋 α、β 受体,从而发挥升血压、强心、抗休克的作用有关。

(2)调节子宫平滑肌:枳实、枳壳、陈皮、木香等对子宫平滑肌有兴奋作用。香附、青皮、乌药则可使痉挛的子宫平滑肌松弛,并有微弱的雌激素样作用。

常见理气药的主要药理作用见表 12-1。

表 12-1 理气药的主要药理作用概括表

药物	调节胃肠平滑肌		调节消化液分泌	利胆	松弛支气管平滑肌	调节子宫平滑肌		其他
	抑制	兴奋				兴奋	抑制	
枳实	+	+	+	+	+	+		利尿、抗炎、抗溃疡、升血压、强心
枳壳	+	+	+	+	+	+	+	利尿、抗炎、抗溃疡、升血压、强心
陈皮	+	+	+	+	+	+	+	抗溃疡、助消化、祛痰、抗菌、升血压、强心
青皮	+			+	+			祛痰、抗菌、抗休克、升血压、强心
木香	+	+	+	+		+		抗溃疡、镇痛、抗菌
香附	+		+	+	+		+	抗炎、镇痛、解热、雌激素样作用
佛手	+	+	+	+	+	+		祛痰、中枢抑制
乌药	+	+	+		+			止血、抗菌、镇痛、消炎
甘松	+				+	+	+	祛痰、镇静、抗心律失常

点滴积累

1. 凡以疏畅气机、调整脏腑功能,主要治疗气滞、气逆证的药物,称为理气药。
2. 理气药的药理作用主要是对消化系统、呼吸系统、心血管系统等方面的作用。此外,理气药还具有调节子宫功能的作用,常被用于治疗妇科疾病。

第二节 常用中药

枳实与枳壳

枳实为芸香科植物酸橙及其栽培变种或甜橙的干燥幼果。枳壳为芸香科植物酸橙及其栽培变种的干燥未成熟果实。主要含有挥发油、生物碱、黄酮苷等成分。柠檬烯为挥发油的主要成分,生物碱类成分包括对羟福林、N-甲基酪胺,黄酮苷类主要成分有新橙皮苷,水解得橙皮苷和柚皮苷。

枳实与枳壳味苦、辛、酸,性微寒。归脾、胃经。枳实具有破气消积、化痰除痞之功效,主治积滞内停、食积便秘、痞满胀痛、泻痢后重、痰滞气阻、脏器下垂等症。枳壳具有理气宽中、行滞消胀之功效,主治食积不化、脘腹胀满、气滞胸闷等症。

【药理作用】

1. **调节胃肠平滑肌** 枳实与枳壳对胃肠平滑肌具有双向调节作用,既可兴奋胃肠平滑肌,使蠕动加快,又能降低胃肠平滑肌张力,呈现解痉作用。这种双重作用主要与机体功能状态、不同的动物种属和药物浓度有关。枳实与枳壳对在体胃肠平滑肌主要呈兴奋作用,对离体胃肠平滑肌主要呈抑制作用;在高浓度时抑制胃肠平滑肌,低浓度时则出现短时间抑制而后兴奋的作用。

2. 对子宫的作用 枳实与枳壳对在体子宫具有明显兴奋作用,使子宫的收缩节律加强,张力增加,甚至出现强直性收缩,这是临床治疗子宫脱垂的药理学基础,同时也证明了《本草备要》中记载的枳实"孕妇及气虚人忌用"的合理性。但对离体子宫则表现为抑制作用。

3. 对心血管系统的作用 静脉注射枳实或枳壳注射液可升高血压,对各种类型的休克患者有升血压作用,升血压作用迅速,持续时间较长,其升血压的有效成分是对羟福林和 *N*- 甲基酪胺。对羟福林是 α 受体激动剂,*N*- 甲基酪胺可促进内源性儿茶酚胺释放,间接兴奋 α 和 β 受体,其升血压作用主要是兴奋 α 受体。离体和整体试验表明,枳实注射液、对羟福林及 *N*- 甲基酪胺,均有强心、收缩血管、增加心输出量、改变心脏泵血功能的作用。

4. 其他

(1)利尿作用:枳实注射液或 *N*- 甲基酪胺能明显增加尿量,同时使血压升高,肾血管阻力也明显增高。

(2)抗炎作用:枳壳和枳实中所含的黄酮类成分橙皮苷、柚皮苷等有抗炎作用,抑制炎症早期渗出性炎症反应。

【临床应用】

1. 脏器下垂 胃下垂、子宫脱垂、脱肛等单用枳实、枳壳水煎服或配伍补中益气药使用,可缓解症状。

2. 术后麻痹性肠梗阻 枳实配大黄、厚朴等治疗腹部术后麻痹性肠梗阻有较好疗效。

【备注】多见于枳实、枳壳注射液。麻醉犬一次静脉注射剂量过大,可见暂时性异位节律及无尿。

陈　皮

芸香科植物橘及其栽培变种的干燥成熟果皮,又名橘皮。药材分为"陈皮"和"广陈皮"。含挥发油主要为柠檬烯、β- 松油烯、β- 月桂烯等;此外,还含有黄酮类成分橙皮苷、新橙皮苷,以及对羟福林、肌醇等成分。

陈皮味辛、苦,性温。归脾、肺经。具有理气健脾、燥湿化痰的功效,主治脾胃气滞之脘腹胀满、食少吐泻、咳嗽痰多等证。

【药理作用】

1. 对消化系统的作用

(1)调节胃肠平滑肌:对胃肠运动既能抑制,又可兴奋,其作用性质与消化道功能状态、药物剂量、试验方法等因素有关。通过兴奋或抑制,使失调的胃肠功能恢复正常。陈皮水煎剂能拮抗新斯的明引起的小鼠胃排空、小肠蠕动亢进,可加强阿托品、肾上腺素对小鼠胃排空的抑制作用。但大剂量时呈现相反作用,如陈皮 40g/kg 可促进小鼠胃排空和小肠推进作用,对阿托品所致的肠推进抑制有拮抗作用。

(2)对消化液分泌的影响:陈皮挥发油对胃肠道有温和的刺激作用,能促进大鼠正常胃液的分泌,有助于消化。甲基橙皮苷则能抑制病理性胃液分泌增多,有抑制实验性胃溃疡的作用。

(3)利胆:皮下注射甲基橙皮苷,可使麻醉大鼠胆汁及胆汁内固体物排出量增加;陈皮挥发油有溶解胆固醇结石的作用。表明陈皮具有一定的利胆、排石作用。

2. 对心血管系统的作用

(1)兴奋心脏:陈皮对心脏有兴奋作用,能增强心肌收缩力、扩张冠状动脉、升高血压、提高机体应激反应能力。

(2)对血管和血压的作用:陈皮注射液静脉注射后可使血压迅速上升,脉压增大,心输出量和收缩幅度增加,提高心脏指数,短暂增加外周血管阻力,从而达到抗休克作用。甲基橙皮苷注射液具有降血压作用,其降血压作用与直接扩张血管有关。

3. 祛痰、平喘 陈皮挥发油能松弛支气管平滑肌,水提取物及挥发油均能阻滞或解除氯化乙酰胆碱所致的支气管平滑肌收缩,且挥发油对豚鼠药物性哮喘有保护作用。陈皮挥发油中的有效成分柠檬烯具有刺激性祛痰作用。

4. 其他

(1)抗炎:橙皮苷及甲基橙皮苷能降低毛细血管的通透性,防止微血管出血。

(2)抗氧化:陈皮水提取液有明显的清除氧自由基及抗脂质过氧化的作用,橙皮苷具有强烈的清除活性氧的作用。

(3)松弛子宫平滑肌:陈皮及有效成分甲基橙皮苷对离体子宫有抑制作用,并对乙酰胆碱所致子宫肌痉挛有对抗作用。

此外,陈皮还有抗菌、抗肿瘤、抗血小板聚集、抗过敏、升高血糖等作用。

【临床应用】

1. 消化系统疾病 以陈皮为主的复方如异功散常用于治疗脾胃气滞或脾虚气滞证者的消化不良、急慢性胃肠炎等症状。

2. 湿痰咳嗽症 二陈汤用于治疗湿痰咳嗽症。

3. 乳腺炎 陈皮煎服治疗急性乳腺炎,可消肿止痛。

4. 休克 陈皮提取物或与人参配伍用于治疗休克。

【不良反应】少数患者服用陈皮可致过敏及便血。

考 证 要 点

据《中华人民共和国药典》(现行版)的规定,陈皮中水分不得超过13.0%(通则0832第四法)。高效液相色谱法(通则0512)测定陈皮干燥品,含橙皮苷($C_{28}H_{34}O_{15}$)不得少于3.5%。广陈皮,照高效液相色谱法(通则0512)测定干燥品,含橙皮苷($C_{28}H_{34}O_{15}$)不得少于2.0%;含川陈皮素($C_{21}H_{22}O_8$)和橘皮素($C_{20}H_{20}O_7$)的总量,不得少于0.42%。

青　皮

芸香科植物橘及其栽培变种的干燥幼果或未成熟果实的果皮。含有挥发油类成分,主要为柠檬烯、枸橼醛等;生物碱类成分主要为对羟福林;还有黄酮苷类,主要为橙皮苷、枸橼苷、柚皮苷等成分。

青皮味苦、辛,性温。归肝、胆、胃经。具有疏肝破气、消积化滞的功效。用于胸胁胀痛、疝气疼痛、乳癖、乳痈、食积气滞、脘腹胀痛等。

【药理作用】

1. 对胃肠平滑肌的作用　青皮与其他理气药相比,松弛胃肠平滑肌的作用最强。其解痉作用可能与阻断 M 受体,兴奋 α 受体及直接抑制胃肠平滑肌相关。

2. 利胆　青皮对胆囊的自发性收缩有明显的抑制作用,能增加胆汁流量,具有保肝作用。

3. 祛痰、平喘　青皮挥发油中的柠檬烯具有祛痰作用,青皮醇提取物有松弛气管平滑肌的作用,并能拮抗组胺引起的支气管痉挛性收缩,其药效与剂量呈正相关。

4. 对心血管系统的作用　青皮注射液有明显的升血压作用和正性肌力作用,静脉缓慢滴注时升血压作用维持时间较长,连续给药易产生快速耐受性,但停药后数小时即可恢复,其机制是兴奋 α 受体,主要成分为对羟福林。胃肠道给药无升血压作用。青皮注射液静脉注射,对多种动物实验性休克有预防和治疗效果。青皮注射液对蟾蜍在体心肌有明显的正性肌力作用。

【临床应用】

1. 休克　可用青皮注射液治疗感染性休克、过敏性休克、心源性休克等。

2. 心律失常　可用青皮注射液治疗阵发性心动过速,特点为疗效快、用量小、无明显副作用。

3. 慢性结肠炎　以青皮、陈皮、枳壳等组成的开郁导滞汤加减,对慢性结肠炎有很好的疗效。

4. 肝胆疾病　青皮配伍可治疗乙型肝炎、肝硬化腹水、胆囊炎、胆石症。

【不良反应】少数患者服用后产生过敏反应。

木　香

木香为菊科植物木香的干燥根。主要含有挥发油、木香碱、菊糖等。挥发油中的主要成分有木香内酯、木香烃内酯、二氢木香内酯、木香酸、木香醇等。

木香味辛、苦,性温。归脾、胃、大肠、三焦、胆经。木香具有行气止痛、健脾消食功效。主治脘腹胀痛、泻痢后重、食积不消、食少吐泻等。

【药理作用】

1. 调节胃肠运动　木香生物碱、挥发油能对抗乙酰胆碱、组胺与氯化钡所致胃肠平滑肌痉挛,表现为松弛作用;同时木香也能促进正常的胃排空及消化液分泌,这与木香刺激胃黏膜、升高内源性的胃动素有关。

2. 抗消化性溃疡　木香丙酮提取物、乙醇提取物能抑制盐酸、乙醇、氢氧化钠、氨水诱发的大鼠胃溃疡。

3. 促进胆囊收缩　木香煎剂口服有促进胆囊收缩的作用,能缩小空腹时的胆囊体积。

4. 对呼吸系统的作用　木香对支气管平滑肌具有解痉作用。木香提取物可对抗组胺、乙酰胆碱致气管、支气管痉挛性收缩,对麻醉犬呼吸有一定的抑制作用,其中挥发油作用较强。

5. 其他

(1)对心血管系统的作用:木香对心脏的作用因成分不同而异。木香挥发油及各内酯成分对离体蛙心、豚鼠与兔心脏有抑制作用,对在体猫心则呈现兴奋作用。小剂量的木香水提取液与醇提取液对在体蛙心与犬心具有兴奋作用,大剂量则为抑制。对血管离体研究表明去内酯挥发油、总内酯、12-甲氧基二氢木香内酯可使离体兔耳及大鼠后肢血管扩张。在体研究显示,木香多种成分如总内酯、去内酯挥发油、木香内酯、二氢木香内酯等静脉注射,可使麻醉犬血压中度降低,降血压作用较持久,其降血压作用部位主要在外周,与心脏抑制、扩张血管有关。

(2)抗菌:体外试验表明,木香挥发油可抑制链球菌、金黄色葡萄球菌及白色葡萄球菌的生长。对多种致病性皮肤真菌也有抑制作用。

(3)抑制血小板聚集:木香水溶性成分对兔血小板聚集有明显抑制作用,对已聚集的血小板也有一定的解聚作用。

【临床应用】以木香为主的复方如香砂六君丸可用于功能性消化不良属于脾虚气滞证者;香连丸用于治疗湿热泻痢、里急后重;木香挥发油可用于慢性肠炎、慢性萎缩性胃炎、小儿消化不良等引发的胃肠胀气。

【备注】临床应用中未见木香不良反应的报道。文献报道木香中的去氢木香内酯、木香醇和榄香醇可能具有肝毒性。木香挥发油对斑马鱼胚胎发育具有一定毒性,且胚胎发育越早,毒性越大。

ER 12-2

香连丸
(拓展阅读)

香　附

莎草科植物莎草的干燥根茎。含挥发油 0.3%~1.0%,其中主要为香附子烯Ⅰ和Ⅱ、α-香附酮、β-香附酮、香附子醇、异香附醇、柠檬烯等。此外,尚含有生物碱、黄酮类、三萜类成分等。

香附味辛、微苦、微甘,性平。归肝、脾、三焦经。具有行气解郁、调经止痛的功效。主治肝郁气滞,胸、胁、脘腹胀痛,胸脘痞闷,月经不调,经闭经痛,乳房胀痛,寒疝腹痛。

【药理作用】

1. 对子宫的作用　香附对子宫具有抑制作用,可使子宫平滑肌收缩力减弱、肌张力降低。α-香附酮能抑制离体子宫的自主活动,是香附治疗痛经的有效成分之一。

2. 雌激素样作用　香附挥发油对去卵巢大鼠有轻度雌激素样活性。皮下注射或阴道内给药,阴道上皮细胞可呈现完全角质化,香附子烯Ⅰ为主要成分。

3. 松弛胃肠、支气管平滑肌　香附挥发油可松弛肠平滑肌,可使肠管收缩幅度降低、张力下降。α-香附酮能对抗组胺喷雾所致的豚鼠支气管痉挛。

4. 其他

(1)解热、镇痛:香附醇提取物(含三萜类化合物)皮下注射,能明显提高小鼠对疼痛的耐受力,且有解热作用,解热见效快,持续时间较长。

（2）抗炎：香附醇提取物腹腔注射，能明显抑制角叉菜胶和甲醛引起的大鼠足趾肿胀。

（3）对心血管系统的作用：给蛙皮下注射香附水或醇提取物，可使蛙心停止于收缩期。较低浓度时，对离体蛙心，以及在体蛙心、兔心和猫心有强心、减慢心率作用。香附总生物碱、苷类、黄酮类成分的水溶液亦有强心和减慢心率、降血压作用。

此外，香附还具有抗菌和催眠等作用。

【临床应用】

1. **妇科疾病**　单用香附或配伍活血理气药，可用于月经不调、痛经、乳房胀痛、乳腺增生等属于肝郁气滞证者等。

2. **胃炎和胃肠绞痛**　用香附和高良姜共研成细末内服，可用于胃痛。

3. **尿路结石**　生香附水煎口服对尿路结石具有一定的排石效果。

点滴积累

1. 枳壳与枳实的药理作用有调节胃肠平滑肌、兴奋在体子宫平滑肌、升血压、加强心肌收缩、利尿及抗炎作用等。
2. 陈皮的药理作用有调节胃肠平滑肌、调节消化液分泌、利胆、兴奋心脏、调节血压、祛痰、平喘及抗炎作用等。
3. 青皮的药理作用有调节胃肠平滑肌、利胆、祛痰、平喘、升血压及加强心肌收缩等。
4. 木香的药理作用有调节胃肠运动、抗消化性溃疡、促进胆囊收缩、调节支气管平滑肌、降血压、抗菌及抑制血小板聚集等。
5. 香附的药理作用有对子宫的抑制作用、雌激素样作用、松弛胃肠平滑肌、松弛支气管平滑肌、解热、镇痛及抗炎作用等。

第三节　经方与制剂

气滞胃痛颗粒

【处方组成】柴胡，醋延胡索，枳壳，醋香附，炙甘草，白芍。

【功效与主治】舒肝理气，和胃止痛。用于肝郁气滞，胸痞胀满，胃脘疼痛。

【药理作用】

1. **调节胃肠平滑肌**　气滞胃痛颗粒在低浓度时可促进离体大鼠胃、肠平滑肌的收缩，当浓度增加到一定程度，对胃、肠平滑肌表现出舒张作用。

2. **镇痛和解痉**　气滞胃痛颗粒可剂量依赖性抑制醋酸所致的小鼠扭体反应，发挥镇痛和解痉作用。

3. **抗炎**　气滞胃痛颗粒对二甲苯所致小鼠耳郭肿胀有明显的抑制作用，抑制炎症渗出和水肿。

【临床应用】慢性胃炎、消化性溃疡、反流性食管炎、功能性消化不良、肠易激综合征等。

木香顺气丸

【处方组成】木香,砂仁,醋香附,槟榔,甘草,陈皮,厚朴,枳壳(炒),苍术(炒),青皮(炒),生姜。

【功能与主治】行气化湿,健脾和胃。用于湿浊中阻、脾胃不和所致的胸膈痞闷、脘腹胀痛、呕吐恶心、嗳气纳呆。

【药理作用】

1. **调节胃肠运动** 木香顺气丸可加快小鼠肠蠕动,但抑制豚鼠离体回肠收缩。

2. **增加胃液分泌** 木香顺气丸可增加胃液分泌总量、游离酸及总酸含量。

3. **其他** 木香顺气丸具有抑菌、护肝等作用。

【临床应用】反流性食管炎、肠易激综合征、胃溃疡、慢性胃炎、胆囊炎。改善脾胃不和所致的食欲不振、恶心、呕吐、嗳气、腹胀等症状。

【不良反应】有报道称木香顺气丸可导致阿托品样症状。

> **点滴积累**
>
> 气滞胃痛颗粒可以调节胃肠平滑肌、镇痛、解痉、抗炎;木香顺气丸可调节胃肠运动、增加胃酸分泌、抑菌、护肝等。

目标检测

简答题:

1. 简述理气药的主要药理作用。

2. 简述理气药对胃肠运动的影响。

3. 简述陈皮对消化系统的作用。

(张旻璐)

ER 12-3
第十二章
自测题

ER 12-4
第十二章
思维导图

第十三章　消食药

学习目标

1. **掌握**　山楂的药理作用、药效物质基础与临床应用。
2. **熟悉**　消食药的主要药理作用。鸡内金、莱菔子的药理作用与临床应用。
3. **了解**　保和丸、健胃消食片的药理作用与临床应用。

导学情景

情景描述：

老年人中气虚弱，运化不健，易致食少痰多、咳嗽喘逆等症。明代《韩氏医通》记载三子养亲汤"以消为补"原则，治老年人痰壅气逆食滞证。"三子"分别为紫苏子、白芥子、莱菔子，三者合而为用，各逞其长，可使痰消气顺，喘嗽自平。

学前导语：

三子养亲汤寓意"子女孝养父母"，体现了中医"治未病"的原则。本章将带领同学们学习消食药的相关知识，使大家了解消食导滞法治疗饮食积滞的作用机制。

第一节　概述

凡以消食化积为主要功效，主治饮食积滞的药物，称消食药，又称消导药或助消化药。本类药物多味甘，性平或温，归脾、胃经，具有消食化积、健脾开胃、和中导滞的功效，常用中药有山楂、麦芽、谷芽、神曲、莱菔子、鸡内金等。

饮食积滞证多因饮食不节、恣食生冷、暴饮暴食、食积不化所致；或因胃气虚弱，稍有饮食不慎，即停滞难化而成。主要症状为脘腹胀满、不思饮食、嗳气吞酸、恶心呕吐、大便失调。消食药所治病症类似于现代医学的消化系统病变，如胃神经官能症、胃下垂、消化不良、胃肠功能紊乱等。临床应用时常与健脾药、理气药、温里药相配伍。消食药的主要药理作用如下。

1. **助消化**　消食药通过所含的多种消化酶、维生素产生助消化作用，也能通过促进胃液的分泌，提高消化能力。

（1）所含消化酶有助消化：山楂、神曲中的脂肪酶助脂肪消化，麦芽、谷芽、神曲、鸡内金中的淀粉酶助碳水化合物消化。山楂还含多种有机酸，可提升胃蛋白酶活性。酶类多不耐热，故消食药宜生用或微炒。

（2）所含维生素维持正常消化功能：神曲为酵母制剂，含大量酵母菌、丰富的维生素 B 复合体；麦芽、谷芽含维生素 B_1、维生素 B_2，维生素 C，烟酸等；山楂亦含维生素 C，维生素对维持正常消化功能有一定作用，同时 B 族维生素还能促进消化，增进食欲。

（3）促进消化液分泌：有些药物能促进消化液分泌，如鸡内金含有胃肠激素，其进入血液循环后，能促进胃液和胃酸的分泌；山楂也有明显的促胃液分泌作用；麦芽煎服促进胃蛋白酶分泌。

2. 调节胃肠运动 多数消食药可促进胃肠收缩，加速肠蠕动。鸡内金增强胃运动，加速胃排空；莱菔子增强兔回肠节律性收缩，利于排出肠道积气积物，缓解脘腹胀满。部分药物如山楂，既能增强胃肠蠕动，又能对抗痉挛性收缩，体现胃肠活动双向调节作用。

常见的消食药主要药理作用见表 13-1。

表 13-1　消食药主要药理作用概括表

药物	助消化	调节胃肠运动	其他
山楂	+	±	扩张血管、抑制血小板聚集、调血脂、抗氧化
麦芽	+		影响催乳素分泌、抗结肠炎
神曲	+	+	调节肠道菌群
莱菔子		+	降血压、祛痰、镇咳、抗肿瘤
鸡内金	+	+	降血脂、抗凝及改善血液流变学

点滴积累

1. 凡以消食化积为主要功效，主治饮食积滞的药物，称为消食药。
2. 消食药的主要药理作用为助消化、调节胃肠运动。

第二节　常用中药

山　楂

蔷薇科植物山里红或山楂的干燥成熟果实。主要含黄酮类（如金丝桃苷、槲皮素、牡荆素、芦丁）及有机酸（柠檬酸、山楂酸、熊果酸等），并富含维生素 B_2、维生素 C 及磷脂等。

山楂味酸、甘，性微温。归脾、胃、肝经。具有消食健胃、行气散瘀、化浊降脂的功效。主治肉食积滞、胃脘胀满、泻痢腹痛、瘀血经闭、产后瘀阻、刺痛、疝气疼痛、高脂血症等。

【药理作用】

1. 助消化 《本草纲目》记载山楂具有"化饮食，消肉积"之功效。山楂含多种有机酸及脂肪酶，可提升胃液酸度与酶活性，促进蛋白质与脂肪消化。此外，维生素 C 等成分能改善食欲。

2. 调节胃肠功能　山楂对胃肠道功能的影响取决于其成分与炮制方法。其有机酸成分能促胃肠运动,机制与激活 M 受体有关。山楂水提取物能调节肠易激综合征模型大鼠的生理指标,减少胃动素的分泌,抑制 5- 羟色胺(5-HT)和 5- 羟色胺 3 受体(5-HT$_3$R)过表达,优化肠道敏感性与消化功能。不同炮制品各有千秋:焦山楂在促进胃排空与小肠推进上表现最佳,山楂炭效果次之;炒山楂缓解胃刺激,焦山楂利于消食止泻,山楂炭偏止泻止血。

3. 对心血管系统的作用

(1)抗心肌缺血、抗脑缺血:山楂对实验性心肌缺血具保护作用,其黄酮成分减轻缺血再灌注损伤,缩小心肌梗死范围。同时,山楂能增加冠脉血流量,降低心肌耗氧,提高氧利用率。对于脑缺血,山楂总黄酮可减少脑水肿,缩小梗死区,改善血瘀性缺血再灌注模型的血液流变学,预防钙超载,保护脑部健康。

(2)抗心律失常:山楂黄酮和皂苷能对抗乌头碱引起的家兔心律失常。其作用类似Ⅲ类抗心律失常药物,即能延长动作电位时程和有效不应期。

(3)强心:山楂提取物对离体和在体蟾蜍心脏有强心作用,作用维持时间较长。山楂中黄酮类化合物具有正性肌力作用,其正性肌力作用机制可能与抑制磷酸二酯酶有关。

(4)降血压:山楂提取物对实验动物有较为明显的持久降血压作用。山楂降血压作用与其扩张外周血管有关。

4. 调节血脂　山楂总黄酮具有降血脂,保护高脂血症大鼠血管的功能,通过抑制肝脏胆固醇的合成、提升肝 HDL 受体水平,促进血浆胆固醇摄取。同时,山楂具有抗实验性动脉硬化的作用,可减少兔主动脉斑块面积。

【临床应用】

1. 消化不良　用于食滞中阻及脾胃虚弱引起的各种病症,尤其适用于肉食积滞。可单用山楂或大山楂丸、保和丸等。

2. 冠心病、心绞痛　山楂总黄酮能减轻心绞痛的临床症状,使心电图恢复正常。

3. 产后瘀滞腹痛　山楂能促进子宫收缩,使子宫内瘀血排出,临床上常使用其复方制剂治疗产后瘀滞腹痛、恶露不尽或痛经、经闭等。

4. 高脂血症、动脉粥样硬化　山楂煎剂、粗粉、制剂及山楂制成的食品均可用于治疗高脂血症。

【不良反应】山楂可能引起结石,因其含多种有机酸及鞣质,易与食物重金属、胃酸蛋白反应,形成胃内不溶性聚合物,即胃结石。空腹多食易致胃酸过多,或形成小肠结石致肠梗阻。山楂有轻度促宫缩作用,孕妇需慎用。

鸡 内 金

雉科动物家鸡的干燥沙囊内壁。生用、炒用或醋制入药。鸡内金主要含有胃肠激素、角蛋白、氨基酸、微量元素、维生素及微量胃蛋白酶、淀粉酶等多种成分。

鸡内金味甘,性平。归脾、胃、小肠、膀胱经。具有健胃消食、涩精止遗、通淋化石的功效。用于食积不化、呕吐泻痢、小儿疳积、遗尿、遗精、石淋涩痛、胆胀胁痛等症。

【药理作用】

1. 助消化　鸡内金经消化吸收进入血液循环刺激胃腺分泌,使胃液分泌量较正常提高 30%~37%,总酸度增加 25%~75%,提高胃蛋白酶的活性,助消化。

2. 调节胃肠运动　增强胃运动,使胃的运动期延长及蠕动波增强,胃排空速率加快。

3. 抗凝及改善血液流变学　鸡内金有抗凝及改善血液流变学的作用,可减轻动脉粥样硬化程度。

【临床应用】

1. 各种消化不良症。

2. 结石　常用于治疗胆石症和尿路结石。

3. 小儿遗尿　单用鸡内金治疗小儿遗尿效果显著。

莱　菔　子

十字花科植物萝卜的干燥成熟种子。莱菔子含有脂肪油、少量挥发油、芥子碱及其硫氰酸盐等。另含莱菔子素、维生素类(维生素 C、维生素 B_1、维生素 B_2、维生素 E)等。

莱菔子味辛、甘,性平。归肺、脾、胃经。具有消食除胀、降气化痰的功效。主治饮食停滞、脘腹胀痛、大便秘结、积滞泻痢、痰壅喘咳等症。

【药理作用】

1. 对消化功能影响　莱菔子增强家兔胃肠平滑肌收缩,作用机制与兴奋 M 受体有关,其脂肪油促进胃排空与肠推进,提升血浆胃动素水平。

2. 祛痰、镇咳、平喘　莱菔子生品与炒品均具镇咳作用,可减少小鼠刺激性咳嗽。在祛痰试验中,炮制品优于生品,且能松弛豚鼠离体气管,显示平喘潜力。

3. 降血压　莱菔子水溶性生物碱可显著降血压,逆转心血管重构,降低体动脉及肺动脉压,减少血管阻力,不影响心率。芥子碱硫氰酸盐是其降血压的有效成分之一。

4. 抗氧化、降血脂　莱菔子水溶性生物碱增强自发性高血压大鼠血清超氧化物歧化酶(SOD)活性,降低丙二醛(MDA)含量,抑制脂质过氧化,对抗氧自由基。另能提高 HDL-C 和降低 TC、TG、LDL-C 含量。

5. 抗病原微生物　莱菔子素为其抗菌有效成分,对葡萄球菌、大肠埃希菌具显著抑制作用,且水浸剂可抑制致病性皮肤真菌。此外,莱菔子素还展现出抗肿瘤潜力,抑制人结肠腺癌细胞增殖,诱导 Caco-2 细胞凋亡。

【临床应用】

1. 便秘、腹胀　生、炒品可治疗便秘,炒品可用于手术后腹胀气。

2. 排尿功能障碍　莱菔子炒熟可用于治疗术后尿潴留。

3. 高血压　对伴有消化系统、呼吸系统疾病的高血压患者效果好。

4. 高脂血症　莱菔子单味药炒后研末内服,可用于治疗老年性高脂血症。

【备注】莱菔子浸膏连续三周给大鼠灌胃,剂量范围内未损伤胃肠道黏膜,血常规及肝肾功能无显著影响。偶有报道其对小鼠与离体蛙心有轻微毒性。

> **点滴积累**
>
> 1. 山楂的药理作用有助消化、调节胃肠功能、抗心肌缺血、抗脑缺血、抗心律失常、强心、降血压及调节血脂等。
> 2. 鸡内金的药理作用有助消化、调节胃肠运动、抗凝及改善血液流变学等。
> 3. 莱菔子的药理作用有增强胃肠平滑肌收缩、祛痰、镇咳、平喘、降血压、抗氧化、降血脂及抗病原微生物等。

第三节　经方与制剂

保 和 丸

【处方组成】焦山楂，六神曲(炒)，半夏(制)，茯苓，陈皮，连翘，炒莱菔子，炒麦芽。

【功能与主治】消食导滞，和胃。用于食积停滞、脘腹胀满、嗳气吞酸、不思饮食等症。

【药理作用】

1. **促进消化**　本方可提高胃蛋白酶活性，增加胰液分泌量，提高胰蛋白酶的浓度和分泌量，具有促进消化的作用。

2. **抗溃疡**　本方能减少胃酸分泌量和总酸排出量，故具有较好的抗溃疡、促进受损胃黏膜修复的作用。

3. **抗菌**　本方对金黄色葡萄球菌、大肠埃希菌、痢疾志贺菌、变形杆菌等有抑制作用。

4. **调节胃肠功能**　本方能抑制小鼠胃排空及家兔十二指肠活动，拮抗多种物质诱导的肠管痉挛，部分解除肾上腺素对肠管的抑制，从而发挥解痉止痛及止泻作用。

5. **降血脂**　本方能显著减轻高脂饮食诱导的非酒精性脂肪肝大鼠脂质过氧化反应，明显降低 ALT、AST、TC、TG、LDL、MDA 水平，使 HDL、SOD 水平升高，具有防治脂肪肝作用。

此外，保和丸还具有镇吐、镇静、解热、抗心肌缺血等作用。

【临床应用】

1. **消化不良**　主要用于饮食不节、暴饮暴食引起的消化不良、急性胃炎、急性肠炎等；尤其适用于小儿食伤，胃肠功能失调，腹痛泄泻。

2. **胃结石**　本方与小承气汤合用，对胃结石有一定的疗效。

健胃消食片

【处方组成】太子参，陈皮，山药，炒麦芽，山楂。

【功能与主治】健胃消食。用于脾胃虚弱所致的食积，症见不思饮食、嗳腐酸臭、脘腹胀满、消化不良。

【药理作用】促进胃肠道平滑肌运动,显著增强肠蠕动功能。促进胃液的分泌,酸排出量明显增加,并可提高胃蛋白酶活性。

【临床应用】脾胃虚弱引起的消化不良、小儿厌食症。

点滴积累

1. 保和丸的主要药理作用有促进消化、抗溃疡、抗菌、调节胃肠功能及降血脂等。
2. 健胃消食片临床可用于治疗脾胃虚弱引起的消化不良、小儿厌食症。

目标检测

ER 13-2

第十三章
自测题

ER 13-3

第十三章
思维导图

简答题

1. 消食药的助消化作用主要表现在哪几方面?

2. 山楂对心血管系统有哪些作用?

3. 简述山楂调节血脂的作用机制。

(陈晓敏)

第十四章　止血药

ER 14-1

第十四章
止血药
（课件）

学习目标

1. **掌握**　三七的药理作用、药效物质基础与临床应用。
2. **熟悉**　蒲黄的药理作用与临床应用。熟悉止血药的主要药理作用。
3. **了解**　白及、云南白药、槐角丸的药理作用与临床应用。

导学情景

情景描述：

老年人是心脑血管疾病的高发人群。《本草纲目》记载："三七止血，散血，定痛，金刃剑伤，跌扑杖疮，血出不止者，嚼烂涂，或为末掺之，其血即止。"三七既能止血，又能抗血栓，被称为"血管的清道夫"，常用于治疗心脑血管疾病。

学前导语：

三七中提取的有效活性成分有扩血管、降血压、强心等作用。被誉为"中华瑰宝，伤科圣药"的云南白药，其药物成分就包含三七。云南白药问世百年来，驰名世界。随着研究的不断深入，云南白药应用领域不断扩大，被制成多种剂型，如气雾剂、创可贴等新剂型，实现了对"伤科圣药"的守正创新，有力弘扬了优秀中医药文化。本章将带领同学们学习止血药的相关知识，使大家了解止血药的作用机制。

第一节　概述

止血药是指以促进血液凝固、制止体内外出血为主要作用，临床上用于治疗出血证的药物。

本类药物具有止血、清热凉血、化瘀、收敛及温经等功效，主要用于治疗各种原因所致血液不循经脉运行而溢出脉外的出血病症，如咯血、咳血、吐血、衄血、便血、尿血、崩漏、紫癜及外伤出血等。止血药按其性能可分为凉血止血药（如大蓟、小蓟、地榆、槐花）、化瘀止血药（如三七、蒲黄、茜草）、收敛止血药（如紫珠叶、仙鹤草、白及）及温经止血药（如艾叶、炮姜）四类，常用制剂有云南白药等。

血液中存在着凝血与抗凝血、纤溶与抗纤溶两大动态平衡系统。在病理情况下，由于上述平衡被打破，可发生血管内凝血、血栓、栓塞或出血性疾病。现代医学认为，出血的发生主要与下列因素有关①血管壁结构或功能异常：如血管的机械损伤、通透性增加、脆性增加等；②凝血过程障碍：如血小板计数减少,血小板黏附、活化、聚集能力下降,凝血因子缺乏或功能减弱等;③纤溶系统功能亢进等。一些急慢性疾病、外伤以及造血系统病变等多种原因均可引起出血。

止血药具有如下药理作用。

1. 收缩局部血管、降低毛细血管通透性 止血药如三七、大蓟、小蓟等可收缩破损的局部小血管,槐花、白茅根等含有维生素 P 样物质,可改善血管壁功能、降低毛细血管脆性及通透性,从而增强毛细血管对损伤的抵抗能力。

2. 促进凝血因子的生成 白及可增强血小板第三因子的活性,从而缩短凝血时间。白茅根可促进凝血酶原的生成,三七、蒲黄可增加血中凝血酶的含量,大蓟可促进凝血酶原激活物的生成,小蓟含有凝血酶样活性物质。

3. 增强血小板功能 三七、蒲黄、云南白药等可增加血小板数量,提高血小板的黏附及聚集能力,促进血小板释放性物质。

4. 抑制纤维蛋白溶解 白及、紫珠叶、小蓟、艾叶等可通过抑制纤溶酶活性,从而抑制纤维蛋白溶解。

5. 抗凝作用 止血药中的化瘀止血药在止血的同时,往往具有一定的抗凝作用。如三七、蒲黄可抑制血小板聚集,三七可抑制凝血酶诱导的纤维蛋白原向纤维蛋白的转化,并对纤溶系统具有一定的促进作用。

常用止血药的主要药理作用见表 14-1。

表 14-1 止血药的主要药理作用概括表

药物	收缩局部血管	促进凝血因子生成	增强血小板功能	抑制纤维蛋白溶解	抗凝作用	其他
三七	+	+	+		+	促进造血、扩血管、抗心肌缺血、抗炎、镇痛、保肝
蒲黄			+		+	抗动脉粥样硬化、兴奋子宫平滑肌
茜草		+	+			抗炎、抗肿瘤
大蓟				+		降血压、抗菌
小蓟	+		+			降血脂、强心、升血压利尿、利胆
地榆	+					抗菌、抗炎、抗溃疡、保肝
槐花	+				+	解痉、抗炎、抗溃疡、降血脂
白茅根	+					利尿、抗菌
紫珠叶	+		+	+		抗菌
仙鹤草		+	+	+		杀虫、抗菌、抗肿瘤
白及		+	+	+		保护胃黏膜、抗菌
艾叶				+		平喘、镇咳、祛痰、利胆
炮姜				+		抗溃疡

点滴积累

1. 止血药通过收缩局部血管、降低毛细血管通透性、促进凝血因子的生成、增强血小板功能、抑制纤维蛋白溶解等途径发挥止血作用。
2. 部分止血药具有"活血止血""止血而不留瘀"的特点,这与其具有促进凝血和抗血栓形成的双向作用有关。

第二节　常用中药

三　七[*]

五加科植物三七的干燥根和根茎。三七中主要含有三七皂苷、黄酮苷等。三七皂苷与人参皂苷相似,所含单体包括人参皂苷 Rb_1、Rb_2、Rc、Rd、Re、Rf、Rg_1、Rg_2、Rh 等,其中以人参皂苷 Rb_1 和人参皂苷 Rg_1 为主。三七总皂苷水解所得苷元为人参二醇和人参三醇,但不含齐墩果酸。三七止血的有效成分为三七氨酸。

三七味甘、微苦,性温。归肝、胃经。具有散瘀止血、消肿定痛的功效。主治咯血,吐血,便血,崩漏,外伤出血,胸腹刺痛,跌扑肿痛。

【药理作用】

1. 对血液及造血系统的作用

(1)止血:三七具有十分显著的止血作用,作用机制可能与其增加血小板计数、增强血小板功能、收缩局部血管、增加血液中凝血酶含量等有关。三七止血作用的活性成分为三七氨酸。由于三七氨酸加热易被破坏,故三七止血宜生用。

(2)抗血栓:三七总皂苷具有抗血栓形成的作用。以人参皂苷 Rg_1 为代表的原人参三醇型皂苷具有明显的抗血栓作用,其作用环节包括抑制血小板聚集、抗凝血酶和促进纤维蛋白溶解等。已有研究结果表明,三七总皂苷可升高血小板内 cAMP 含量,减少 TXA_2 的生成,抑制 Ca^{2+}、5-HT 等物质的释放,从而抑制血小板聚集。静脉注射人参皂苷 Rg_1 还可明显抑制弥散性血管内凝血(DIC)动物模型凝血因子的消耗。三七总皂苷可提高内皮细胞分泌组织型纤溶酶原激活物(t-PA)的能力,可使家兔血浆中 t-PA 活性升高,从而产生一定的促纤溶作用。

三七具有促进凝血及抑制血小板聚集、抗血栓形成的双重药理作用,使用后既可达到止血的目的,又可防止血液系统出现高凝状态,减少或预防血栓的过度形成,从而维持全身血液的循环畅通。

(3)促进骨髓造血功能:三七总皂苷可明显促进各类造血细胞的增殖、分化和迁移,促进红细胞、网织红细胞、血红蛋白、白细胞的恢复,可促进环磷酰胺及 ^{60}Co-γ 射线照射所致的小鼠白细胞减少的恢复。对乙酰苯肼引起的大、小鼠溶血性贫血具有一定的保护作用。

2. 对心血管系统的作用

(1)扩张血管、降血压：三七总皂苷具有扩张血管作用，可降低多种实验性高血压模型动物的血压。目前已知三七总皂苷是钙通道阻滞剂，其扩张血管作用因血管部位不同而有所不同，对大动脉的扩张作用较弱，对肾动脉、肠系膜动脉等小动脉及静脉则作用较强，并可扩张冠状动脉。三七总皂苷中扩张血管的有效成分是人参皂苷 Rg_1、Re、Rb_1，其中人参皂苷 Rb_1 作用强于人参皂苷 Rg_1。

(2)抗心肌缺血：三七总皂苷可通过以下环节产生抗心肌缺血作用①改善心肌血氧供应，通过扩张冠脉，增加冠脉血流量，促进侧支循环形成等途径增加心脏血氧供应；②降低心肌耗氧量，三七总皂苷可降低心肌收缩力，减慢心率，降低外周血管阻力，减轻心脏前、后负荷，从而减少心肌耗氧量；③抗氧化作用，三七总皂苷可提高 SOD 的活力，抗脂质过氧化，减少 MDA 的生成，从而减轻氧自由基损伤；④减轻心肌细胞钙超载。

(3)抗脑缺血：三七总皂苷具有钙通道阻滞作用，能减轻脑损伤后神经细胞的钙超载，减轻游离脂肪酸释放和氧自由基的生成，并可增加脑血流量，对缺氧所致血管内皮细胞损伤具有一定的保护作用。

(4)抗心律失常：三七总皂苷、人参二醇型皂苷、人参三醇型皂苷对多种药物诱发的心律失常模型动物均有一定的保护作用。对心肌电生理特性的影响主要包括：降低自律性、减慢传导、延长动作电位时程（action potential duration，APD）及有效不应期（effective refractory period，ERP）、消除折返激动等。上述作用可能与慢钙通道阻滞作用有关。

(5)抗动脉粥样硬化、逆转心肌肥厚：三七总皂苷腹腔注射可抑制动脉粥样硬化模型动物动脉内膜斑块的形成，作用机制可能与纠正动脉壁中前列腺素 I_2（PGI_2）/血栓素 A_2（TXA_2）之间的失衡，抑制血管平滑肌细胞增殖有关。此外，腹腔注射三七总皂苷对异丙肾上腺素所致的大鼠心肌肥厚也有一定的对抗作用。

3. 抗炎　三七总皂苷对急性炎症引起的毛细血管通透性升高、炎性渗出和组织水肿以及炎症后期肉芽组织增生均有一定的抑制作用。抗炎的主要有效成分为人参二醇型皂苷。

4. 镇痛　三七中的人参二醇型皂苷对多种疼痛模型均有一定的镇痛作用。

5. 保肝　三七总皂苷具有抗急性肝损伤的作用，可显著降低四氯化碳所致肝损伤小鼠的血清AST，减轻肝细胞变性坏死。口服三七粉或腹腔注射三七总皂苷对肝纤维化模型大鼠具有一定的保护作用，该作用可能与促进肝脏蛋白质合成有关。

6. 对免疫系统的作用　三七皂苷一方面可以降低机体发生变态反应时过高的细胞免疫功能，另一方面可以提高淋巴细胞受损后降低的接收抗原信息的能力，使之恢复至正常水平。三七总皂苷对刀豆蛋白和脂多糖诱导的小鼠脾细胞增殖具有显著的促进作用。三七总皂苷能显著提高卵清蛋白致敏小鼠产生特异性抗体的能力，表现出对体液免疫的促进作用。

7. 抗氧化、延缓衰老　三七总皂苷具有延缓衰老的作用，其机制可能与增强清除氧自由基能力、抑制脂质过氧化有关。

此外,三七皂苷还可通过直接杀伤肿瘤细胞,抑制肿瘤细胞生长或转移,诱导肿瘤细胞凋亡、分化等方式发挥抗肿瘤作用。三七对物质代谢也有一定的影响,可自动双向调节血糖水平,降低血中胆固醇和血脂水平,促进蛋白质和核酸代谢。

【临床应用】

1. **多种组织出血**　三七内服或静脉注射三七注射液可用于上消化道出血、眼前房出血等的治疗。

2. **冠心病**　长期服用三七或含三七皂苷的制剂可用于治疗冠心病或减轻心绞痛的发作。

3. **脑血栓**　血栓通注射液(中药三七的块根提取物,有效成分为三七总皂苷)可用于脑血栓的治疗。

4. **慢性肝炎**　生三七粉口服可用于慢性肝炎的治疗。

5. **高脂血症**　生三七粉口服可明显降低冠心病伴有血脂及胆固醇升高患者的甘油三酯及胆固醇水平。

【不良反应】口服三七粉每次 1~1.58g,一般无明显不良反应,少数患者可出现胃肠道不适及出血倾向。一次口服生三七粉 10g 以上,可引起房室传导阻滞,个别患者可出现过敏性药疹。

蒲　黄

香蒲科植物水烛香蒲、东方香蒲或同属植物的干燥花粉。蒲黄中主要含有黄酮类,如槲皮素、山奈酚、异鼠李素、水仙苷等。

本品味甘,性平。归肝、心包经。具有止血、化瘀、通淋的功效。主治吐血,衄血,咯血,崩漏,经闭痛经,外伤出血,胸腹刺痛,跌扑肿痛,血淋涩痛。

【药理作用】

1. 对血液系统的影响

(1)止血:蒲黄水溶液和提取物可明显增加实验动物的血小板计数,缩短凝血时间。蒲黄烘焙成炭后服用,止血作用较生品为强,黄酮类成分可能是其止血的有效成分。

(2)抑制血小板聚集:蒲黄煎剂及其总黄酮、有机酸、多糖等可明显抑制多种原因诱导的血小板聚集,其中以总黄酮作用最强。

2. 对心血管系统的影响

(1)降血脂、抗动脉粥样硬化:蒲黄具有明显的降血脂作用,化学成分中的不饱和脂肪酸、槲皮素等为降血脂、抗动脉粥样硬化的有效成分。蒲黄的降血脂作用可能是通过抑制胆固醇在肝脏的合成、在肠道的吸收及排泄等环节产生的。此外,蒲黄对血管内皮细胞具有一定的保护作用,这可能是其抗动脉粥样硬化作用的机制之一。蒲黄降血脂的有效成分是槲皮素。

(2)抗心肌缺血:蒲黄中的总黄酮可明显增加麻醉犬的冠脉血流量,并降低心肌耗氧量。蒲黄中的水仙苷能明显增加心肌缺血模型动物的心肌营养性血流量,其机制可能与钙通道阻滞作用有关。

(3)扩张血管、降血压：蒲黄醇提取物注射给药可明显降低麻醉犬外周血管阻力,降低血压,减慢心率,该作用可能与增强副交感神经系统功能有关。

3. 对子宫平滑肌的作用 蒲黄多种制剂对多种动物的离体及在体子宫均有明显的兴奋作用,随着剂量增大,可使子宫出现痉挛性收缩。对未孕子宫比已孕子宫作用更为明显。

【临床应用】高脂血症、冠心病、特发性溃疡性结肠炎等病症。

【不良反应】蒲黄可收缩子宫,孕妇忌服。

白 及

兰科植物白及的干燥块茎。主要化学成分为白及胶(白及甘露聚糖)、菲类衍生物、苄类化合物等。

白及味苦、甘、涩,性微寒。归脾、肺、胃经。具有收敛止血、消肿生肌的功效。主治咯血,吐血,外伤出血,疮疡肿毒,皮肤皲裂。

【药理作用】

1. 止血 白及膜剂可自行紧密黏着于手术创面,使出血停止,且组织局部对白及反应性很小,覆膜后 5 天左右即可被吸收。白及促进凝血的机制可能与抑制纤维蛋白溶解及轻度增强血小板因子Ⅲ的活性有关。

2. 保护胃黏膜 白及煎剂能明显减轻由盐酸引起的胃黏膜损伤,作用机制可能与刺激胃黏膜合成和释放内源性前列腺素有关。

【临床应用】

1. 上消化道出血 白及粉、10% 白及胶浆口服可用于治疗上消化道出血。

2. 肛裂 白及粉加凡士林配成 50% 的软膏,外用可治疗早期肛裂。

3. 口腔黏膜病变 白及粉可用于治疗复发性口疮、慢性唇炎、过敏性口腔炎等。

【不良反应】正常剂量下使用一般无明显不良反应,但长期大量使用可致肝、肾毒性,可能会出现轻度间质性肝炎、肾盂肾炎、部分肾小管腔内有蛋白管型,因此在使用过程中应控制用量。

点滴积累

1. 与三七"散瘀止血、消肿定痛"功效相关的药理作用十分广泛,包括止血、抗血栓、促进造血、对心血管系统的作用、抗炎、镇痛、保肝、抗肿瘤等。其有效成分为三七总皂苷、人参二醇型皂苷、人参三醇型皂苷。
2. 蒲黄"止血、化瘀"的功效与止血、抑制血小板聚集、降血脂、抗动脉粥样硬化、抗心肌缺血、扩张血管、降血压等多种药理作用有关。此外,蒲黄对子宫平滑肌具有明显的兴奋作用。蒲黄的有效成分为黄酮类。
3. 与白及"收敛止血、消肿生肌"功效相关的药理作用为止血、保护胃黏膜等。

第三节　经方与制剂

云 南 白 药

云南白药原名"曲焕章百宝丹",是我国民间治疗外伤出血的著名秘方。

【处方组成】三七、重楼、独定干、披麻节、冰片、麝香等多种中药。

【功能与主治】化瘀止血,活血止痛,解毒消肿。用于跌打损伤,瘀血肿痛,吐血、咳血、便血、痔血、崩漏下血、手术出血,疮疡肿毒及软组织挫伤,闭合性骨折,支气管扩张及肺结核咳血,溃疡病出血,以及皮肤感染性疾病。

知识链接

云南白药——百年传承的中华伤科圣药

云南白药是云南著名的中成药,由云南民间医生曲焕章创制。曲焕章原是云南江川一带有名的伤科医生,后为避祸乱,游历滇南名山,其苦心钻研,求教于当地的民族医生,改进配方,历经数十载,研制成云南白药。1955 年,曲焕章的妻子缪兰英向中华人民共和国政府献出该药的配方。云南白药自问世百年来,以其独特、卓著的功效被誉为"中华瑰宝,伤科圣药",被列为国家"中药一级保护品种"。

【药理作用】

1. **止血**　云南白药外敷、灌服均能明显缩短凝血时间、凝血酶原时间,并可显著对抗抗凝剂肝素、双香豆素所致的凝血酶原时间延长。其促凝血作用与增加血液中凝血酶原含量、诱导血小板释放 ADP 和 Ca^{2+} 等作用有关。

2. **抗炎**　云南白药具有明显的抗炎作用。云南白药总皂苷皮下注射,对大鼠佐剂性关节炎、角叉菜胶致足肿胀以及棉球肉芽肿等均有对抗作用,其抗炎机制可能与抑制组胺和前列腺素类等炎症介质的释放、促进肾上腺皮质激素分泌有关。

3. **兴奋子宫**　云南白药对未孕、妊娠早期和晚期的动物离体、在体子宫均有一定的兴奋作用,并与麦角新碱及垂体后叶素有协同作用。其作用特点为小剂量时子宫呈现节律性收缩,大剂量时可致子宫强直性收缩。

此外,云南白药可显著增强巨噬细胞的吞噬能力,增强机体免疫功能。还可改善心肌血氧供应,对心肌缺血具有一定的保护作用。

【临床应用】

1. **各种出血**　可用于多种原因引起的出血,如吐血、便血、咳血、痔血,对开放性外伤(擦伤、割伤、贯通伤等)出血和闭合性外伤(冲撞伤)引起的瘀血也有较好的疗效。

2. **外伤**　可治疗多种外伤,如刀、枪、跌打损伤,软组织损伤,骨折,术后延期愈合及伤口感染等,可抑制炎症反应,减轻疼痛。

3. **妇科疾病**　可用于功能性子宫出血、月经紊乱、月经过多、妇科炎症及子宫肌瘤所致的子宫出血、产后子宫复位不佳等。

4. **皮肤感染、消化性溃疡及糜烂等。**

【不良反应】云南白药不良反应较少,但用药剂量过大或患者体质敏感,可出现中毒反应。少数人顿服 2~4g 可出现与乌头碱药物中毒相似的表现,如头晕、头痛、眼花、恶心呕吐、站立不稳、口舌及肢体麻木、心悸等。少数过敏体质者可引起药疹,重者可出现过敏性休克。

课堂活动
在家人或朋友使用云南白药时,应提示他们注意哪些问题?

槐 角 丸

【处方组成】槐角(炒),地榆(炭),黄芩,枳壳(炒),当归,防风。

【功能与主治】清肠疏风,凉血止血。用于肠风便血,痔疮肿痛。

【药理作用】

1. **止血** 能明显缩短出血时间及体外玻片法凝血时间。

2. **镇痛** 能明显对抗醋酸所致的小鼠扭体次数增加,提高热板所致痛阈值。

3. **抗炎** 能抑制混合致炎液引起的小鼠耳郭肿胀,能明显抑制醋酸所致的腹腔毛细血管通透性增加。

4. **抗菌** 对口腔和呼吸道及肠道常见的金黄色葡萄球菌、大肠埃希菌、铜绿假单胞菌、甲型和乙型溶血性链球菌、白念珠菌及真菌均有一定的抗菌作用。

5. **降血脂** 具有明显的降血脂作用。

【临床应用】临床应用于大肠湿热证之痔疮(内痔、外痔、痔漏)便血肿痛者;也用于肛裂、慢性结肠炎及消化道溃疡出血(属风邪热毒或湿热者)。

【不良反应】副作用较少,部分患者服药后可有轻度腹泻,停药后自行消失。

点滴积累

1. 云南白药"化瘀止血,活血止痛,解毒消肿"的功效与其止血、抗炎作用相关,临床上对于各种类型的出血均有较好的作用。云南白药还可兴奋子宫,可用于功能性子宫出血等妇科疾病的治疗。

2. 槐角丸止血、镇痛、抗炎、抗菌、降血脂,可用于痔疮(内痔、外痔、痔漏)便血肿痛者、肛裂、慢性结肠炎及消化道溃疡出血。

ER 14-2

第十四章
自测题

ER 14-3

第十四章
思维导图

目标检测

简答题

1. 止血药通过哪些环节产生止血作用?

2. 试述三七"止血而不留瘀"的药理作用基础。

3. 试述云南白药的临床应用。

(李丽君)

第十五章 活血化瘀药

学习目标

1. **掌握** 活血化瘀药的主要药理作用。川芎、丹参、延胡索、益母草的药理作用与临床应用。
2. **熟悉** 红花、桃仁、莪术、水蛭的药理作用与临床应用。
3. **了解** 血府逐瘀汤、复方丹参滴丸的药理作用与临床应用。

导学情景

情景描述：

　　心绞痛是冠状动脉粥样硬化性心脏病的一种类型。劳累、饱餐、寒冷、情绪激动等因素常为心绞痛的诱因。动脉粥样硬化斑块导致冠状动脉狭窄，从而引起心肌供血供氧不足，导致心肌缺血缺氧，引起心绞痛，在中医学上属胸痹范畴。复方丹参滴丸具有活血化瘀、理气止痛的功效，中医用其治疗气滞血瘀所致的胸痹，在临床上复方丹参滴丸常联合化学药治疗心绞痛。

学前导语：

　　血瘀即血液运行不畅。凡离开经脉之血不能及时消散和瘀滞于某一处，或血流不畅，运行受阻，郁积于经脉或器官之内呈凝滞状态，皆为血瘀。血瘀常与心脑血管疾病、妇科疾病、外伤等有关。本章将带领同学们学习活血化瘀药相关知识，让大家了解活血化瘀药活血化瘀、消肿止痛等功效的药理学机制。

第一节 概述

　　凡具有疏通血脉、祛除瘀血的药物，称活血化瘀药。主要用于治疗血瘀证。血液离开血脉，停留在人体组织内，或血液运行受阻，局部有血液瘀积，都属于瘀血。现代医学认为血瘀证与血液流变学异常、血流动力学异常和微循环障碍有关。①血液流变性异常，一般有血液"浓、黏、凝、聚"的倾向。血液流变学异常往往是由微血管内皮细胞损伤和受损伤细胞释放生物活性物质（如组胺、5-HT、缓激肽类等）使血管通透性增高，血浆大量渗出，造成血液浓缩，红细胞聚集，黏性升高，血流减慢，使血液流变性发生改变导致。②血流动力学异常，表现为某些器官血管痉挛、狭窄或闭塞，血管阻力增加，器官血流量减少。全身或局部器官供血供氧不足。心血管功能障碍，心脏射血功能降低，心输出量减少。③微循环障碍，表现为微血管血流缓慢和瘀滞，血液浓缩，微血管内血栓形成而导致微血管缩窄或闭塞而阻塞了微循环通路。另一方面，由于纤维蛋白降解物产生增多，增强组胺、激肽类物质作用,微血管扩张,通透性增高,血浆大量渗出,可造成局部血液浓缩,黏性升高,致使血管内红细胞聚集。

活血化瘀药主要药理作用如下。

1. 改善血液流变性 活血化瘀药及其复方一般均能改善血瘀患者血液的"浓、黏、凝、聚"状态。可降低血浆黏度,降低血细胞比容,缩短红细胞电泳时间。血栓形成是血瘀症的重要临床表现。活血化瘀药抗血栓形成,主要作用于以下环节:抑制血小板聚集,通过减少血小板的黏着和聚集,降低血小板表面活性,促进已聚集的血小板解聚;增加纤溶酶活性,促进纤维蛋白溶解。这是活血祛瘀疗效的主要作用机制,可以解释中药"活血散瘀、通经止痛、破血逐瘀"等功效。姜黄、水蛭、川芎、丹参、赤芍、益母草、蒲黄均有明显作用。姜黄可抑制血小板聚集。水蛭能阻止凝血酶对纤维蛋白原的作用,阻碍血液凝固。

2. 改善血流动力学 扩张冠状血管、增加心肌血氧供应。扩张内脏血管,改善肝脏、脑等内脏器官的血流量。扩张外周血管,川芎、丹参、延胡索等对冠状动脉的扩张作用最为突出。川芎、银杏叶能增加脑血流量。丹参、川芎、桃仁、益母草、水蛭、莪术、延胡索等均有不同程度的降低下肢血管阻力和增加器官血流量的作用。对不同部位的血管,不同的活血化瘀药选择性作用强度不同,因此其具有的改善心功能和血流动力学的作用,为这类药治疗心脑血管疾病提供了科学依据。

3. 改善微循环 姜黄、水蛭、川芎、丹参、蒲黄、红花、当归、益母草等具有改善微循环的作用。

(1)改善微血流:改善血液的"浓、黏、凝、聚"倾向,使流动缓慢的血流加速。

(2)改善微血管状态:解除微血管痉挛,减轻微循环内红细胞的淤滞和汇集,微血管袢顶瘀血减少或消失,微血管轮廓清晰,形态趋向正常。

(3)降低毛细血管通透性:减少微血管周围渗血。

4. 对子宫平滑肌的作用 具有活血调经功效的活血化瘀药常具有兴奋子宫作用,如红花、益母草等。

综上所述,活血化瘀药常见的药理作用包括增加冠状动脉血流量、扩血管、抑制血小板凝聚、抗血栓、改善微循环等,这也是其活血化瘀的药理学基础。此外,活血化瘀药还具有降低主动脉壁总胆固醇和总脂质、改善动脉壁损伤、抗动脉粥样硬化和心肌缺血作用;抑制组织异常增生作用;抗炎、抗菌、镇痛作用;调节免疫功能等作用。常见活血化瘀药的主要药理作用见表 15-1。

表 15-1 活血化瘀药主要药理作用概括表

分类	药物	增加冠状动脉流量	扩血管	抑制血小板凝聚和抗血栓形成	改善微循环	其他
活血止痛药	川芎	+	+	+	+	镇痛、镇静、造血等
	延胡索	+	+	+		镇痛、镇静、抗胃酸等
	郁金		+			利胆、降血脂、抗肿瘤等
	乳香		+			镇痛、增加血管通透性等
	没药		+			镇痛、抗炎等
	五灵脂		+	+		镇痛、增加血管通透性等

分类	药物	增加冠状动脉流量	扩血管	抑制血小板凝聚和抗血栓形成	改善微循环	其他
活血调经药	丹参	+	+	+	+	镇痛、镇静、促进组织再生等
	红花	+	+	+	+	兴奋子宫、抗炎等
	桃仁		+	+		平喘、镇咳、保肝等
	益母草	+	+	+	+	兴奋子宫、利尿等
	鸡血藤	+	+	+		兴奋子宫、利尿、降血压等
活血疗伤药	土鳖虫				+	镇痛、镇咳、祛痰、抑菌等
	血竭		+			镇痛等
破血消癥药	三棱			+		抗肿瘤等
	莪术		+	+		抗肿瘤、镇痛、保肝等
	水蛭			+	+	抗肿瘤、降血脂等

点滴积累

活血化瘀药与其活血止痛、活血调经、活血疗伤、破血消癥功效相关的药理作用为改善血液流变学、抗血栓形成、改善血流动力学、改善微循环、调节子宫平滑肌、镇痛、抑制组织异常增生。

第二节　常用中药

川　芎

伞形科植物川芎的干燥根茎。含藁本内酯、丁基酞内酯、丁烯基酞内酯等挥发油类；川芎嗪、腺嘌呤等生物碱类；阿魏酸、大黄酚、原儿茶酸等酚类。此外，还包括甘露糖、葡萄糖、半乳糖、阿拉伯糖等糖类。

川芎味辛，性温。归肝、胆、心包经。具有活血行气、祛风止痛的功效。主治血瘀气滞所致的月经不调、痛经闭经、肝郁气滞而致血行不畅的胸肋疼痛、头痛、风寒湿痹、跌打肿痛等症。

【药理作用】

1. **扩张血管、改善微循环**　川芎扩张血管、降血压的作用，可能与其"活血行气"的功效相关。川芎嗪能解除血管平滑肌痉挛，扩张血管，增加组织血流量。川芎嗪扩张脑血管，易透过血-脑屏障，脑内分布较多，改善脑内微循环，这可能与"止痛"功效相关，是治疗脑血管疾病的药理学基础。川芎提取物体外对盐酸肾上腺素致小鼠耳郭微循环障碍有明显的改善作用。

2. **抗心肌缺血**　川芎嗪可扩张冠脉血管，增加冠脉流量，改善心肌缺血症状；可提高动物的耐缺氧能力，降低心肌耗氧量，具有抗心肌缺血作用。能减少心肌梗死的梗死面积，对心肌缺血再灌注损伤有保护作用。

3. 抑制血小板聚集、抗凝血　川芎有抑制血小板聚集、抗凝血的作用,可能与其"活血"的功效相关。川芎能抗体外血栓形成,可提高血小板中 cAMP 含量,降低 TXA_2 活性。降低血小板表面活性,抑制血小板聚集,使已聚集的血小板解聚。川芎嗪由于具有很好的抗剪切应力,可以起到抗血小板聚积的作用;可降低脂肪与胆固醇,继而控制血液黏度,起到治疗高胆固醇血症以及高甘油三酯血症的作用。阿魏酸钠为 TXA_2 合成酶抑制剂,可抑制血小板聚集。阿魏酸不影响动脉壁 PGI_2 的生成,且对 PGI_2 活性有增强作用。

4. 兴奋或抑制心肌　川芎嗪对心脏具有兴奋作用,可能是通过交感神经间接兴奋心脏 β 受体所致。川芎嗪作用于心肌细胞膜 α 受体,改善心肌收缩能力,通过对内皮素受体的阻断作用避免发生心肌缺血。川芎嗪还能增加大鼠在体心排血量。大剂量川芎嗪静脉注射,能显著抑制麻醉猫心肌收缩力和心脏功能。川芎嗪对不同种属动物及不同状态心脏的作用不同。

5. 解除内脏平滑肌痉挛　川芎有解除内脏平滑肌痉挛的作用,可能与其"行气"的功效相关。川芎嗪能提高细胞内 cAMP 水平,在 cAMP 等系统的协助下使血管平滑肌发生舒张。川芎嗪对离体气管条的收缩作用有一定的抑制作用,对哮喘的发作有防治作用。川芎成分丁基酞内酯和丁烯基酞内酯有很强的抑制子宫收缩的作用。阿魏酸与川芎内酯也有解痉作用,是川芎调节子宫,治疗妇科疾患的基础。

6. 镇静、镇痛　川芎挥发油对动物大脑的活动有抑制作用,而对延髓的血管运动中枢、呼吸中枢及脊髓反射有兴奋作用,剂量加大则转为抑制。川芎挥发油可提高热板法小鼠痛阈值,降低醋酸致小鼠扭体反应的扭体发生次数。川芎水煎剂具有镇静催眠作用。川芎嗪具有镇痛作用。

7. 保护肾脏　川芎嗪能使肾组织合成 TXA_2 减少,有效地抑制血小板激活与聚集,减轻肾小球肿胀,保护肾功能。川芎嗪还具有钙离子通道阻滞作用,减轻肾组织"钙超载"所致的组织细胞损伤。川芎嗪能显著增加肾血流量,促进其损伤的修复过程。川芎嗪能提高肾组织的 SOD 活性,减轻肾组织细胞的脂质过氧化损伤。

8. 保肝　川芎嗪能使急性肝损伤小鼠肝脏中游离脂肪酸、甘油三酯、丙二醛含量均降低,肝脂酶和超氧化物歧化酶活性升高,肝脏脂肪变性明显减轻,保肝机制可能与降低甘油三酯、促进游离脂肪酸氧化、抗脂质过氧化作用有关。

9. 抗肿瘤　川芎嗪对免疫系统具有良好的调节作用。川芎嗪可提高细胞线粒体酶活力,稳定线粒体 Ca^{2+} 含量,抑制细胞启动程序性死亡。川芎嗪具有调节免疫细胞功能、增强淋巴细胞群的免疫表达、调节免疫失活细胞的增敏作用,后者可增强杀伤肿瘤细胞的作用。

10. 其他　川芎还具有抑菌、造血、平喘、神经细胞保护等药理作用。

综上所述,川芎的活血行气,主治胸胁疼痛、头痛、跌打损伤的功效与扩张血管、降血压、抑制血小板聚集、抗凝血作用相关。川芎治疗月经不调、痛经闭经的功效可能与解除内脏平滑肌痉挛作用相关。此外,川芎对多种革兰氏阴性菌有明显的抑制作用,对某些致病性皮肤真菌也有抑制作用。

【临床应用】

1. 心脑血管疾病　以川芎为主的复方制剂如速效救心丸等可用于心绞痛、心肌梗死、脑梗死等心脑血管疾病的治疗。

2. 呼吸系统疾病 川芎嗪可用于治疗肺源性心脏病,也可治疗毛细支气管炎和哮喘性支气管炎、肺纤维化等疾病。

3. 泌尿系统疾病 川芎嗪可用于治疗慢性肾衰竭、肾小管功能损害,并对庆大霉素肾毒性有保护作用。

此外,在 2 型糖尿病、突发性聋、颈椎病、过敏性紫癜等疾病中,川芎也具备比较好的临床治疗效果。

【不良反应】川芎可引起过敏反应,大剂量川芎引起剧烈头痛。

丹 参*

唇形科植物丹参的干燥根和根茎。成分包括脂溶类二萜醌类成分和水溶性酚酸类成分。脂溶性成分主要是丹参酮 I、丹参酮 II_A、丹参酮 II_B、隐丹参酮等;水溶性成分中含丹酚酸 A(丹参素)、丹酚酸 B、原儿茶醛等。

丹参味苦,性微寒。归心、肝经。具有活血调经、祛瘀止痛、凉血消痈、清心除烦的功效。主治月经不调,闭经痛经,产后瘀滞,血瘀心痛,脘腹疼痛,癥瘕积聚,风湿痹证,疮痈肿毒,心烦不眠。

【药理作用】

1. 抗心肌缺血 其作用可能与其"活血"的功效相关。丹参能扩张冠脉,增加心肌血氧供应;减慢心率,抑制心肌收缩力,改善心肌能量代谢,扩张外周血管,减轻心脏负荷;抗自由基、抗脂质过氧化,保护心肌。此外,丹参可降低动脉粥样硬化面积,减少主动脉壁胆固醇含量;可减轻纤维蛋白凝块对血管内皮的损伤,刺激动脉内皮细胞分泌 PGI_2;可减少细胞内胆固醇的合成,抗脂蛋白氧化,并使氧化脂蛋白中脂质过氧化物明显减少,使氧化脂蛋白对细胞的毒性作用减弱。

2. 抗血栓 丹参的抗血栓作用,可能与其"活血"的功效相关。丹参能提高纤溶酶活性,延长出、凝血时间;抑制血小板 TXA_2 的合成,抑制磷酸二酯酶的活力,增加血小板中 cAMP 含量,从而抑制血小板的聚集,抗血栓形成。

3. 抑制血小板凝聚 丹参总丹参酮能增强血管的抗血栓功能,减轻血管壁炎症反应。丹酚酸 A 具有抗血栓及抗血小板作用,其机制可能与升高 cAMP 含量有关。

4. 改善微循环 丹参的改善微循环作用,可能与其"活血"的功效相关。丹参素能扩张收缩状态的微动脉,加快血流速度,毛细血管网开放数目增加,促进侧支循环的建立。

5. 抗脑缺血 丹参抗脑缺血可能与其降低脑组织 TXA_2 的生成、抑制缺血时脑组织兴奋性氨基酸释放、减轻线粒体损伤、改善脑组织微循环等作用有关。

6. 促进组织的修复与再生 丹参能促进肝、骨、皮肤等多种组织的修复与再生,对过度增生的成纤维细胞有抑制作用。

7. 镇静、镇痛 丹参能明显抑制自主活动,能增强戊巴比妥钠的催眠效果。丹参有一定的镇痛作用。

8. 其他

(1)抗炎、抗菌:丹参酮有明显的抗炎作用。隐丹参酮、二氢丹参酮对葡萄球菌、大肠埃希菌、变形杆菌有一定的抑制作用。

(2)抗溃疡:丹参注射液能扩张胃黏膜血管,改善胃黏膜血流,促进溃疡愈合。

(3)改善肝、肾功能:丹参能增加肝、肾血流量。

(4)对呼吸系统的作用:丹参的解痉作用与阻滞平滑肌钙离子内流有关。丹参注射液对 X 线照射致小鼠放射性肺损伤有预防保护作用。

(5)抗肿瘤:丹参及其主要成分能有效抑制肿瘤细胞的增殖,诱导肿瘤细胞凋亡,诱导肿瘤细胞分化,抑制肿瘤细胞的侵袭及转移。

(6)促进血管生成:丹参多酚酸盐能够有效促进细胞增殖、血管新生及血管内皮生长因子(vascular endothelial growth factor,VEGF)的表达。

【临床应用】

1. 心脑血管疾病　丹参及其制剂可用于心绞痛、心肌梗死、脑梗死、冠心病、缺血性脑卒中等心脑血管疾病的治疗。

2. 慢性肝炎和早期肝硬化　丹参可减轻慢性肝炎和早期肝硬化的症状,促进肝功能和肝脾大的恢复。

3. 肺源性心脏病　丹参治疗慢性肺源性心脏病急性发作期患者,可使血液流变学指标有明显改善。

4. 重症急性胰腺炎　丹参可显著提高急性重症胰腺炎的治疗效果,降低并发症和死亡率。

5. 消化性溃疡　口服丹参片或丹参水溶液,对消化性溃疡有一定疗效。

此外,丹参制剂还可用于视网膜中央动静脉栓塞、血栓闭塞性脉管炎、新生儿硬肿病、硬皮病、银屑病、神经性耳聋等多种疾患的治疗。

【不良反应】丹参注射制剂可引起过敏反应,偶见头晕、月经过多、ALT 升高。

> **知识链接**
>
> #### 丹参提取物产品
>
> 丹参提取物产品有丹参酮 II_A、丹酚酸 B、丹酚酸 B 镁、丹参素、丹参总酮、隐丹参酮、原儿茶醛等十余种,一百多种规格,产品广泛应用于医药、保健品、化妆品、农药及兽药等领域。

延　胡　索 *

罂粟科植物延胡索的干燥块茎。含多种生物碱,主要包括延胡索甲素(紫堇碱)、延胡索乙素(消旋四氢巴马汀)、去氢延胡索甲素、延胡索丑素等。

延胡索味辛、苦,性温。归肝、脾经。其功效为活血、行气、止痛。用于胸胁、脘腹疼痛,经闭痛经,产后瘀阻,跌扑肿痛。

【药理作用】

1. **镇痛**　延胡索乙素镇痛作用最强,对钝痛作用强于锐痛。其镇痛作用机制可能与阻断脑内多巴胺 D_1 受体,阻断纹状体、前额皮质等脑区多巴胺 D_2 受体,使纹状体亮氨酸脑啡肽含量增加有关。不同于解热镇痛抗炎药和阿片类麻醉性镇痛药的镇痛机制。

2. **镇静、催眠**　延胡索乙素的安定作用与吩噻嗪类作用有相同之处,引起睡眠浅而易醒,大剂量无麻醉作用。具有镇吐和降温作用,可引起锥体外系症状。镇静催眠作用机制主要与阻断脑内多巴胺受体的功能有关。

3. **抗心肌缺血和心律失常**　延胡索提取物有显著的扩张兔心和在体猫心的冠状血管,降低冠状动脉阻力与增加冠脉流量等作用,对多种原因诱发的实验性心肌缺血和心肌损伤均有一定的保护作用。去氢延胡索甲素有扩张冠脉,增加心脏血氧供应的作用,提高耐缺氧能力,减轻心肌坏死。延胡索还能扩张外周血管,降低外周阻力。抗心律失常可能与拮抗 Ca^{2+} 有关。

4. **抑制血小板聚集**　延胡索乙素静脉注射对大鼠实验性脑血栓形成有明显的抑制作用,对腺苷二磷酸、花生四烯酸和胶原诱导的兔血小板聚集均有抑制作用。

5. **抑制胃酸分泌、抗溃疡**　去氢延胡索甲素能减少胃酸分泌,降低胃蛋白酶活性。延胡索乙素也可抑制胃酸分泌。延胡索全碱具有抗大鼠幽门结扎性溃疡、水浸应激性溃疡和组胺溃疡的作用。

其他药理作用还包括抗脑缺血、提高抗应激、促进促肾上腺皮质激素释放、抗肿瘤、抑菌、抗炎、抗病毒等。

延胡索的镇痛、镇静、催眠药理作用与其"止痛"功效相关;抗心肌缺血和心律失常、抑制血小板凝聚、抗脑缺血作用与"活血"功效相关;抑制胃酸分泌、抗溃疡、促进促肾上腺皮质激素释放作用与其"行气"功效相关。

> **知识链接**
>
> **延胡索的镇痛作用**
>
> 延胡索为一种常用止痛药,1928 年开始研究人员从中获得十多种生物碱,但直至 1955 年,延胡索的镇痛作用才得到证实。延胡索乙素的镇痛作用比解热镇痛药强,延胡索总碱比吗啡的镇痛作用弱。对慢性持续性疼痛及内脏钝痛的效果较好。在发挥镇痛作用的同时,还有镇静催眠作用。口服延胡索可产生类似吗啡及可待因的效果,能缓解一般神经痛、头痛、腰痛、关节痛、痛经等。

【临床应用】

1. **疼痛**　延胡索乙素注射剂对内脏疾病所致疼痛、神经痛、头痛、脑震荡头痛、痛经、分娩痛、产后宫缩痛和术后痛等均有较好的缓解作用。

2. **心脑血管疾病**　延胡索醇浸膏可用于心绞痛、心肌梗死、脑梗死等心脑血管疾病的治疗。

3. **胃溃疡**　口服延胡索混合生物碱制剂治疗胃溃疡、十二指肠溃疡和慢性胃炎有一定疗效。

4. **失眠**　延胡索乙素用于失眠患者,可减少多梦现象,且次日无头晕、乏力、精神不振等后遗反应。

【不良反应】使用延胡索乙素偶见眩晕、乏力、恶心,大剂量使用时可出现呼吸抑制,并见帕金森病等副作用。个别患者可出现皮肤过敏现象。

红　花

菊科植物红花的干燥花。含红花醌苷、新红花苷、红花苷。红花苷水解得葡萄糖和红花素等。红花及其油中尚含棕榈酸、肉豆蔻酸、月桂酸、硬脂酸、花生酸、油酸、亚油酸和亚麻酸等。

红花味辛,性温。归心、肝经。其功效为活血通经、祛瘀止痛。主治经闭,痛经,恶露不行,癥瘕痞块,跌扑损伤,疮疡肿痛。

【药理作用】

1. 抗凝血、抗血栓　红花明显延长凝血酶原时间、凝血酶时间,活化部分凝血活酶以及明显降低血浆中的纤维蛋白原含量;并抑制由腺苷二磷酸引起的家兔血小板聚集。红花的抗血栓作用主要是通过抑制血小板聚集和抑制凝血系统实现的。

2. 扩张血管　红花注射液对不同动物都有明显的扩张血管作用,能对抗由肾上腺素或去甲肾上腺素对血管的收缩。红花扩张血管的作用与血管的功能状态和药物的剂量有关。其作用机制可能与直接或部分对抗 α 受体、影响细胞外 Ca^{2+} 内流有关。

3. 抗心肌缺血　红花注射液对心肌缺血,大脑血流动力学有明显改善作用,可扩张冠脉血管、增加心脏冠脉流量,减慢心率,明显降低心肌耗氧量。

4. 对子宫的作用　红花煎剂对不同动物的在体或离体子宫均有不同程度的兴奋作用。小剂量可使子宫发生紧张性或节律性收缩,大剂量可使子宫紧张性与兴奋性升高,自动收缩,甚至痉挛。此作用对已孕子宫较未孕子宫更为明显。

5. 抗炎　红花黄色素对甲醛性足肿胀有明显抑制作用,表明对组胺引起的大鼠皮肤毛细血管的通透量增加有明显抑制作用,红花黄色素对大鼠棉球肉芽肿形成有显著抑制作用。

其他药理作用包括增强免疫、抗肿瘤、抗氧化、抗菌、抗疲劳、抗衰老等。

【临床应用】

1. 心脑血管疾病　红花对血管性及炎症性心脑血管疾病具有良好的治疗效果。

2. 妇科疾病　红花可用于治疗月经不调、围绝经期综合征等。

3. 跌打损伤　红花可用于跌打损伤所致的局部充血、肿胀。

此外,红花还用于治疗压疮、冻疮、胃溃疡、骨质增生、关节炎、静脉炎、突发性聋等疾病。

【不良反应】红花有一定的毒性,不宜大量久服。可引起腹部不适、腹痛、腹泻,甚或胃肠出血、腹部绞痛、妇女月经过多,可能与红花对肠管及子宫的兴奋作用有关。少数患者出现头晕、皮疹和一过性荨麻疹等。严重中毒发生时,可致神志萎靡不清,震颤,惊厥,循环、呼吸衰竭。

桃　仁

蔷薇科植物桃或山桃的干燥成熟种子。生用或捣碎入药。主要成分有脂肪油类、苷类、蛋白质和氨基酸、挥发油、甾体及其糖苷等。苷类以苦杏仁苷、野樱苷等氰苷为主要成分。

桃仁味苦、甘,性平。归心、肝、大肠经。具有活血祛瘀、润肠通便、止咳平喘等功效。主治经闭、痛经、产后瘀阻、跌打伤痛、肺痈、肠痈、肠燥便秘、咳嗽气喘。

【药理作用】

1. 对心血管系统的作用

(1)抗心肌缺血:桃仁石油醚提取物部分可降低急性心肌梗死大鼠心电图 ST 段的抬高,且能抑制血清中肌酸激酶、乳酸脱氢酶的浓度,降低心肌梗死的面积,对抗心肌缺血。

(2)改善血液流变性:桃仁及其提取物具有增加局部血流量、降低血液黏度、改善血液流变学等作用。

(3)抗血栓:桃仁提取物可抑制血小板聚集。桃仁水提取物、苦杏仁苷、桃仁脂肪油对血小板聚集的抑制强度依次递减,石油醚提取物部分以及从中分离出的棕榈酸和油酸则可显著延长凝血酶时间。

2. 平喘、镇咳 桃仁中所含的苦杏仁苷被酶水解生成的氢氰酸和苯甲醛对呼吸中枢有抑制作用,使呼吸运动趋于平缓而止咳。

3. 对肝脏的作用 桃仁提取物可提高肝组织胶原酶的活性、抑制肝贮脂细胞的活化、促进胶原的分解,减轻肝窦毛细血管化程度,从而预防肝纤维化的形成,也能促进肝纤维化患者肝内已沉积的胶原纤维分解吸收和降解,减轻肝损伤。

4. 免疫调节 桃仁及其提取物对于免疫系统具有双向调节的作用。桃仁水提取物可提高寒凝血瘀证模型大鼠的肝巨噬细胞数量,有助于提高寒瘀证大鼠的免疫功能。桃仁乙醇提取物能抑制体外环境下刀豆蛋白 A 和脂多糖(LPS)刺激的脾细胞增殖,且能抑制卵清蛋白刺激下小鼠体内脾细胞增殖,从而表现抑制免疫作用;桃仁醇提取物中分离出的酚类化合能抑制人肥大细胞对组胺、肿瘤坏死因子(TNF-α)、白介素(IL-6)的释放。

5. 润肠、通便 桃仁脂肪油可直接润滑肠壁和粪便,可在肠道内分解产生脂肪酸,刺激肠黏膜,加快蠕动,减少大肠吸收水分而产生缓泻作用。

此外,桃仁还具有抗炎、抗氧化、抗过敏、抗肿瘤、促进黑色素合成等作用。

【临床应用】

1. 妇科疾病 桃仁与红花、当归等配伍可用于治疗痛经、月经不调等妇科疾病。

2. 肝纤维化 桃仁复方对慢性乙型肝炎肝纤维化有一定治疗作用。

3. 便秘 桃仁与火麻仁、柏子仁等药物配伍,可用于治疗大便秘结。

【不良反应】桃仁具有一定的生殖毒性,具有致突变和致畸作用。其所含氰苷类的代谢产物氢氰酸具有阻滞细胞呼吸、抑制呼吸中枢、刺激黏膜等毒性。

益 母 草

唇形科植物益母草的新鲜或干燥地上部分。含益母草碱、水苏碱等生物碱等。

益母草味辛、苦,性微寒。归肝、心包、膀胱经。其功效活血调经、利水消肿、清热解毒。主治月经不调,经闭痛经,恶露不尽,瘀滞腹痛,水肿尿少,疮痈肿毒。

【药理作用】

1. 对子宫平滑肌的作用　益母草煎剂、醇浸膏及益母草碱对子宫均呈兴奋作用。表现为子宫张力增强，收缩幅度增大，节律加快，作用类似麦角新碱。同时，益母草总碱能明显拮抗缩宫素所致大鼠子宫的剧烈收缩(类似痛经)，可能是通过降低子宫平滑肌上的 PGE_2 含量，改善子宫炎症状况及升高体内孕激素水平等多种途径而缓解痛经反应。

2. 保护心肌细胞　水苏碱能提高 NE 诱导的心肌肥大细胞肌质网钙摄取功能，抵制血管紧张素 II 诱导的新生心肌肥大细胞，同时益母草注射液对缺血再灌注心肌可以增高其超氧化物歧化酶(SOD)、谷胱甘肽过氧化物酶(GSH-Px)、三磷酸腺苷(ATP)酶活性，减轻自由基对心肌的损害，从而达到保护心肌细胞的作用。

3. 抗血栓、扩张血管　益母草煎剂可使血栓形成时间延长，血栓长度缩短，重量减轻。还可使血小板计数减少，聚集功能减弱。益母草碱可扩张外周血管，还可扩张冠脉血管，有抗心肌缺血作用。

4. 利尿及防治急性肾小管坏死　益母草碱静脉注射具有显著的利尿作用，对甘油肌内注射所引起的大鼠急性肾小管坏死模型，可明显降低尿素氮，明显减轻肾组织损伤。

【临床应用】

1. 产后出血和复旧不全　益母草流浸膏、益母草颗粒可用于治疗产后腹痛、痛经、闭经、恶露不绝等。

2. 急性肾小球肾炎。

3. 心绞痛、心肌梗死　益母草注射液可用于治疗心绞痛、心肌梗死等心肌缺血性疾病。

【不良反应】鲜益母草毒性最大，干益母草次之，酒炙毒性最低。大剂量益母草可引起肾小管间质损伤，并可致急性肾衰竭；严重者全身乏力、四肢麻木、大汗、腰痛、血尿、流产、子宫出血、血压下降甚至休克。

莪　术*

姜科植物蓬莪术、广西莪术或温郁金的干燥根茎。含挥发油，为多种倍半萜衍生物和桉油精等，其中莪术醇、莪术二酮为重要的活性成分。另外含多种微量元素。

莪术味辛、苦，性温。归肝、脾经。具有破血行气、消积止痛的功效。主治癥瘕积聚、经闭及心腹瘀痛、食积脘腹胀痛。

【药理作用】

1. 抗血栓　莪术油可对抗由 ADP 和肾上腺素所诱导的血小板聚集时间延长。莪术不同炮制品均有较强的抗血小板聚集及抗凝血作用，醋制后活血化瘀作用明显增强。

2. 扩张血管　莪术可增加动脉血流量，作用在活血化瘀药中最为明显。

3. 对胃肠平滑肌的影响　莪术对消化道的作用与生姜相似，能直接兴奋平滑肌，可增加胃肠蠕动。

4. 镇痛　莪术不同炮制品都有一定程度的镇痛作用，其中以醋炙莪术镇痛作用强而持久。

5. 抗肿瘤 莪术有直接杀伤肿瘤细胞的作用,还可增强肿瘤细胞的免疫原性,从而诱发或促进机体对肿瘤的免疫排斥反应。

此外,莪术还具有保肝、抗早孕、抑菌、抗炎、抗氧化等作用。

【临床应用】

1. 肿瘤 莪术可治疗早期宫颈癌、卵巢癌、恶性淋巴瘤、白血病、结肠癌、肺癌和肝癌。

2. 冠心病 莪术制剂能使冠心病患者症状改善,改善心肌供血。

此外,莪术还可用于治疗缺血性脑血管病、血栓闭塞性脉管炎、真菌性阴道炎、消化性疾病等。

【不良反应】过量服用后引起胃肠道刺激症状、大脑皮质兴奋等,可能会出现恶心、呕吐、腹痛、腹泻、头晕、耳鸣、面红、胸闷、心慌、无力、呼吸困难及休克等症状。

水　　蛭

黄蛭科动物蚂蟥、医蛭科动物水蛭或黄蛭科动物柳叶蚂蟥的干燥全体。含蛋白质。活水蛭唾液腺中含有一种抗凝血的酸性物质水蛭素,是多种氨基酸组成的多肽,在干燥时已被破坏。此外,尚含肝素、抗凝血酶等。

水蛭味咸、苦,性平。有小毒。归肝经。其功效为破血通经、消癥逐瘀。主治血瘀经闭,癥瘕积聚,跌打损伤,心腹疼痛。

【药理作用】

1. 抗血栓形成 水蛭具有抗血小板聚集、抗凝、促纤溶作用。水蛭还是一种作用较强的 TXA_2 合成抑制剂。水蛭能使血液黏度降低,降低血细胞比容、血浆比黏度、全血比黏度、红细胞电泳时间、纤维蛋白原含量及红细胞沉降率。水蛭素是水蛭中的有效成分。

2. 改善微循环 水蛭能促进血肿吸收,减轻周围脑组织炎症反应及水肿,缓解颅内压升高,改善局部血液循环,保护脑组织免遭坏死,有利于神经功能的恢复。水蛭多肽对于大鼠脑缺血再灌注损伤具有保护作用,其作用机制可能与抑制脂质过氧化,提高抗氧化酶活性有关。

3. 抗肿瘤 水蛭对肿瘤细胞有抑制作用。新鲜水蛭唾液中的抗凝血物质——水蛭素注入实验性肺癌小鼠体内,能防止肿瘤细胞的扩散。

4. 降血脂 水蛭能使血中胆固醇和甘油三酯含量降低。

此外,水蛭还有抗炎、抗组织纤维化、促进造血、肾保护、抗早孕等药理作用。

【临床应用】

1. 脑血管疾病 水蛭可治疗脑血栓、脑出血、脑卒中先兆、脑卒中后遗症等。

2. 高脂血症 水蛭制剂能使高脂血症患者血清胆固醇、甘油三酯、β- 脂蛋白水平下降,凝血酶原时间延长。

3. 肾病 水蛭可用于治疗原发性肾小球肾炎、原发性肾病综合征、难治性肾病综合征。

此外,水蛭还可用于治疗肺源性心脏病、肝硬化、肝硬化门静脉高压、周围血管病。

【不良反应】心血管系统损害,可见周身青紫、僵直、关节僵硬、心音低钝无力,重则出现呼吸衰微、心力衰竭、神志昏迷而死亡。大量服用水蛭可使毛细血管过度扩张、出血,最后致肺、肾、心脏淤血,最终因呼吸衰竭、心力衰竭而死亡。水蛭可引起血小板减少性紫癜。水蛭有致畸和致流产作用。

> **点滴积累**
>
> 1. 川芎、丹参、延胡索、红花、桃仁、益母草、莪术、水蛭能抗血栓形成。
> 2. 川芎、丹参、延胡索等对冠状动脉的扩张作用最为突出。川芎能增加脑血流量。
> 3. 川芎、丹参、红花、益母草、水蛭等具有改善微循环的作用。

第三节 经方与制剂

血府逐瘀汤

【处方组成】当归,生地黄,桃仁,红花,枳实,枳壳,赤芍,柴胡,甘草,桔梗,川芎,牛膝。

【功能与主治】活血行瘀,理气止痛。用于瘀血内阻引起的胸痛、头痛、内热满闷、失眠多梦、心悸怔忡、急躁易怒等症。

【药理作用】

1. 改善血液流变性 全方能显著增强红细胞变形能力和降低全血比黏度。

2. 改善微循环 扩张处于微循环障碍病理状况下的实验动物微血管,加快血流速度,使毛细血管开放数量增多。

3. 抗心肌缺血 能改善心肌纤维化,抑制心脏间质成纤维细胞及细胞外基质胶原蛋白、透明质酸及纤维连接蛋白的合成。血府逐瘀汤有效地抑制心肌细胞坏死及凋亡,减轻心肌细胞损伤,对缺血心肌有保护作用。

4. 抗动脉粥样硬化 可以降低动脉粥样硬化大鼠血清不对称二甲基精氨酸(ADMA)水平,从而增加一氧化氮(NO)的合成和分泌,进而改善动脉粥样硬化的病变程度。

5. 保护血管内皮细胞 能降低血管内皮细胞内皮素(ET)水平,提高血清 NO 水平,改善血瘀证动物模型的内皮细胞功能,对内皮细胞起到一定的保护作用。

6. 提高免疫功能 能提高动物腹腔巨噬细胞吞噬功能、网状内皮系统对染料的廓清速度;拮抗氢化可的松对巨噬细胞的抑制作用,提高抗体生成细胞的数量及分泌抗体水平与维持时间,活化 T、B 淋巴细胞功能,参与免疫应答调控过程。

7. 抗炎 抑制慢性肉芽肿生成,抑制肉芽组织增生过程中 DNA 的合成,抑制成纤维细胞的增生。

【临床应用】

1. 心脑血管系统疾病 冠心病、心绞痛、肺源性心脏病、风湿性心脏病、心肌梗死、脑缺血、脑动脉硬化等。

2. 妇产科疾病 原发性痛经、流产后腰痛或出血、产后身痛、月经失调、不孕症、子宫肌瘤、慢性盆腔炎等。

【不良反应】可引起出血性疾病如消化道出血等,女性可能引起月经期延长,此外,还可引起过敏反应等。

复方丹参滴丸

【处方组成】丹参,三七,冰片。

【功能与主治】活血化瘀,理气止痛。用于气滞血瘀所致的胸痹,症见胸闷、心前区刺痛;冠心病心绞痛见上述证候者。

【药理作用】

1. 扩张冠状动脉 丹参素及丹参水提取物对大鼠冠脉环扩张作用是通过抑制血管平滑肌细胞的 Ca^{2+} 内流而起作用的;同时,钾通道的开放对防止 Ca^{2+} 内流也起到了辅助作用,此作用不涉及内皮依赖的机制。

2. 抗血小板聚集 复方丹参滴丸中的三七总皂苷可抑制血小板的聚集,降低血液黏度,改善血液流变性,预防血栓形成。

3. 改善血液流变性 丹参有改善外周血液循环、加快微循环血液流通、提高机体的耐缺氧能力以及增加毛细血管网等作用。复方丹参滴丸中的有效成分对全血、血浆及纤维蛋白原都有重要的改善作用,具有明显抑制红细胞变形的作用,能够降低血液高凝、高黏滞状态。

4. 调节血脂 复方丹参滴丸可延缓致动脉粥样硬化脂蛋白谱的变化,有效调节血脂代谢,稳定粥样斑块,改善内皮细胞功能,延缓动脉粥样硬化进展。

此外,其他作用还包括抗肿瘤、抗氧化、抗心肌缺血等。

【临床应用】

1. 心血管疾病 复方丹参滴丸可治疗冠心病、心绞痛、心律失常和心肌梗死。

2. 糖尿病微血管并发症 复方丹参滴丸可治疗糖尿病微血管并发症如糖尿病视网膜病变、糖尿病肾病。

3. 脑梗死 复方丹参滴丸治疗脑梗死的疗效显著,能有效减小脑梗死体积,提高患者生活质量。

4. 高脂血症 降低总胆固醇、甘油三酯,并对升高高密度脂蛋白、降低低密度脂蛋白有一定作用。

【不良反应】本品无毒性,偶见胃肠道不适,停药后症状消失。

ER 15-2

元胡止痛片
(拓展阅读)

点滴积累

1. 血府逐瘀汤活血行瘀,理气止痛的药理学基础是改善血液流变性、改善微循环、抗心肌缺血、抗动脉粥样硬化、保护内皮细胞、提高免疫力、抗炎等。
2. 复方丹参滴丸活血化瘀,理气止痛,用于胸闷、心绞痛的药理学基础是扩张冠状动脉、抗血小板聚集、改善血液流变性等。

ER 15-3

第十五章
自测题

ER 15-4

第十五章
思维导图

目标检测

简答题

1. 试述活血化瘀药抗血栓形成的作用机制。

2. 丹参对心血管系统有哪些药理作用？

3. 简述复方丹参滴丸的药物组成、主要药理作用和临床应用。

（苗久旺）

第十六章　化痰止咳平喘药

ER 16-1

第十六章
化痰止咳平
喘药(课件)

学习目标

1. **掌握**　化痰止咳平喘药的主要药理作用。苦杏仁的药理作用、临床应用与不良反应。
2. **熟悉**　桔梗、半夏、川贝母、浙贝母的主要药理作用与临床应用。
3. **了解**　二陈汤、蛇胆川贝液的药理作用及临床应用。

导学情景

情景描述：

　　咳嗽、咳痰是呼吸系统疾病的重要症状,在中医理论中,咳嗽、痰多、喘息等症状常被视为"痰湿"或"风寒"所致。中药化痰止咳平喘药通过调理脏腑、化痰止咳、平喘等作用,广泛应用于呼吸系统疾病的治疗。那么,中药治疗感冒后服止咳消炎药数日未愈、慢性支气管炎咳嗽喘息迁延未愈,在选药方面是否有不同呢?

学前导语：

　　"知母贝母款冬花,专治咳嗽一把抓""桔梗化痰靠升宣,祛痰排脓利喉咽",中药在化痰平喘方面有独特的优势。感冒、慢性支气管炎所致咳嗽,因病机不同,治法则不同,用药也不同,充分体现了中医的辨证论治思维。本章将带领同学们学习化痰止咳平喘药的相关知识,使大家了解中医药治疗咳、痰、喘的机制。

第一节　概述

　　凡以祛痰,缓解或制止咳嗽、喘息为主要作用的药物,称化痰止咳平喘药。本类药物的药性或温、或寒,味多辛、苦,具有宣肺祛痰、止咳平喘等功效。

　　痰、咳、喘三者关系密切,互为因果,往往同时存在。治疗过程中,祛痰多能止咳,止咳可以平喘,平喘也利于排痰止咳。化痰药、止咳药、平喘药三者之间没有明显的界线,且互有交叉,因此并称为化痰止咳平喘药。现代研究表明,化痰止咳平喘药的药理作用主要有以下几个方面。

　　1. **祛痰**　桔梗、浙贝母、川贝母等有润肺化痰的作用,使呼吸道分泌增加,溶解痰液中黏痰,降低痰液的黏稠度,促进气管黏液-纤毛运动而促进痰液排出。此类药物的祛痰作用多与其所含皂苷成分有关。

2. 镇咳　桔梗、浙贝母、川贝母、半夏、苦杏仁有镇咳作用。川贝母、百合等药物成分能够通过抑制中枢神经系统中的咳嗽反射来减轻咳嗽。薄荷、桔梗等可以缓解气道的刺激，减少咳嗽的频率和强度。

3. 平喘　浙贝母、款冬花、苦杏仁、洋金花等药物有一定的平喘作用。例如，浙贝母碱、款冬花醚提取物可扩张支气管平滑肌发挥平喘作用；苦杏仁苷在体内分解微量氢氰酸，抑制呼吸中枢平喘；洋金花含莨菪类生物碱，其平喘作用与 M 受体阻断有关。

4. 抗炎　半夏、天南星、桔梗、苦杏仁均具有不同程度的抗炎作用，半夏的抗炎作用与其糖皮质激素样作用有关，桔梗皂苷可抑制核转录因子活性，减少诱导型一氧化氮合酶（iNOS）和环氧合酶 -2（COX-2）表达，发挥抗炎作用。

5. 其他　贝母、枇杷等中药具有抗病原微生物作用；半夏有抗肿瘤作用；天南星有镇静作用，缓解因咳嗽或喘息引起的焦虑不适。

常用化痰止咳平喘药的主要药理作用见表 16-1。

表 16-1　化痰止咳平喘药的主要药理作用概括表

类别	药物	祛痰	镇咳	平喘	其他
温化寒痰药	半夏	+	+		止吐、抗肿瘤、抗早孕、抗生育、调节胃肠功能、降血脂、抗炎
清化热痰药	桔梗	+	+		抗炎、镇静、镇痛、降血糖、降血脂
	川贝母	+	+	+	抑菌、松弛胃肠平滑肌、抗溃疡、升高血糖、降血压
	浙贝母	+	+	+	兴奋子宫、收缩肠肌、降血压、镇静、镇痛
止咳平喘药	苦杏仁	+	+	+	抗炎、镇痛、抗肿瘤、抑制胃蛋白酶活性、增强免疫
	款冬花	+	+	+	升血压、抑制血小板聚集
	紫菀	+	+		抗菌、抗病毒、抗肿瘤
	前胡	+			抗炎、抗过敏、抗心律失常、扩张血管、抗血小板聚集
	薸菜	+	+	+	抗菌
	天南星	+			镇静、镇痛、抗惊厥、抗肿瘤

知识链接

痰症的中医治法

温化寒痰药药性温燥，不宜治热痰、燥痰。清化热痰药药性寒润，不宜治寒痰、湿痰。脾虚生痰者，应配伍健脾燥湿的药物，以标本兼治；麻疹初起兼有表证所致咳嗽，宜以疏解清宣为主，忌用有收敛性的止咳药，以免影响麻疹透发。

点滴积累

1. 祛痰药多能止咳，而止咳、平喘药又多兼有化痰作用。
2. 化痰止咳平喘药的主要药理作用有祛痰、镇咳、平喘、抗炎等。

第二节 常用中药

桔 梗

桔梗科植物桔梗的干燥根。其主要有效成分是三萜皂苷类成分，根据桔梗皂苷元母核化学结构的变化规律可分为桔梗酸类、桔梗二酸类和远志酸类。

桔梗味苦、辛，性平。归肺经。具有宣肺、利咽、祛痰、排脓的功效。主治咳嗽痰多、胸闷不畅、咽痛音哑、肺痈吐脓等。

【药理作用】

1. 祛痰镇咳 桔梗皂苷可增强加呼吸道黏蛋白释放，增强支气管腺体的分泌，使痰液稀释易于排出，发挥祛痰作用。桔梗水提取物、桔梗皂苷有镇咳作用。

2. 抗炎 桔梗皂苷等有效成分能通过降低毛细血管通透性、提高溶菌酶的活性、增加巨噬细胞的吞噬功能、增加中性粒细胞的杀菌力等多种方式抑制炎症反应。

此外，桔梗及其提取物还具有镇静止痛、降血糖、降血脂等作用。

【临床应用】

1. 以桔梗为主药的方剂（如桑菊饮、杏苏散、止嗽散等）常用于治疗风寒咳嗽与风热咳嗽，相当于西医学的肺炎、肺结核、急慢性支气管炎、小儿喘息性肺炎等。

2. 以桔梗为主药的方剂（如桔梗汤）常用于治疗肺气不宣、咽痛音哑，相当于西医学的急性扁桃体炎、急性咽炎、声带小结、失音等。

【不良反应】桔梗一般无毒副作用，偶见恶心、呕吐，重者可见四肢出汗、乏力、心烦。

半 夏

天南星科植物半夏的干燥块茎，其主要成分包括生物碱、有机酸、挥发油等，其中生物碱是其发挥药理作用的主要活性物质。

半夏味辛，性温；有毒。归脾、胃、肺经。具有燥湿化痰、降逆止呕、消痞散结的功效。主治湿痰寒痰，咳喘痰多，痰饮眩悸，风痰眩晕，痰厥头痛，呕吐反胃，胸脘痞闷，梅核气；外治痈肿痰核。

【药理作用】

1. 化痰 降低痰液的黏稠度，促进痰液的排出。其主要成分如半夏碱等，能够刺激呼吸道的腺体分泌，增加呼吸道分泌物，从而帮助清除痰液。

2. 镇咳 其镇咳部位在中枢，镇咳成分为生物碱。

3. 调节胃肠功能 半夏对胃肠运动功能的影响与机体状态和炮制有关。生半夏促进小鼠胃肠运动，显著减少胃液 PGE_2 的含量，对胃黏膜损伤较大。半夏姜制后可后消除生半夏对胃黏膜的刺激，抑制小鼠胃肠运动。

4. 止呕 半夏炮制品有镇吐作用，其镇吐机制可能为抑制呕吐中枢，其镇吐成分为生物碱、甲硫氨酸、甘氨酸、葡萄糖醛酸或 L- 麻黄碱。

5. 抗肿瘤　半夏蛋白、多糖、生物碱均具有抗肿瘤作用。半夏多糖具有较强的单核吞噬细胞系统激活作用，可诱导肿瘤细胞凋亡而产生抗肿瘤作用。半夏各炮制品总生物碱有明显抑制实验性肿瘤细胞的作用，矾半夏抗肿瘤细胞生长作用最强，姜制半夏次之。从半夏的新鲜鳞茎中分离的外源性凝聚素（PTA），可凝集多种肿瘤细胞，有较强的促进肿瘤细胞凋亡的作用。

6. 其他　半夏有抗炎、抗生育、抗早孕、降血脂等药理作用。

【临床应用】以半夏为主的复方常用于治疗痰湿阻肺、咳嗽、哮喘等病；也可用于治疗妊娠、急性消化不良、慢性胃炎、神经失调和晕动病所致呕吐等。

【不良反应】生半夏对口腔、喉头和消化道黏膜有一定的刺激性，误食可使呼吸迟缓而不整致麻痹死亡；各种半夏制剂有妊娠毒性、"三致"毒性。

苦 杏 仁*

蔷薇科植物山杏、西伯利亚杏、东北杏或杏的干燥成熟种子。其主要成分苦杏仁苷，苦杏仁苷经水解产生氢氰酸、苯甲醛及葡萄糖。

苦杏仁味苦，性微温；有小毒。归肺、大肠经。具有降气止咳平喘、润肠通便的功效。主治咳嗽气喘、胸满痰多、肠燥便秘等。

【药理作用】

1. 镇咳平喘　有效成分苦杏仁苷可抑制呼吸中枢，扩张支气管、缓解气道痉挛，从而减轻咳嗽和喘息而达到镇咳、平喘作用。

2. 祛痰　通过刺激呼吸道的分泌腺体，增加分泌物的产生，帮助清除痰液。

3. 抗炎　有效成分苦杏仁苷可抑制炎症因子表达，起到抗炎和免疫抑制作用。

4. 镇痛　缓解因咳嗽或其他原因引起的胸部不适和疼痛。

5. 抗肿瘤　苦杏仁苷水解生成的氢氰酸和苯甲醛对某些类型肿瘤细胞呈现协同杀伤作用。苦杏仁富含抗氧化物质，可以清除自由基，减轻氧化应激，进而可能对抗肿瘤的发生和发展。

6. 其他　苦杏仁还有抗氧化、保护心血管系统、促进消化等药理作用。

【临床应用】

1. 苦杏仁常用于中医方剂中，适用于治疗咳嗽、哮喘、痰多等症。

2. 临床处方可辨证选择苦杏仁配伍黑芝麻、当归、肉苁蓉、柏子仁，用于治疗肠燥便秘。

3. 苦杏仁苷，口服或静脉滴注，可用于治疗肺癌、食管癌、支气管癌等，有一定疗效。

【不良反应】苦杏仁含有一定量的氢氰酸，过量使用可能导致中毒。因此，使用时需谨慎，通常建议在专业人士指导下使用。

考 证 要 点

苦杏仁苷的代谢转化途径

　1. 苦杏仁苷既是苦杏仁止咳祛痰的药效物质基础，又是其毒性产生的主要原因，过量服用有毒。口服苦杏仁苷后，该成分经肠道菌群的 β-葡萄糖苷酶催化发生水解反应，双糖苷首先转化成单糖苷野樱苷再经酶催化水解成苷元,分解释放出少量氢氰酸而产生止咳祛痰作用,由于肠道菌群富含高活性的β-葡萄糖苷酶,催化活性比较高。因此,苦杏仁的口服剂量是临床使用的关键点,应严格控制,避免过量产生毒性反应。

2. 由于苦杏仁苷的药效依赖于肠道菌群β-葡萄糖苷酶的催化,因此,在服用苦杏仁的同时服用抗生素时,会对疾病治疗会有影响。

3. 给药方式的不同也会影响苦杏仁苷的药效和毒性反应。

川 贝 母

百合科植物川贝母、暗紫贝母、甘肃贝母、梭砂贝母、太白贝母或瓦布贝母的干燥鳞茎。其主要成分为生物碱类。

川贝母味苦、甘,性微寒。归肺、心经。具有清热润肺、化痰止咳、散结消痈的功效。主治肺热燥咳、干咳少痰、虚劳咳嗽、痰中带血、瘰疬、乳痈、肺痈。

【药理作用】

1. **镇咳祛痰** 川贝母为一味良好的清热化痰药。贝母总生物碱及非生物碱部分有一定的镇咳作用。川贝母祛痰作用较明显。

2. **平喘** 其总生物碱成分对组胺所致豚鼠离体平滑肌痉挛有明显松弛作用。

3. **抗菌** 体外抗菌试验表明,川贝母醇提取物对金黄色葡萄球菌和大肠埃希菌有明显的抑菌作用。

4. **其他** 川贝母还有镇静、调节免疫、保护肺组织、升高血糖等药理作用。

【临床应用】川贝母被广泛用于急慢性支气管炎及上呼吸道感染等引起的咳嗽、咳痰不利,其对肺结核引起的咳嗽亦有良好的止咳效果。

浙 贝 母

百合科植物浙贝母的干燥鳞茎。含有浙贝母碱、去氢浙贝母碱、异浙贝母碱、胆碱等多种生物碱。还含有浙贝母碱苷、贝母醇、胡萝卜素及多种二萜类化合物、脂肪酸等。

浙贝母味苦,性寒。归肺、心经。具有清热化痰止咳、解毒散结消痈的功效。主治风热咳嗽、痰火咳嗽、肺痈、瘰疬、疮毒。

【药理作用】

1. **镇咳祛痰** 浙贝母醇提取物可使呼吸道分泌液增加,有祛痰作用。浙贝母碱有镇咳作用。

2. **平喘** 浙贝母碱低浓度对支气管平滑肌表现为扩张作用,高浓度则收缩。浙贝母醇提取物对组胺引起的豚鼠离体气管收缩有明显松弛作用。

3. **抗炎** 降低毛细血管通透性,抑制炎症反应。

此外,浙贝母还有镇静、镇痛、影响平滑肌、抗溃疡、止泻等药理作用。

【临床应用】

1. **急性呼吸道感染** 浙贝母对急性气管炎、肺炎等引起的咳嗽痰多、痰稠色黄、口干喉痒等有明显疗效。

2. 乳腺增生 浙贝母配青皮、昆布、乳香、夏枯草,对乳腺增生有显著疗效。

> **点滴积累**
>
> 1. 桔梗、半夏、苦杏仁是常用的化痰止咳平喘药。
> 2. 苦杏仁苷既是苦杏仁止咳祛痰的药效物质基础,又是其毒性产生的主要原因,临床应用需谨慎。
> 3. 半夏、苦杏仁镇咳作用部位可能在中枢神经系统,有抗肿瘤作用。
> 4. 川贝母、浙贝母具有镇咳、祛痰作用,可用于急慢性上呼吸道感染等引起的咳嗽。

第三节　经方与制剂

二　陈　汤

【处方组成】半夏,陈皮,白茯苓,炙甘草。

【功能与主治】具有燥湿化痰、理气和中的功效,主治湿痰证。

【药理作用】

1. 化痰 方中半夏具有化痰止呕的作用,能有效减少痰液的生成,并促进痰液的排出,陈皮能够理气和中,帮助化解痰湿,增强肺的排痰功能。

2. 理气 方中陈皮具有理气疏肝的效果,可以缓解因气滞引起的胸闷、腹胀等症状。甘草有调和诸药、缓和药性和理气的作用,能够增强整体方剂的效果。

3. 健脾利湿 方中茯苓有健脾利湿的功效,能够增强脾脏的运化能力,改善水湿代谢,减少痰湿的产生。

4. 抗炎 一些研究表明,二陈汤中的成分可能具有一定的抗炎作用,有助于缓解因炎症引起的咳嗽和呼吸道不适。

【临床应用】二陈汤常用于湿痰证的治疗,相当于西医学的慢性支气管炎、呼吸道感染、某些消化系统疾病等。

蛇胆川贝液

【处方组成】蛇胆汁,川贝母。

【功能与主治】具有清肺、止咳、除痰的功效。主治肺热咳嗽,痰多。

【药理作用】

1. 化痰 川贝母具有化痰止咳的效果,能够促进痰液的排出,减少痰液的黏稠度。蛇胆含有多种生物碱和其他成分,能帮助化解痰湿,增强肺的排痰功能。

2. 镇咳 蛇胆川贝液中的成分能够抑制咳嗽反射,减轻咳嗽症状,适用于因痰湿引起的咳嗽。

3. **保护呼吸道**　蛇胆中的成分可能对呼吸道黏膜有保护作用,减少刺激和损伤,有助于缓解呼吸道症状。

4. **免疫调节**　蛇胆川贝液可能对免疫系统有一定的调节作用,增强机体的抵抗力,帮助改善呼吸道感染的症状。

【临床应用】用于风热咳嗽,痰多,气喘,胸闷,咳痰不爽或久咳。

【不良反应】蛇胆川贝液可能引起过敏反应,头晕、头痛等神经系统症状,可能影响肝功能,长期使用需监测肝功能指标。

点滴积累

1. 二陈汤常用于湿痰证,可治疗慢性支气管炎、呼吸道感染等。
2. 蛇胆川贝液治疗风热咳嗽,痰多,气喘,胸闷,咳痰不爽或久咳。

目标检测

简答题

1. 化痰止咳平喘药的主要药理作用包括哪些?
2. 苦杏仁的药理作用有哪些?
3. 简述蛇胆川贝液的药理作用与临床应用。

(徐红丹)

ER 16-2

第十六章
自测题

ER 16-3

第十六章
思维导图

第十七章 安神药

ER 17-1

第十七章
安神药
（课件）

> **学习目标**
>
> 1. **掌握** 安神药的主要药理作用,酸枣仁的药理作用与临床应用。
> 2. **熟悉** 远志、朱砂的药理作用与临床应用。
> 3. **了解** 天王补心丸、柏子养心丸的药理作用与临床应用。

> **导学情景**
>
> **情景描述:**
>
> 　　酸枣仁汤,出自汉·张仲景《金匮要略》,用于治疗肝血不足、虚热内扰所致的虚烦失眠,心悸不安,头目眩晕,咽干口燥,舌红,脉弦细。现代药理研究表明,酸枣仁汤具有镇静、催眠、抗抑郁、抗氧化等药理作用。其主要药物酸枣仁含有三萜皂苷类、黄酮类、生物碱类及脂肪酸类等活性成分,对改善睡眠质量、缓解焦虑抑郁情绪等具有较好疗效。
>
> **学前导语:**
>
> 　　在《金匮要略》中,张仲景明确指出:"虚烦虚劳不得眠,酸枣汤主之。"这为酸枣仁汤的临床应用提供了理论依据。本章将带领同学们学习安神药的相关知识,使大家了解安神定志法治疗失眠的机制。

第一节　概述

　　凡具有安神定志作用的药物,称为安神药。心藏神,肝藏魂,人体神志的变化与心、肝二脏的功能活动有密切关系。安神药性味多属甘平,入心、肝经,具有安神养心、平肝潜阳等功效,主要用于心悸、烦躁不安等引起的失眠。

　　安神药的主要药理作用归纳如下。

　　1. 镇静、催眠　无论是养心安神或重镇安神类药物,均能拮抗苯丙胺的中枢兴奋作用;抑制实验动物自发活动;能明显增加阈下剂量戊巴比妥钠致小鼠睡眠比率,延长阈上剂量戊巴比妥钠致小鼠睡眠时间。本类药物均不具有麻醉作用。

　　2. 抗惊厥　多数药物如酸枣仁、远志、朱砂、琥珀、磁石等均可对抗戊四氮或士的宁所致的惊厥;琥珀可对抗大鼠听源性惊厥和小鼠电惊厥。另外,龙骨对二甲弗林引起的惊厥,灵芝对烟碱引起的惊厥,朱砂对苯甲酸钠、咖啡因(安纳咖)引起的惊厥,均具有显著抑制作用。

3. 增强免疫 酸枣仁、灵芝对非特异性免疫和特异性免疫均有明显的增强作用。可拮抗免疫抑制剂、抗肿瘤药以及应激、衰老导致的免疫功能低下,能够在一定程度上提高免疫水平。

4. 对心血管系统的作用 酸枣仁、远志、灵芝均具有一定的抗高血压、抗心律失常和改善心肌缺血等作用。酸枣仁、灵芝还具有一定的降血脂作用。

5. 对呼吸系统的作用 灵芝、远志等具有较强的镇咳、祛痰和平喘作用,可用于支气管炎、哮喘的治疗。

综上所述,与安神药安定神志功效相关的药理作用主要有镇静、催眠、抗惊厥等,部分药物还有抗心律失常等作用。

常用安神药的主要药理作用见表 17-1。

表 17-1 安神药的主要药理作用概括表

类别	药物	镇静、催眠	抗惊厥	增强免疫	其他
养心安神药	酸枣仁	+	+	+	镇痛、降温、降血脂、降血压、抗心律失常
	远志	+	+		镇咳、祛痰、抗衰老、增强记忆、抗抑郁、抗肿瘤
	灵芝	+	+	+	延缓衰老、抗肿瘤、降血糖、抗炎、抗过敏、保肝、解毒
	柏子仁	+	+		—
重镇安神药	朱砂	+	+		镇咳祛痰、解毒
	琥珀	+	+		—
	磁石	+	+		抗炎、止血、镇痛、补血
	龙骨	+	+		促凝血、收敛、固涩

点滴积累

1. 凡具有安神定志作用的药物,称为安神药。
2. 安神药的药理作用有镇静、催眠、抗惊厥、增强免疫及对心血管系统和呼吸系统的作用。

第二节 常用中药

酸 枣 仁

鼠李科植物酸枣的干燥成熟种子。酸枣仁含多种皂苷类及黄酮类成分,皂苷类成分主要有白桦脂酸,白桦脂醇,酸枣仁皂苷 A、B 等,黄酮类成分主要有酸枣黄素、当药素、斯皮诺素等。另外尚含生物碱类、挥发油类、多糖类成分等。

酸枣仁味甘、酸,性平。归肝、胆、心经。具有养心补肝、宁心安神、敛汗、生津的功效。主治虚烦不眠、惊悸多梦、体虚多汗、津伤口渴。

【药理作用】

1. 镇静、催眠 酸枣仁有效成分为酸枣仁总黄酮、酸枣仁皂苷、酸枣仁总生物碱、酸枣仁不饱和脂肪酸,具有明显的中枢抑制作用,且呈一定的剂量依赖关系。其镇静、催眠作用主要影响慢波睡眠的深睡阶段,延长深睡平均时间,增加深睡频率,对慢波睡眠中的浅睡阶段和快波睡眠无影响。

2. 抗惊厥 酸枣仁水溶性提取物可显著对抗戊四氮引起的阵挛性惊厥,对士的宁所致强直性惊厥能提高致惊阈。

3. 免疫调节 酸枣仁多糖能增强体液免疫和细胞免疫。酸枣仁乙醇提取物可明显提高淋巴细胞转化率,增强单核巨噬细胞的吞噬功能,增强迟发型超敏反应。

4. 对心血管系统的作用

(1)抗心肌缺血、心律失常:酸枣仁总皂苷对大鼠急性心肌缺血具有保护作用,能使心率、S-T 段和 T 波值显著降低,并能缩小心肌梗死范围,对心肌收缩力和冠脉流量无明显影响,对快速型心律失常有明显对抗作用。

(2)降血压:酸枣仁总皂苷能够降低原发性高血压大鼠的血压,给药后 0.5 小时起效,能维持 7.5 小时。

(3)降血脂:酸枣仁总皂苷能降低血清总胆固醇(TC)和低密度脂蛋白胆固醇(LDL-C)含量,升高高密度脂蛋白胆固醇(HDL-C)含量,并可提高 SOD 活性,对抗脂质过氧化作用。

【临床应用】

1. 失眠 睡前冲服酸枣仁粉可明显改善失眠症状,因对睡眠时相影响较小,患者耐受性较好。

2. 神经衰弱 酸枣仁胶囊可治疗神经衰弱。

【不良反应】酸枣仁及其提取物有中枢抑制和心血管抑制作用,在常规剂量下未见明显毒性,但对子宫有兴奋作用,孕妇应慎用。

知识链接

镇静催眠药对睡眠的作用

正常睡眠分为两个时相:慢波睡眠和快波睡眠,两者可以相互转化。由一个慢波睡眠和一个快波睡眠组成睡眠周期,每个睡眠周期历时约 90 分钟。人每晚的睡眠通常经历 4~6 个睡眠周期。慢波睡眠由浅至深又可分为四期。第一、二期称浅睡期,第三、四期称深睡期,深睡期对恢复精神和体力具有重要价值。快波睡眠,也称快速眼动睡眠,顾名思义,就是睡眠时眼球转动得很快,它是人体正常的生理活动过程,能够促进智力的恢复。镇静催眠药能延长慢波睡眠浅睡期,但同时缩短了快波睡眠,停药时则代偿性反跳延长而使梦魇增多。

远 志

远志科植物远志或卵叶远志的干燥根,主要含有皂苷类、糖苷类、生物碱等化学成分。

远志味苦、辛,性温。归心、肾、肺经。具有安神益智、交通心肾、祛痰、消肿的功效。用于心肾不交引起的失眠多梦、健忘惊悸、神志恍惚,咳痰不爽,疮疡肿毒,乳房肿痛。

【药理作用】

1. 镇静催眠、抗惊厥　远志对巴比妥类药物具有协同作用,能明显减少小鼠自发活动次数,远志皂苷能延长戊巴比妥钠所致小鼠的睡眠时间。远志总皂苷能明显降低戊四氮所致小鼠惊厥发生率。

2. 镇咳、祛痰　远志及其炮制品的水煎液均有显著的镇咳祛痰作用,远志皂苷 2D 和 3D 为远志镇咳作用的主要成分,远志皂苷 3D 是其祛痰作用的主要成分。祛痰作用机制与其所含皂苷能刺激胃黏膜,反射性促进支气管分泌液增加有关。

3. 抗衰老、增强记忆　远志皂苷给药后,能够改善痴呆大鼠的学习记忆能力,脑内 M 受体密度升高,胆碱乙酰转移酶活性增强,脑胆碱酯酶活性抑制。远志皂苷对阿尔茨海默病的胆碱能神经系统功能减退有一定的改善作用。

4. 对平滑肌的作用　远志对未孕大鼠子宫平滑肌有兴奋作用,对离体兔回肠、脑动脉条、豚鼠气管条平滑肌均有兴奋作用。

5. 抗抑郁　远志三萜皂苷通过抑制单胺类神经递质的再摄取过程发挥抗抑郁作用;远志寡糖酯类化合物可以调节内分泌、保护细胞、增加脑源性神经营养因子(BDNF)的表达,改善单胺类神经元可塑性以及影响单胺类神经递质再摄取过程,从而起到抗抑郁的作用。

此外,远志有保护神经元、抗肿瘤、抑制炎症反应、修复软骨损伤及保护肝细胞等药理作用。

【临床应用】

1. 失眠、健忘　远志复方制剂可改善睡眠质量、改善记忆。

2. 慢性支气管炎　远志及其制剂可使慢性支气管炎患者的痰液易于排出。

【不良反应】远志皂苷具有溶血作用,大剂量服用有恶心、呕吐等不良反应。

朱　砂

硫化物类矿物辰砂族辰砂,主要含硫化汞(HgS)。

朱砂味甘,性微寒;有毒。归心经。具有清心镇惊、安神解毒的功效。主治癫狂、惊悸、心烦、失眠、眩晕目昏、肿毒、疮疡。朱砂不宜久服、多服。

【药理作用】

1. 镇静、催眠和抗惊厥　口服给药可见实验动物脑电图出现抑制性改变,腹腔注射可提高安纳咖的致惊阈,显示对中枢神经系统有抑制作用。

2. 抗心律失常　朱砂、朱砂安神丸等对药物所致快速型心律失常有明显的对抗作用,一般认为该作用是重镇安神药安神的主要机制之一。

3. 抗病原微生物和促进肉芽组织增生　朱砂中的汞和硫成分均可抑制或杀灭微生物,并可促进肉芽组织增生,收敛皮肤、黏膜,利于伤口愈合。

【临床应用】

1. 神经衰弱和失眠　朱砂安神丸对神经衰弱所致的心悸、失眠等自主神经功能紊乱症状有明显疗效。朱砂粉外敷涌泉穴可治疗失眠。

2. 外伤和溃疡　可用于复发性口腔溃疡、包皮龟头溃疡等皮肤黏膜溃疡的治疗。外用治疗皮肤真菌感染和促进伤口愈合,但应注意用量和疗程。

【不良反应】朱砂毒性较大,主要是游离可溶性汞产生毒性反应,对肾脏和心脏产生损伤。游离汞半衰期较长,容易在体内蓄积引起中毒,单次大量服用或多次少量服用均可出现中毒现象,肝、肾功能不全者禁服。各类朱砂制剂加热易使游离汞含量增加,毒性增强,故不可加热使用。

> **点滴积累**
>
> 1. 酸枣仁的药理作用有镇静、催眠、抗惊厥、免疫调节、抗心肌缺血、降血压及降血脂等。
> 2. 远志的药理作用有镇静、镇咳、祛痰、抗衰老、增强记忆及对平滑肌的兴奋作用等。
> 3. 朱砂的药理作用有镇静、催眠、抗惊厥、抗心律失常、抗病原微生物和促进肉芽组织增生等。

第三节　经方与制剂

天王补心丸

【处方组成】丹参,当归,石菖蒲,党参,茯苓,五味子,麦冬,天冬,地黄,玄参,远志(制),酸枣仁(炒),柏子仁,桔梗,甘草,朱砂。

【功能与主治】滋阴养血,补心安神。用于心阴不足,心悸健忘,失眠多梦,大便干燥。

【药理作用】

1. 抗心肌缺血　能减轻异丙肾上腺素所致实验动物的心肌缺血性坏死程度;抑制心肌坏死区ATP酶活力的减弱及心肌琥珀酸脱氢酶活性的降低;改善缺血的心肌功能。

2. 增强免疫功能　能改善实验动物的非特异性防御功能和应激状态,增强抗疲劳、耐高温、耐低温、抗减压缺氧的能力,延长实验动物存活时间。

3. 镇静　酸枣仁、远志、石菖蒲、茯苓等均有不同程度的镇静作用;五味子能使大脑皮质兴奋过程和抑制过程趋于平衡,对于神经症状,能促进其神经活动正常化。

4. 抗惊厥　石菖蒲、酸枣仁及远志具抗惊厥作用。

5. 抗心律失常　当归、朱砂等有明显的抗心律失常作用。

【临床应用】失眠、高血压、冠心病、心房颤动、惊厥、神经官能症等。

柏子养心丸

【处方组成】柏子仁,党参,炙黄芪,川芎,当归,茯苓,制远志,酸枣仁,肉桂,醋五味子,半夏曲,炙甘草,朱砂。

【功能与主治】补气,养血,安神。用于心气虚寒,心悸易惊,失眠多梦,健忘。

【药理作用】

1. 镇静、催眠 可使实验动物自主活动明显减少,协同戊巴比妥钠的中枢神经系统抑制作用,使实验动物睡眠率明显增加,入睡时间明显缩短,睡眠持续时间明显延长。

2. 抗惊厥 对抗士的宁所致动物惊厥,使惊厥出现潜伏期和死亡潜伏期延长。

【临床应用】怔忡、重症心律失常、老年心脏传导阻滞、老年扩张型心肌病、冠状动脉终止异常、冠状动脉瘘。

点滴积累

1. 天王补心丸的药理作用有抗心肌缺血、增强免疫功能、镇静、抗惊厥、抗心律失常等。

2. 柏子养心丸的药理作用有镇静、催眠、抗惊厥等。

目标检测

简答题

1. 简述安神药的主要药理作用。

2. 简述酸枣仁的主要药理作用及不良反应。

(姬洁莹)

ER 17-2
第十七章
自测题

ER 17-3
第十七章
思维导图

第十八章 平肝息风药

ER 18-1

第十八章
平肝息风药
（课件）

学习目标

1. **掌握** 平肝息风药的主要药理作用。天麻、钩藤的药理作用、药效物质基础与作用机制。
2. **熟悉** 天麻、钩藤的临床应用，地龙的药理作用与临床应用。
3. **了解** 镇肝熄风汤、天麻钩藤颗粒的药理作用与临床应用。

导学情景

情景描述：

　　随着年龄的增长，老年人的身体功能逐渐下降，容易出现眩晕、震颤、四肢麻木等不适症状。上述症状往往由肝风内动、肝阳上亢引起。在中国传统文化中，无论是儒家的中庸之道，还是道家的无为而治，都强调了平衡和谐的思想。肝为刚脏，主疏泄，性喜条达。平肝息风药通过平肝潜阳、息风止痉的作用，使肝的功能恢复平衡、冲和条达、伸展舒畅，消除肝阳上亢或肝风内动所引发的不适症状。

学前导语：

　　平肝息风药能够平肝潜阳，息风止痉，对肝风内动、肝阳上亢所致的各种疾病具有显著效果。本章将带领同学们学习平肝息风药的相关知识，帮助大家理解平肝息风药治疗肝阳上亢或肝风内动的机制。

第一节　概述

　　凡以平肝潜阳、息风止痉为主要作用，治疗肝阳上亢或肝风内动证的药物，称为平肝息风药。依其效用不同，分为平肝潜阳药（如石决明、牡蛎等）与息风止痉药（如羚羊角、钩藤）。常用复方有天麻钩藤饮、镇肝熄风汤等。肝阳上亢源于肾阴不济肝阴或肝阴自亏，致肝阳亢盛；肝风内动则因热极或肝阳亢盛恶化而成。治疗时，肝阳上亢宜潜阳，肝风内动须止痉，且息风止痉药多兼潜阳之效，故两类药物常相辅为用。平肝息风药主要有以下药理作用。

　　1. 镇静和抗惊厥 本类药物大多具有不同程度的镇静、抗惊厥作用。如天麻、钩藤、羚羊角、地龙、僵蚕、全蝎等，能减少动物的自主活动，增强戊巴比妥钠、硫喷妥钠、水合氯醛等药的中枢抑制作用，对抗戊四氮、咖啡因、士的宁或电刺激引起的惊厥。天麻、钩藤、全蝎等还有抗癫痫作用。

2. 降血压　天麻、钩藤、羚羊角、地龙、蜈蚣、全蝎、白蒺藜等均有不同程度的降血压作用,降血压作用除与中枢抑制作用有关外,还与抑制血管运动中枢、兴奋迷走神经、阻滞外周交感神经、利尿、扩血管等作用相关。

3. 解热、镇痛　天麻、蜈蚣、全蝎、羚羊角等均有不同程度的镇痛作用;羚羊角、地龙还具有较好的解热作用。

4. 其他　天麻、钩藤、地龙、全蝎等具有抑制血小板聚集、抗血栓形成的作用。地龙、蜈蚣、全蝎、僵蚕具有抗肿瘤的作用。天麻可增强机体免疫力,白蒺藜可抑制变态反应。蜈蚣、僵蚕具有抗菌、抗病毒作用。全蝎对骨骼肌有松弛作用。

常见平肝潜阳、息风止痉药的主要药理作用见表 18-1。

表 18-1　平肝潜阳、息风止痉药主要药理作用概括表

类别	药物	镇静、抗惊厥	降血压	解热、镇痛	抗血栓	其他作用
息风止痉药	天麻	+	+	+	+	增加脑血流量、改善记忆、延缓衰老、保护脑神经细胞、抗眩晕、抗炎、增强免疫、抗心肌缺血
	钩藤	+	+		+	减慢心率、延长功能性不应期、减弱心收缩力、钙通道阻滞
	羚羊角	+	+	+		—
	地龙	+	+	+	+	平喘、抗肿瘤、增强免疫、兴奋子宫
	僵蚕	+				抑菌、抗病毒、抗肿瘤
	全蝎	+	+	+	+	抗肿瘤、松弛骨骼肌
	蜈蚣	+	+	+		抑菌、抗病毒、抗肿瘤
平潜肝阳药	白蒺藜		+	+	+	抗肿瘤、利尿、抗脑缺血、抗菌、降血糖、抑制变态反应
	石决明	+	+			抗菌
	牡蛎	+				抗炎、抗实验性胃溃疡
	赭石	+				促进红细胞生长、促进肠蠕动
	珍珠母	+				抗自由基、抗衰老、抗肿瘤、抗实验性胃溃疡
	罗布麻叶	+	+			降血脂、抗血小板聚集、利尿、抗自由基

点滴积累

平肝息风药主要用于治疗肝阳上亢或肝风内动证,分为平肝潜阳药与息风止痉药;具有镇静、抗惊厥、降血压、解热、镇痛、抗肿瘤、抗菌等多种药理作用。

第二节 常用中药

天　麻

兰科植物天麻的干燥块茎。含有天麻苷、天麻苷元、香荚兰醇、香荚兰醛、琥珀酸、天麻多糖以及铁、铜、锌等多种微量元素。

天麻味甘,性平。归肝经。具有息风止痉、平抑肝阳、祛风通络的功效。主治小儿惊风,癫痫抽搐,破伤风,头痛眩晕,手足不遂,肢体麻木,风湿痹痛。

【药理作用】

1. **镇静、催眠和抗惊厥**　天麻水提取物、天麻素等具有明显的镇静催眠、抗惊厥、抗癫痫作用。作用机制与天麻苷元等成分与中枢抑制性递质 γ- 氨基丁酸结构相似相关,还可能与其降低脑内兴奋性递质 DA 和 NA 含量有关。

2. **降血压**　天麻粗提物、天麻素具有明显降血压作用,作用快而持久,与其扩张血管作用有关,可使主动脉、大动脉等血管弹性增强,故降低收缩压作用比舒张压和平均压更明显。

3. **调整脑血管功能、保护脑神经细胞**　天麻提取物对实验性脑基底动脉收缩有拮抗作用,降低脑血管阻力,增加脑血流量;减轻神经细胞损害后乳酸脱氢酶的漏出,维持细胞膜的流动性,对神经细胞有一定的保护作用。

4. **抗心肌缺血和抗动脉粥样硬化**　可使心率轻度减缓,冠脉流量增加,增强心脏供血供氧能力;对心肌缺血有保护作用,能降低血清丙二醛含量,减少梗死范围。天麻苷及天麻苷元促进 PGI_2 生成,抑制血管平滑肌细胞增殖。天麻素则通过减少脂质沉积与调节炎症反应,对抗早期动脉粥样硬化。

5. **益智、延缓衰老**　天麻具有改善学习、记忆的作用;还能提高清除自由基的能力,提高 SOD 的活力,增加羟脯氨酸含量,延缓衰老。有效成分为天麻中所含的微量元素和天麻多糖。

此外,天麻还具有抗血小板聚集、抑制血栓形成、镇痛与抗炎等多重药理作用。同时,天麻可促进胸腺发育,诱导干扰素产生,增强巨噬细胞吞噬及血清溶菌酶活性,全面强化机体非特异性和特异性免疫功能。

【临床应用】

1. **神经衰弱**　可明显改善焦虑、失眠、头痛、耳鸣等症状,对由其他疾病如脑外伤、肝炎等引起的继发性神经衰弱也有效。

2. **眩晕**　可明显改善脑循环,治疗眩晕综合征;能增强视神经的分辨能力,为高空作业等易发生视疲劳人员的保健药物。

3. **癫痫**　配合抗癫痫药治疗各型癫痫,特别是对难治性癫痫效果较好,可减少苯妥英钠等药物的不良反应,提高用药依从性。

4. **各类抽搐、面肌痉挛**　可降低抽搐发生频率,缓解肌紧张程度,治疗面肌痉挛。对高血压、脑外伤综合征导致的面肌痉挛和提口角肌痉挛者也有效。

5. **神经痛**　可用于血管神经性头痛、三叉神经痛、坐骨神经痛、舌咽神经痛等的治疗,必要时可穴位注射,止痛效果较好。

6. **高血压、高脂血症**　本药无明显降血压效果,但能改善高血压症状,并能改善血脂,防治动脉粥样硬化。

【不良反应】可导致过敏性休克,应予以重视。个别患者服用天麻片剂导致严重脱发。

| 知识链接 |

天麻抗癫痫研究进展

癫痫是一种反复发作的慢性脑部疾病,是最常见的神经系统疾病之一。改善癫痫导致的认知功能障碍以及学习能力的减退是目前研发抗癫痫药的热点。天麻素能够使大鼠海马区中 Caspase 蛋白的表达量降低,达到抑制神经细胞凋亡的效果,起到抗癫痫作用;天麻素可下调促炎症蛋白 iNOS 的表达,减轻癫痫炎性反应,发挥神经保护作用,缓解癫痫反应。

钩　　藤

茜草科植物钩藤、大叶钩藤、毛钩藤、华钩藤或无柄果钩藤的干燥带钩茎枝。钩藤含有多种吲哚类生物碱,主要有钩藤碱、异钩藤碱、去氢钩藤碱、异去氢钩藤碱等。

钩藤味甘,性凉。归肝、心包经。具有息风定惊、清热平肝的功效。主治肝风内动,惊痫抽搐,高热惊厥,感冒夹惊,小儿惊啼,妊娠子痫,头痛眩晕。

【药理作用】

1. **降血压**　钩藤煎剂及总碱具有温和缓慢的降血压作用,作用机制包括:抑制血管运动中枢与神经递质释放、直接扩张血管,及抑制心脏功能。钩藤亦能抑制血管内皮自由基生成,增强乙酰胆碱(ACh)诱导的内皮依赖性血管松弛,保护早期高血压血管内皮。此外,钩藤能逆转左心室肥厚,可能与抑制 *c-fos* 原癌基因过度表达相关。

2. **抗心律失常**　钩藤碱降低心肌兴奋性,延长心肌不应期,抑制窦房传导和房室传导。能抑制肾上腺素诱发的异位节律,对乌头碱、氯化钙诱发的心律失常有对抗作用。这与阻滞 Ca^{2+} 通道、抑制 K^+ 通道和阻滞 Na^+ 内流有关。

3. **镇静、抗惊厥和抗癫痫**　钩藤及其成分的镇静、抗惊厥和抗癫痫作用机制与调节不同脑区单胺类递质如 DA、NA、5-HT 释放有关。

钩藤碱还具有抑制血小板聚集和抗血栓作用,对心肌缺血有保护作用。

【临床应用】

1. **高血压**　可用于各型高血压治疗,降血压作用平稳而持久,副作用较轻。

2. **抑郁症**　钩藤散对围绝经期或老年性抑郁症疗效好,可明显缓解焦虑、失眠等症状,一般需要配伍其他抗抑郁药,在抗抑郁药减量时并用钩藤制剂,可巩固疗效,不易复发。

【备注】大剂量或长期应用可使实验动物心、肝、肾发生病变,并可致死。

地　龙

环节动物门钜蚓科动物参环毛蚓、通俗环毛蚓、威廉环毛蚓或栉盲环毛蚓的干燥体。前一种习称"广地龙"，后三种习称"沪地龙"。地龙主要化学成分有蚯蚓解热碱、次黄嘌呤、蚯蚓素、蚯蚓毒素。还含多种氨基酸、酶类、有机酸等，其中，酶类中有蚓激酶、地龙溶栓酶、纤溶酶，有机酸有琥珀酸、花生四烯酸。

地龙味咸，性寒。归肝、脾、膀胱经。具有清热定惊、通络、平喘、利尿的功效。主治高热神昏，惊痫抽搐，关节痹痛，肢体麻木，半身不遂，肺热喘咳。

【药理作用】

1. **解热**　地龙水浸剂及蚯蚓解热碱对大肠埃希菌内毒素及温热刺激引起的人工发热家兔具有良好的解热作用。该作用主要是通过影响体温调节中枢，使散热增加实现的。解热的有效成分为蚯蚓解热碱、琥珀酸、花生四烯酸等。

2. **镇静、抗惊厥**　地龙的热浸液、醇提取液对小鼠及家兔均有镇静作用，对戊四氮、咖啡因及电刺激引起的惊厥有对抗作用，但对士的宁引起的小鼠惊厥无效，故认为地龙抗惊厥的作用部位在脊髓以上的中枢神经。

3. **降血压**　地龙的多种制剂具有确切的降血压作用。地龙的热浸液、乙醇浸出液给麻醉犬静脉注射，或给正常及肾性高血压大鼠灌胃均有降血压作用。口服降血压作用慢而持久。地龙低温水浸液体外具有抑制血管紧张素转化酶（ACE）的作用。类血小板活化因子（PAF）是重要的降血压成分。此外，地龙还具有排钠、利尿降血压的作用。

4. **抗凝、溶栓和改善微循环**　地龙提取液能显著延长凝血时间、凝血酶原时间，降低血液黏度，抑制血栓形成，还能溶解体内血栓，溶栓成分主要有纤溶酶、蚓激酶、蚓胶质酶。蚓激酶有抗凝，降低血小板黏附性、血液黏度及扩张微血管、加快血流等改善微循环的作用。

5. **平喘**　地龙有显著的舒张支气管作用，并能对抗组胺和毛果芸香碱引起的支气管收缩，其机制与扩张支气管平滑肌及阻断组胺受体有关。

6. **其他**　地龙不仅能显著增强免疫功能，还具有抗肿瘤潜力，对多种肿瘤细胞产生抑制作用。其强大的活血化瘀特性促进了伤口的愈合过程。此外，地龙对各类动物子宫均表现出兴奋作用，随剂量增加可引发子宫平滑肌的痉挛性收缩。

【临床应用】

1. **高热、惊厥**　用于流感、上呼吸道感染、支气管炎、肺炎等所引起的高热，缓解肺炎、流行性脑脊髓膜炎、流行性乙型脑炎所致的高热惊厥。

2. **慢性支气管炎、支气管哮喘**　地龙粉单服或与其他药物合用，有较好疗效。

3. **高血压**　地龙酊口服对原发性高血压有较好疗效。

4. **血栓性疾病**　地龙提取物或地龙与其他中药配伍治疗脑血管栓塞、心肌梗死及静脉栓塞。

5. **其他**　地龙还可治疗慢性荨麻疹、带状疱疹、湿疹，促进痔疮术后创面愈合，治疗烧伤、偏瘫、乳房肿瘤、乳汁不通，中耳炎等。

【不良反应】地龙对子宫有兴奋作用,孕妇慎用。地龙注射液肌内注射有引起过敏性休克的病例,过敏体质者慎用。蚯蚓素有溶血作用。

> **点滴积累**
>
> 1. 天麻息风止痉、平抑肝阳的功效与镇静、催眠、抗惊厥、降血压、调整脑血管功能、保护脑神经细胞、抗心肌缺血、抗动脉粥样硬化作用相关。
> 2. 钩藤息风定惊、清热平肝的功效与降血压、抗心律失常、镇静、抗惊厥、抗癫痫等作用有关。
> 3. 地龙清热息风定惊、通络、平喘、利尿的功效与解热、镇静、抗惊厥、降血压、抗凝、溶栓、改善微循环、平喘等作用有关。

第三节　经方与制剂

镇肝熄风汤

【处方组成】怀牛膝,生赭石,生龙骨,生牡蛎,生龟板,生杭芍,玄参,天冬,川楝子,生麦芽,茵陈,甘草。

【功能与主治】镇肝息风,滋阴潜阳。主治肝阳上亢、肝风内动证所致的头目眩晕、目胀耳鸣、脑部热痛,或肢体渐觉不利、口眼渐形㖞斜等。

【药理作用】

1. 降血压　镇肝熄风汤通过调节中枢神经系统,降低交感神经兴奋性,扩张外周血管,显著降低血压。

2. 抗脑血管痉挛　镇肝熄风汤中的多种活性物质能抑制脑血管痉挛,改善脑部血液循环,减轻脑部高压状态。

3. 镇静与抗惊厥　该方能明显减少实验动物的自主活动,延长睡眠时间,对抗电惊厥等,显示出良好的镇静与抗惊厥作用。其机制可能与调节神经递质水平、抑制神经元异常放电有关。

4. 改善血液流变学　该方能改善血液流变学指标,如降低血液黏度、抑制血小板聚集、预防血栓形成。

5. 其他　镇肝熄风汤可增强机体免疫功能,提高体内抗氧化酶的活性,保护细胞免受氧化损伤。此外,它还能够调节血脂水平,减少动脉粥样硬化的风险。

【临床应用】

1. 高血压　对于原发性高血压及其引起的头痛、眩晕、耳鸣等症状,镇肝熄风汤有显著的疗效,且能减少高血压对心、脑、肾等靶器官的损害。

2. 脑血管疾病　如脑动脉硬化、脑血栓形成、脑梗死等,应用镇肝熄风汤可改善脑部血液循环,减轻脑水肿,促进神经功能恢复。

3. 神经系统疾病　如面肌痉挛、帕金森病早期症状、癫痫等,本方可作为辅助治疗,缓解症状,提高患者生活质量。

4. 其他　还可用于治疗失眠、焦虑症、围绝经期综合征等伴有肝肾阴虚、肝阳上亢症状的疾病。

天麻钩藤颗粒

【处方组成】天麻,钩藤,石决明,牛膝,栀子,黄芩,杜仲(盐制),益母草,桑寄生,首乌藤,茯苓。

【功能与主治】平肝息风,清热安神,补益肝肾。主治肝阳偏亢、肝风上扰所致的头痛、眩晕、耳鸣、失眠、震颤等。

【药理作用】

1. 降血压　天麻钩藤颗粒降血压作用较强,降血压机制与扩张血管有关。本方有钙通道阻滞作用,又可升高血浆 NO 水平,可明显松弛血管平滑肌。还能降低肾血管性高血压动物心肌胶原含量,干预心肌纤维化,升高血清中 SOD、GSH-Px 等抗氧化酶系的活性,降低血清 MDA 含量,清除氧自由基,防止血管内皮细胞脂质过氧化,减轻高血压对血管内皮的损害。

2. 镇痛、镇静、抗惊厥　天麻钩藤颗粒能抑制醋酸所致小鼠疼痛,减少小鼠自主活动,延长戊巴比妥钠致小鼠睡眠时间,有效对抗电惊厥,并与戊巴比妥钠等中枢抑制药有协同作用,展现较强镇静与抗惊厥效果。

3. 改善血液流变学　天麻钩藤颗粒加减可明显降低大鼠全血比黏度、血浆比黏度,抑制血小板聚集,改善脑循环,其作用与阿司匹林相似。

【临床应用】

1. 高血压　降血压效果持久,对心率和肾血流量无明显影响,并能预防心肌肥大,改善高血压患者左心室舒张功能。

2. 脑缺血或颈椎病所致的头晕、目眩等病症　应用本方加减可改善脑血管功能。

3. 其他　天麻钩藤颗粒可治疗面神经麻痹、三叉神经痛、梅尼埃病等。

点滴积累

1. 镇肝熄风汤具有降血压、抗脑血管痉挛、镇静、抗惊厥、改善血液流变学等作用,用于治疗高血压、脑血管疾病、神经系统疾病等。
2. 天麻钩藤颗粒具有降血压、镇痛、镇静、抗惊厥、抑制血小板聚集、改善脑循环等作用,用于治疗高血压、眩晕、面神经麻痹、三叉神经痛等。

目标检测

简答题

1. 简述平肝息风药的主要药理作用。

2. 简述天麻的主要药理作用。

3. 简述钩藤对心血管系统的药理作用。

4. 天麻钩藤颗粒主要用于治疗哪些疾病？

（陈晓敏）

第十九章　开窍药

学习目标

1. **掌握**　麝香的药理作用、药效物质基础与临床应用。
2. **熟悉**　石菖蒲、冰片的药理作用与临床应用。开窍药的主要药理作用。
3. **了解**　安宫牛黄丸、苏合香丸的药理作用与临床应用。

导学情景

情景描述：

　　脑卒中，俗称中风，好发于中老年人，具有发病率高、危害大的特点。以猝然昏仆、不省人事，伴半身不遂、口眼㖞斜、语言不利为临床主症。中医常用"安宫牛黄丸"进行急救治疗。"安宫牛黄丸"源于清代吴鞠通的《温病条辨》，具有清热解毒、镇静开窍的功效，是治疗窍闭神昏证的名贵方剂，中风患者早期使用，效果尤佳。

学前导语：

　　"安宫牛黄丸"是同仁堂的"镇店名药"。三百余年来，同仁堂人恪守"炮制虽繁必不敢省人工，品味虽贵必不敢减物力"的古训，成为中医药走向世界的一张名片。本章将带领同学们学习开窍药的相关知识，使大家了解开窍药治疗窍闭神昏证的机制。

第一节　概述

　　凡具有"开窍醒神"功效，主治窍闭神昏证的药物称为开窍药。因本类药物多味辛，气香，故又称芳香开窍药。本类药物多归心经，善于走窜，能通关开窍、醒神回苏，部分还兼有活血、行气、止痛、辟秽、解毒的功效。

　　开窍药可用于治疗温病热陷心包、痰浊蒙蔽清窍所致的神昏谵语，以及惊风、癫痫、脑卒中等卒然昏厥、痉挛抽搐等；也可用于湿浊中阻，胸脘冷痛；血瘀、气滞疼痛、经闭癥瘕；湿阻中焦，食少腹胀及目赤咽肿、痈疽疔疮等症。

　　从现代医学角度来看，热陷心包证候多见于某些严重感染性疾病，如流行性脑脊髓膜炎、流行性乙型脑炎、化脓性感染所致的败血症等引起的高热昏迷、谵语、惊厥、抽搐以及中暑等。而脑卒中、秽浊蒙蔽多与脑血管意外、毒物中毒等引起的昏迷、神志不清、呕吐泄泻及心源性休克等疾病有关。

开窍药与功效有关的主要药理作用如下。

1. 对中枢神经系统的影响 麝香、冰片、石菖蒲中的有效物质容易透过血-脑屏障,对中枢神经系统可产生广泛作用。

(1)抗脑缺血及缺血再灌注损伤:麝香、冰片、石菖蒲、安宫牛黄丸对多种脑缺血模型动物的脑损伤及脑缺血再灌注损伤均具有一定的保护作用。麝香中的麝香酮对脑细胞损伤有一定的保护作用,这与其抑制脑损伤时谷氨酸激活 N-甲基-D-天冬氨酸受体,进而抑制钙离子内流有关。冰片能减少脑损伤时白细胞对脑微血管内皮细胞的黏附,有利于脑水肿的恢复。石菖蒲挥发油可抑制缺血再灌注所诱导的大脑皮质细胞凋亡。

(2)改善学习记忆:麝香、冰片、石菖蒲等对多种学习记忆障碍和痴呆模型有不同程度的改善作用,作用机制可能与提高清除氧自由基能力、增强乙酰胆碱作用等有关。

(3)对中枢神经兴奋和抑制过程的影响:开窍药的应用旨在使患者苏醒。但本类药对中枢神经系统的作用与现代药理学中枢兴奋药的作用不尽相同。多数开窍药表现为镇静安神与开窍的双向调节作用,如麝香、冰片、石菖蒲等,而安宫牛黄丸则表现出一定的镇静作用。

2. 扩张冠脉 开窍药及其复方制剂可扩张冠脉、增加冠脉血流量,降低心肌耗氧量。扩张冠脉是开窍药临床治疗急性心肌缺血、心绞痛的药理学基础。

3. 抗炎 麝香、冰片具有较强的抗炎作用。麝香对早、中期炎症及变态反应性炎症具有较强的抗炎作用,可降低毛细血管通透性,减轻局部水肿,对炎症后期肉芽增生也有一定的抑制作用。

现代研究表明,开窍药还有免疫调节、抗肿瘤、抗溃疡等作用。

常用开窍药的主要药理作用见表 19-1。

表 19-1 开窍药的主要药理作用概括表

药物	对中枢神经系统的影响	扩张冠脉	抗炎	其他
麝香	+	+	+	免疫调节、抗肿瘤、抗溃疡、抗着床和抗早孕
石菖蒲	+	+	+	解痉、利胆、抗肿瘤
苏合香	+	+	+	祛痰、抗血栓和抗血小板聚集
安息香	+			抗肿瘤、抗溃疡
冰片	+	+	+	抗病毒、逆转肿瘤多药耐药、抗生育
蟾酥	+	+	+	升压、抗肿瘤、镇痛、局部麻醉、兴奋呼吸

点滴积累

1. 与开窍药"开窍醒神"功效相关的药理作用包括:抗脑缺血和缺血再灌注损伤、保护脑神经细胞;改善学习记忆、影响中枢兴奋和抑制过程等。
2. 扩张冠脉是开窍药临床治疗急性心肌缺血、心绞痛的主要药理学基础。
3. 麝香、冰片等具有较好的抗炎作用,这是其消肿止痛,治疗疮疡肿毒的主要药理学基础。

第二节　常用中药

麝　香

脊索动物门哺乳纲鹿科动物林麝、马麝或原麝成熟雄体香囊中的干燥分泌物。麝香含有大环类、甾体类、多肽类、脂肪酸类、酯类化合物等成分，其中大环类化合物主要有麝香酮、麝香醇、麝香吡啶等；甾体类化合物主要有胆甾醇、雄性激素等。麝香酮是麝香的重要生理活性成分之一，目前已能人工合成。

麝香味辛，性温。归心、脾经。具有开窍醒神、活血通经、消肿止痛的功效。主治热病神昏，中风痰厥，气郁暴厥，中恶昏迷，经闭，癥瘕，难产死胎，心腹暴痛，痈肿瘰疬，咽喉肿痛，跌打伤痛，痹痛麻木。

【药理作用】

1. 对中枢神经系统的作用

（1）抗脑缺血：麝香能提高中枢耐缺氧能力，抑制脑缺血时的脑组织损伤，减轻脑水肿，促进神经功能恢复，其有效成分为麝香酮。作用机制为通过抑制脑损伤时谷氨酸对 N- 甲基 -D- 天冬氨酸受体的激活，进而抑制钙离子内流。

（2）改善学习记忆：麝香对多种学习记忆障碍及痴呆模型均有不同程度的改善作用。麝香酮抗阿尔茨海默病作用与提高超氧化物歧化酶（SOD）活性、降低丙二醛（MDA）含量及抑制单胺氧化酶（MAO）活性有关。

（3）对中枢兴奋和抑制过程的影响：麝香对中枢神经系统的影响呈兴奋与镇静的双向调节作用。常为小剂量时中枢兴奋、大剂量时中枢抑制。麝香对中枢兴奋或抑制作用受动物种属、机体功能状态、药物剂量与给药途径的影响。麝香与一般中枢兴奋药不同，既能镇静安神，又能醒脑，既治疗脑卒中昏迷，又治疗惊痫。

2. 抗炎
麝香对炎症病理发展的全过程均有不同程度的抑制作用，对多种急、慢性炎症模型均有较强的抑制作用。可抑制毛细血管通透性增加、白细胞游走及肉芽组织增生，抗炎的有效成分为水溶性肽类和氨基酸。抗炎作用机制较为复杂，与增强肾上腺皮质功能、减少炎症介质释放等环节有关。

3. 对心脏的作用
麝香具有强心作用，能选择性地增强异丙肾上腺素的正性肌力作用，可增加冠脉流量，降低心肌耗氧量，缓解心绞痛发作。

4. 兴奋子宫
麝香、麝香酮对离体及在体子宫均有明显的兴奋作用，可使子宫收缩力增强、节律增加，有抗早孕和抗着床作用，对妊娠后期的子宫作用更明显。该作用与其催产功效相关。

【临床应用】

1. 冠心病、心绞痛
麝香酮含片可缓解冠心病、心绞痛症状，其缓解心绞痛作用较硝酸甘油弱而缓慢。

2. 中枢性昏迷
醒脑静注射液（麝香、郁金、栀子、冰片）、安宫牛黄丸、至宝丹等可用于治疗流行性脑脊髓膜炎、流行性乙型脑炎等多种原因引起的高热神昏及惊厥。

3. 咽喉肿痛、外伤 含麝香的制剂,如六神丸可用于治疗咽喉肿痛,麝香正骨水可用于跌打损伤、骨折等。

【不良反应】

1. 麝香有抗早孕及子宫兴奋作用,孕妇禁用。

2. 麝香超量或使用不当可中毒,可致恶心、食欲缺乏、呕吐、咽部糜烂、鼻出血等,进而出现腹痛、吐血、便血、血压升高等,严重者使呼吸中枢麻痹、心力衰竭、内脏广泛出血而死。麝香应少量和短期应用。

石 菖 蒲

天南星科植物石菖蒲的干燥根茎。主要成分包括 α- 细辛醚、β- 细辛醚等。

石菖蒲味辛、苦,性温。归心、胃经。具有化湿开胃、开窍豁痰、醒神益智的功效。主治脘痞不饥,噤口下痢,神昏癫痫,健忘耳聋。

【药理作用】

1. 对中枢神经系统的作用

(1)镇静催眠:石菖蒲可减少小鼠自发活动,对阈下催眠剂量的戊巴比妥钠产生协同作用,其中挥发油的作用最强。

(2)抗惊厥:石菖蒲对戊四氮、二甲弗林所致的小鼠惊厥有明显的对抗作用,腹腔注射 α- 细辛醚也可对抗戊四氮和电刺激所致惊厥。

(3)抗抑郁:石菖蒲水提取液口服对行为绝望动物模型有明显的抗抑郁作用。

(4)改善学习记忆:石菖蒲水提取液、总挥发油、α- 细辛醚、β- 细辛醚对小鼠的学习记忆能力均有促进作用,表现为对记忆获得、记忆巩固及记忆再现障碍均有不同程度的改善作用。其中以总挥发油、α- 细辛醚的作用较强。

(5)抗癫痫:石菖蒲挥发油可调节癫痫大鼠脑内谷氨酸、天冬氨酸等兴奋性氨基酸与抑制性氨基酸 γ- 氨基丁酸的平衡,从而抑制癫痫的发作。

2. 解痉 石菖蒲水提取液、总挥发油、α- 细辛醚、β- 细辛醚可抑制离体胃肠平滑肌的自发性收缩,并对抗药物所致的肠道平滑肌痉挛。α- 细辛醚、β- 细辛醚能对抗组胺、乙酰胆碱等引起的豚鼠支气管平滑肌收缩。

3. 其他 腹腔注射石菖蒲挥发油可减慢大鼠心率,拮抗乌头碱、肾上腺素和氯化钡诱发的心律失常;石菖蒲挥发油中 β- 细辛醚具有抗血栓、抗动脉硬化作用;α- 细辛醚对人食管癌 Ec-109 细胞增殖活性具有明显的抑制作用。

【临床应用】

1. 抗癫痫 石菖蒲水煎液对原发性癫痫和症状性癫痫有一定的疗效,并能协同苯妥英钠的作用。

2. 支气管哮喘 石菖蒲挥发油制剂能改善支气管哮喘患者的肺通气功能。α- 细辛醚注射液可用于治疗慢性支气管炎及小儿肺炎。

此外,含石菖蒲的复方制剂还可用于治疗阿尔茨海默病、脑卒中合并痴呆、脑意外后综合征等。

【不良反应】过量使用石菖蒲可能会引起一些不良反应,如恶心、呕吐、腹痛等,阴虚阳亢、烦躁汗多、咳嗽、吐血、精滑者慎用。

冰 片

冰片又称龙脑,为樟科植物樟的新鲜枝、叶经提取加工制成。目前临床应用的冰片大部分是以松节油、樟脑等为原料的人工合成品,又称机片,主要成分为龙脑、异龙脑等。

冰片味辛、苦,性微寒。归心、脾、肺经。具有开窍醒神、清热止痛的功效。主治热病神昏,惊厥,中风痰厥,气郁暴厥,中恶昏迷,目赤,口疮,咽喉肿痛。

【药理作用】

1. **提高机体耐缺氧能力** 龙脑、异龙脑 200mg/kg 腹腔注射,能明显延长缺氧小鼠的存活时间,其中异龙脑的作用较龙脑好。

2. **抗心肌缺血** 冰片能使急性心肌梗死麻醉犬的冠状窦血流量增加,心率减慢,心肌耗氧量降低,使心肌营养性血流量增加。

3. **促渗作用** 冰片能提高血-脑屏障的通透性,促进药物透过血-脑屏障。冰片是小分子脂溶性单萜类物质,易透过血-脑屏障,可在中枢神经系统中蓄积并滞留较长时间。冰片还可以促进某些亲水性物质如庆大霉素、顺铂等和磺胺嘧啶、川芎嗪等透过血-脑屏障,增加其脑内的浓度。

冰片可明显促进药物透过皮肤黏膜,促进双氯芬酸钠、甲硝唑、水杨酸、氟尿嘧啶、盐酸川芎嗪、醋酸曲安奈德等的透皮吸收,其作用部位主要在角质层。

4. **中枢抑制** 龙脑、异龙脑或合成冰片腹腔注射,对戊巴比妥钠所致小鼠中枢抑制具有明显协同作用,延长小鼠因使用戊巴比妥钠而出现睡眠症状的时间。冰片对中枢神经兴奋性有双向调节作用,既能镇静安神,又有醒脑作用。

5. **抗炎、抑菌、镇痛** 冰片有很好的抗炎作用,止痛效果明显,并对金黄色葡萄球菌、乙型溶血性链球菌等多种细菌和真菌有效。烧伤创面应用含有冰片的药膏,有较好的镇痛效果,并且有抗炎、减少渗出、减少感染的作用。

6. **脑保护作用** 冰片注射液可降低不完全脑缺血小鼠的脑指数及脑梗死体积,延长双侧颈总动脉及迷走神经结扎、氰化钾致小鼠急性脑缺血后的存活时间。

7. **逆转肿瘤多药耐药** 冰片能明显增强长春新碱所致的细胞毒性,作用与维拉帕米相似,说明冰片可能具有与维拉帕米相同的逆转肿瘤多药耐药的作用。

8. **抗生育** 冰片具有很强的抗生育作用,腹腔注射冰片乳剂,可使处在妊娠中期和晚期的小鼠出现流产现象,但对妊娠早期小鼠作用不明显。

【临床应用】

1. **咽喉肿痛、口腔溃疡** 冰硼散用于患处,可消炎和减轻疼痛,并有促进溃疡愈合的作用。

2. **轻度外科感染** 冰片与芒硝(1∶10)混匀研末外敷,用于未形成脓肿或表皮未破者。

3. **冠心病、心绞痛** 冠心苏合丸可用于缓解冠心病、心绞痛症状。

4. 其他 可用于治疗化脓性中耳炎、溃疡性口腔炎、鸡眼、慢性鼻腔炎、宫颈糜烂等。

【不良反应】局部应用时对感觉神经末梢有轻微刺激性,个别患者可见过敏反应。孕妇禁用。

> **点滴积累**
>
> 1. 麝香的"开窍醒神、活血通经"功效与其调节中枢神经系统功能、提高中枢耐缺氧能力、增加冠脉血流密切相关。"消肿止痛"功效与抗炎作用密切相关,"催产"功效与兴奋子宫作用相关。麝香的有效成分是麝香酮。
> 2. 石菖蒲的"开窍豁痰、醒神益智"功效主要与镇静催眠、抗惊厥、抗抑郁、改善学习记忆等对中枢神经系统的作用有关。石菖蒲的"化湿开胃"功效与其解痉作用有关。石菖蒲的有效成分是α-细辛醚、β-细辛醚。
> 3. 冰片"开窍醒神"的功效主要与其提高机体耐缺氧能力、抗心肌缺血、中枢抑制、脑保护作用相关。"清热止痛"功效主要与其抗炎、抑菌、镇痛作用相关。冰片促进药物透过血-脑屏障的作用,是其芳香走窜、引药上行功效的体现。冰片的有效成分为龙脑、异龙脑。

第三节 经方与制剂

安宫牛黄丸

安宫牛黄丸为凉开类开窍药,是我国传统药物中最负盛名的急症用药之一,它与紫雪丹、至宝丹并称为"温病三宝",素有"救急症于即时,挽垂危于顷刻"的美誉。

【处方组成】牛黄,麝香,朱砂,黄连,栀子,冰片,水牛角浓缩粉,珍珠,雄黄,黄芩,郁金。

【功能与主治】清热解毒,镇惊开窍。用于高热神昏,脑卒中昏迷及脑炎、脑膜炎、中毒性脑病、脑出血、败血症等。

【药理作用】

1. 脑保护作用 安宫牛黄丸对各种原因引起的昏迷均具有较好的复苏作用,这可能与其升高脑神经细胞内钙离子浓度有关。安宫牛黄丸可使亚硝酸钠诱导的小鼠缺氧死亡潜伏期明显延长,表现出一定的抗缺氧作用。

2. 镇静、抗惊厥 安宫牛黄丸混悬液灌服可明显减少小鼠自主活动,对戊巴比妥钠或硫喷妥钠引起的中枢神经系统抑制也具有一定的协同作用。安宫牛黄丸能对抗苯丙胺所致的中枢兴奋作用,对抗戊四氮所致的惊厥。

3. 解热、抗炎 安宫牛黄丸对多种原因引起的发热反应均有解热作用,能抑制急性炎症反应。

【临床应用】安宫牛黄丸常用于小儿高热惊厥、流行性乙型脑炎、流行性脑脊髓膜炎、脑血管意外、尿毒症等病的治疗,亦用于急性脑梗死、脑卒中和脑出血并发高热患者的治疗。

【不良反应】少数患者可致过敏反应。安宫牛黄丸组成中含有朱砂、雄黄等重金属,久用应注意体内蓄积问题。

苏 合 香 丸

苏合香出自《太平惠民和剂局方》，为温开类开窍药。

【处方组成】苏合香，安息香，冰片，水牛角浓缩粉，麝香，檀香，沉香，丁香，香附，木香，乳香（制），荜茇，白术，诃子肉，朱砂。

【功能与主治】芳香开窍，行气止痛。用于痰迷心窍所致的痰厥昏迷、脑卒中偏瘫、肢体不利，以及中暑、心胃气痛。

【药理作用】苏合香丸能改善中枢神经系统功能；能扩张冠状动脉，增加冠脉流量，增加心肌营养性血流量，能减慢心率，降低心肌耗氧量，并延长动物的耐缺氧能力；能抗血栓和抗血小板聚集。

【临床应用】通过对苏合香丸的组方进行筛选，发现苏合香、冰片是主要药味，在此基础上研制出了冠心苏合丸、苏冰滴丸，均具有一定的抗心肌缺血作用，目前临床上后两者较为常用。

苏合香丸可治疗脑动脉硬化症、急性脑卒中、胆道蛔虫症、胆绞痛、面瘫、急性胸腹痛、过敏性鼻炎等，可经皮给药佐治婴幼儿继发性麻痹性肠梗阻。临床上苏合香丸常用于急性脑血管病、癫痫、心肌梗死等证属寒闭或寒凝气滞者。

冠心苏合丸（苏合香、冰片、制乳香、檀香、青木香）具有理气宽胸、止痛等功效，嚼碎服用可用于治疗心绞痛、胸闷憋气。

苏冰滴丸（苏合香、冰片）能芳香开窍，理气止痛，用于胸闷、心绞痛、心肌梗死、冠心病等，发病时含服或吞服可迅速缓解症状。

【不良反应】个别患者口服苏合香丸后致过敏性休克。

点滴积累

1. 安宫牛黄丸"清热解毒，镇惊开窍"功效的药理作用基础包括脑保护作用、镇静、抗惊厥、解热和抗炎。
2. 苏合香丸、冠心苏合丸、苏冰滴丸均为含有苏合香、冰片的中药复方制剂，具有抗心肌缺血作用，可用于缓解冠心病、心绞痛发作症状。

ER 19-2
第十九章
自测题

ER 19-3
第十九章
思维导图

目标检测

简答题

1. 与开窍药"开窍醒神"功效相关的药理作用有哪些？
2. 试述麝香对中枢神经系统功能的影响。
3. 简述麝香发挥抗炎作用的有效成分及作用机制。

（李丽君）

第二十章 补虚药

学习目标

1. **掌握** 补虚药的主要药理作用。人参、黄芪、甘草、当归、淫羊藿的药理作用与临床应用。
2. **熟悉** 党参、白芍、何首乌、枸杞子、鹿茸、补中益气汤（丸）、六味地黄丸的药理作用与临床应用。
3. **了解** 生脉饮（生脉注射液）的药理作用与临床应用。

导学情景

情景描述：

汉代著名医圣张仲景《金匮要略·血痹虚劳病脉证治》篇记载，"虚劳诸不足，风气百疾，薯蓣丸主之。"薯蓣即山药也。薯蓣丸主要由山药、当归、桂枝等中药组成，用于阴阳气血俱不足的虚劳，易被外邪侵袭而患的各种病症，如头目昏眩、心中烦闷、骨节烦疼、腰背酸疼、饮食减少、羸瘦百病等。

学前导语：

中医认为"虚则补之，实则泻之，寒则热之，热则寒之"。中医治病需辨证论治，根据患者的证候进行治疗，才能达到根治的效果。本章将带领同学们学习补虚药的相关知识，使大家了解补虚药治疗虚证的机制。

第一节 概述

凡能补充人体气血阴阳，改善脏腑功能，增强抗病能力，消除虚弱证候以维持正常生理功能的药物，称为补虚药。

补虚药分为补气药、补血药、补阴药和补阳药。补气药主要功效是益气健脾、敛肺止咳平喘，如人参、黄芪、甘草等；补血药能促进血液的化生，如当归、熟地黄、何首乌等；补阴药滋养阴液，生津润燥，多用于热病后期及肺、胃、肝、肾阴虚等，如沙参、麦冬、枸杞子等；补阳药补益肾阳，能调节内分泌，如鹿茸、淫羊藿、冬虫夏草、巴戟天等。

气虚是指人体的元气耗损、功能失调、脏腑功能减退、抗病能力下降的病理变化。血虚是指血液不足或血液的濡养功能减退的病理状态。阴虚是指机体精、血、津液等物质亏耗，以及阴不制阳，导致阳相对亢盛，功能虚性亢奋的病理状态。阳虚是指机体阳气虚损，功能减退或衰弱，热量不足的病理状态。补虚药的作用特点是可直接补充体内所缺乏的物质而发挥作用，且对人体具有调节作用,以提高人体固有的生理功能,达到治疗的目的。常用制剂为生脉散、归脾丸、补中益气汤、金匮肾气丸、当归补血汤、六味地黄丸等。补虚药的化学成分多含多糖、蛋白质、维生素、皂苷等,药理研究较多。现代研究证实补虚药主要具有以下药理作用。

1. 对免疫功能的影响

(1)增强非特异性免疫功能:人参、黄芪等药物可增加动物免疫器官胸腺、脾脏的重量;升高外周血白细胞数量,增强巨噬细胞的吞噬功能和自然杀伤细胞的功能。以补气药的作用为明显。

(2)增强特异性免疫功能:人参、黄芪、当归等可增强或调节细胞免疫功能,促进 T 淋巴细胞增殖,促进白细胞介素 -2 的释放。人参、冬虫夏草等促进体液免疫功能,升高抗体含量,促进补体生成。

(3)双向性免疫调节作用:一些补虚药(如黄芪)具有双向性免疫调节作用,可提高免疫功能低下患者的免疫功能,抑制免疫亢进患者的免疫功能。

2. 对中枢神经系统的影响

补虚药对神经系统的作用主要是益智、提高学习记忆功能及神经保护作用。作用环节有:调节大脑兴奋和抑制过程;改善神经递质(如乙酰胆碱、去甲肾上腺素及多巴胺)传递功能;提高脑组织抗氧化酶活性;改善大脑血氧供应;增加脑内蛋白质合成,促进大脑发育等。

3. 对内分泌系统的影响

(1)增强下丘脑 - 垂体 - 肾上腺皮质轴功能:多数补虚药能兴奋下丘脑、垂体,促进促肾上腺皮质激素(ACTH)的释放,从而增强肾上腺皮质的功能。此外,尚有部分药物(如甘草)本身具有皮质激素样作用。

(2)增强下丘脑 - 垂体 - 性腺轴功能:如淫羊藿、鹿茸、紫河车、冬虫夏草、人参、刺五加等药物能兴奋性腺轴,用药后雄性动物睾丸、精液囊、前列腺重量增加;雌性动物子宫内膜增生、子宫肌层肥厚;血液或尿中性激素水平及代谢物增多。也有少数药物本身有性激素样作用,如鹿茸中含雌二醇。

(3)调节下丘脑 - 垂体 - 甲状腺轴的功能:阴虚及阳虚证的患者均可出现 T_3、T_4 水平低于正常人。紫河车、人参有增强甲状腺轴功能的作用;人参能调节甲状腺轴的功能,防治过量甲状腺素引起的小鼠“甲亢”症和甲硫氧嘧啶导致的“甲低”症。

4. 对物质代谢的影响

补虚药含有大量营养物质(蛋白质、脂肪、糖类、无机盐等),可补充营养,影响物质代谢过程。

(1)促进核酸代谢和蛋白质的合成:人参含有的蛋白合成促进因子能促进蛋白质、DNA、RNA的生物合成;淫羊藿可促进 DNA 的合成;刺五加能促进核酸和蛋白质的合成;黄芪能增强细胞的代谢作用,促进血清和肝脏蛋白质的更新;麦冬对核酸和蛋白质代谢具有双向调节作用。

(2)调节血糖代谢:枸杞子、麦冬、六味地黄汤等对多种原因引起的大鼠或小鼠高血糖均有降低的作用,并能减轻糖尿病并发症。黄芪多糖能对抗肾上腺素引起的小鼠血糖升高和苯乙双胍所致小鼠实验性低血糖。人参糖肽对机体糖代谢也具有双向调节作用。一方面对实验性高血糖模型具有一定的降血糖作用,另一方面对胰岛素所致的低血糖有升高血糖作用。刺五加、白术等也有类似作用。

(3)调节脂质代谢:人参、何首乌、甘草、当归等补虚药均能降低高脂血症患者的胆固醇和甘油三酯含量,可防治动脉粥样硬化。人参可促进脂质代谢,增加肝内胆固醇及血中脂蛋白合成。

(4)调节微量元素代谢:一般认为 Zn 与 Cu 比值降低是虚证的共同表现,48 种补虚药中,补气药、补阳药、补阴药可使 Zn 与 Cu 比值增大,各类药作用强度与气虚、阳虚、阴虚患者血清 Zn 与 Cu 比值减少的趋势相反。

(5)调节环核苷酸水平:补虚药可通过影响 cAMP 和 cGMP 的含量对细胞代谢和功能发挥重要的作用,提高组织中的 cAMP 浓度增强细胞活力,如黄芪、党参、甘草灌胃给药可显著升高小鼠血浆和脾组织中 cAMP 的含量。

5. 延缓衰老 许多补虚药都有延缓衰老的作用,这是中医药能使人类健康长寿而具有特色的重要作用之一。补虚药能延长动物或细胞的寿命、改善衰老症状、减缓衰老症状出现。人参、党参、黄芪等具有清除自由基的作用,可以提高过氧化氢酶(CAT)、超氧化物歧化酶(SOD)活性,减少组织中过氧化脂质和脂褐质的含量,具有抗氧化、延缓衰老的作用。有些补虚药含有的成分如蛋白质、激素、维生素和微量元素等对细胞起到了营养作用,可促进大脑发育,延缓大脑衰老。

6. 对心血管系统的影响 补虚药对心血管系统的功能影响广泛且较为复杂。主要表现在以下几方面。①增强心肌收缩力(正性肌力):人参、黄芪等可强心、升血压、抗休克。②扩张血管、降血压:黄芪、淫羊藿、当归等具有此作用;人参、生脉散等对血压具有调节作用。③抗心肌缺血:人参、刺五加、当归、麦冬等药物通过舒张冠状动脉,改善心肌供血供氧,抗心肌缺血。④抗心律失常:甘草、刺五加、麦冬、当归及生脉散等通过多种机制抗心律失常。

7. 对造血系统的影响 补虚药中的补气、补血和补阴药多具有促进或改善骨髓造血功能的作用。①增加红细胞数和血红蛋白含量:如人参、刺五加、黄芪、当归等;白术、女贞子、茯苓可明显促进红系造血祖细胞的生长。②增加血小板计数:如当归、生地黄等。③增加白细胞计数:女贞子、补骨脂、玄参等具有显著防治环磷酰胺所致小鼠白细胞减少的作用;何首乌、黄芪、桑椹、麦冬、补骨脂、巴戟天、锁阳、菟丝子、熟地黄均能使粒系祖细胞的产生率明显增加。

8. 对消化系统的影响 多数补气药能调节胃肠道运动,如人参、党参、黄芪、白术、甘草等能促进小肠的吸收功能,调节缓解消化道平滑肌痉挛,并有抗溃疡、保护胃黏膜的作用。补阴药可调节自主神经功能,促进消化液的分泌,改善消化功能。

9. 抗肿瘤 人参、刺五加、黄芪、甘草等具有不同程度的抑制肿瘤作用。参脉注射液能提高肿瘤患者的免疫功能。五加双参片具有益气补血之功效,临床用于肿瘤患者放化疗后出现的气血两虚证及白细胞减少者的辅助治疗。

综上所述,补虚药的药理作用非常广泛,与补充人体物质不足、增强功能、提高抗病能力功效相关的药理作用主要有:调节机体免疫功能、内分泌功能及中枢神经系统功能,促进物质代谢,延缓衰老,增强某些重要器官和系统的功能,抗肿瘤等。

常用补虚药的主要药理作用见表 20-1。

表 20-1　补虚药的主要药理作用概括表

类别	药物	免疫功能·增强非特异性免疫功能	免疫功能·增强特异性免疫功能	免疫功能·双向调节	中枢神经系统·益智	中枢神经系统·提高学习记忆功能	中枢神经系统·神经保护	内分泌系统·增强下丘脑-垂体-肾上腺皮质轴功能	内分泌系统·增强下丘脑-垂体-性腺轴功能	物质代谢·蛋白质合成	物质代谢·调节血糖	物质代谢·降血脂	心血管系统·强心	心血管系统·扩张冠状血管	心血管系统·扩张脑血管	心血管系统·扩张外周血管	心血管系统·调节血压	消化系统	促进造血功能	延缓衰老	其他
补气药	人参	+	+	+	+	+	+	+	+	+	+	+	+	+	+	+	+	+	+	+	抗应激、抗肿瘤
	党参	+	+	+	+	+						+	+	+	+	+	+	+	+	+	抗应激
	黄芪	+	+	+	+	+	+	+		+		+	+	+	+	+	+	+	+	+	保肝、抗肿瘤、改善血液流变学
	甘草	+	+					+										+			解毒、镇咳祛痰、保肝、抗病原微生物、解痉
	白术	+	+					+			+							+	+		利尿、抑制子宫收缩
补血药	当归	+	+	+			+					+		+	+	+	+		+		调节子宫、抗肿瘤、改善血液流变学、保肝利胆、抗炎
	何首乌	+	+	+	+	+	+	+		+	+	+				+		+	+	+	补充微量元素、抗病原微生物
	熟地黄	+	+	+	+	+	+	+					+			+		+	+	+	利尿
	白芍	+	+										+	+				+			镇静、镇痛、抗病原微生物、抗应激、抗炎、抗惊厥、抗血栓等
补阴药	枸杞子	+	+	+	+	+	+		+		+									+	抗肿瘤、保肝、视网膜保护
	沙参	+	+										+								解热、镇痛、祛痰
	麦冬	+	+		+	+			+					+	+				+		抗休克、抗心律失常
补阳药	鹿茸	+	+	+	+	+			+	+								+	+	+	促骨生长、抗应激
	淫羊藿	+	+	+					+			+		+	+	+	+	+	+	+	促骨生长、抗炎、抗肿瘤、抗过敏
	冬虫夏草	+	+	+				+				+		+	+	+	+		+	+	止咳平喘、肾脏保护、抗肿瘤

第二节 常用中药

人 参[*]

五加科植物人参的干燥根和根茎。栽培品为"园参",播种在山林野生状态下自然生长的称为"林下山参",习称"籽海"。人参主要有效成分为人参皂苷,人参皂苷按其苷元结构可分为三类:人参皂苷二醇型、人参皂苷三醇型和齐墩果酸型。此外,人参还含有多糖、多肽类化合物、挥发油、氨基酸等成分。

人参味甘、微苦,性微温。归脾、肺、心、肾经。具有大补元气、复脉固脱、补脾益肺、生津、安神等功效。主治气虚欲脱、肢冷脉微、脾虚气少、肺虚喘咳、津伤口渴、内热消渴、久病虚赢、惊悸失眠、阳痿宫冷等症。

【药理作用】

1. 对中枢神经系统的影响

(1)改善学习记忆:人参总皂苷可易化信息的获得、记忆的巩固和记忆的再现,其中以人参皂苷 Rb_1 和 Rg_1 作用最强。人参改善学习记忆与以下环节有关:①促进脑内 DNA、RNA 和蛋白质的合成;②提高中枢 DA 和 NA 的生物合成,促进 ACh 的合成与释放,提高中枢 M 胆碱受体的密度;③增加脑的供血,改善脑能量代谢;④促进脑神经细胞发育,增加动物脑的重量及大脑皮质的厚度,增加海马 CA_3 区锥体细胞突触的数目,增强海马区神经元功能;⑤保护神经细胞,抑制神经细胞的凋亡和坏死。

(2)调节中枢神经兴奋和抑制的过程:人参可使大脑皮质兴奋和抑制过程趋于平衡,提高工作效率。人参皂苷 Rg 类具有中枢兴奋作用,Rb 类具有中枢抑制作用。

2. 对机体免疫功能的影响 人参有增强机体免疫功能的作用,有效成分为人参皂苷和人参多糖。

(1)增强非特异性免疫功能:人参皂苷和人参多糖均能增强单核吞噬细胞系统吞噬功能,可使环磷酰胺所致的白细胞减少恢复正常,并提高巨噬细胞的吞噬功能。人参可增加单核巨噬细胞内糖原、黏多糖、腺苷三磷酸、酸性磷酸酶的含量,提高其消化能力。

（2）增强特异性免疫功能

①促进体液免疫功能：人参可促进血清 IgG、IgA、IgM 的生成，增加绵羊红细胞免疫小鼠血清中溶血素的含量；②促进细胞免疫功能：人参皂苷可促进 T、B 淋巴细胞由脂多糖、刀豆素 A 和植物血凝素诱导的淋巴细胞转移反应，还能对抗氢化可的松引起的小鼠免疫功能低下。

3. 对内分泌系统功能的影响

（1）增强下丘脑 - 垂体 - 肾上腺皮质轴的功能：人参可兴奋下丘脑 - 垂体 - 肾上腺皮质轴并增强其功能，有效成分为人参皂苷。

（2）增强下丘脑 - 垂体 - 性腺轴的功能：人参皂苷及其单体可促进腺垂体释放促性腺激素，加速性成熟过程，增加性腺的重量。可加速未成年雌性小鼠动情期出现，使子宫和卵巢重量增加；也可使雄性幼年动物睾丸和附睾的重量增加，使精子数增加且活动力增强。

（3）对其他内分泌腺的影响：人参短期内大量应用，可促进腺垂体释放促甲状腺激素，血液中甲状腺激素水平显著升高，提高甲状腺功能。人参总皂苷可刺激离体的大鼠胰腺释放胰岛素，并能提高小鼠血中胰岛素的水平。

4. 对心血管系统的影响

（1）对心脏的作用：治疗量人参加强心肌收缩力，增加心输出量和冠脉血流量，减慢心率，其强心作用主要成分为人参皂苷，以人参三醇型皂苷作用最强，但大剂量的人参皂苷反而使心肌收缩力减弱。强心作用机制与促进儿茶酚胺类物质释放、抑制心肌细胞膜上 Na^+-K^+-ATP 酶活性有关，与强心苷相似。

（2）扩张血管、调节血压：人参对血管有扩张作用，从而改善器官血流量，主要成分是人参皂苷 Re、Rg_1、Rb_1 及 Rc。人参对血压的影响与其剂量、机体所处功能状态等因素有关，表现出双向调节作用，既可使高血压患者血压降低，又可使低血压或休克患者血压回升。

（3）抗休克：人参皂苷可减轻休克症状，与其增强心肌收缩力、升高血压、改善微循环状态、抗内毒素等作用有关。

（4）抗心肌缺血：人参皂苷可减轻缺血心肌损伤，缩小心肌梗死面积。

5. 对骨髓造血功能的影响

人参及人参提取物增强骨髓造血功能，使红细胞数、白细胞数和血红蛋白含量增加。

6. 对物质代谢的影响

（1）促进蛋白质及核酸合成：人参皂苷可激活 RNA 聚合酶活性，加快细胞核 RNA 合成。人参皂苷 Rb_2、Rc、Rg_1 能促进细胞 DNA 和蛋白质的生物合成。

（2）降血脂：人参皂苷可明显降低高脂血症动物血清中 TC、TG 的含量，升高 HDL 的含量，减轻肝脂肪性病变，防止动脉粥样硬化的形成。

（3）调节血糖：人参皂苷和人参多糖对多种原因引起的大鼠或小鼠高血糖均有降低作用。人参多糖对正常小鼠或由四氧嘧啶、链脲佐菌素引起的高血糖小鼠有明显的降血糖作用。人参对注射胰岛素过量引起的低血糖又有升糖作用，人参皂苷 Rg_1 减缓游泳疲劳大鼠血糖下降，预防运动性低血糖的发生，表明人参对糖代谢具有双向调节作用。

7. 抗肿瘤 人参皂苷、人参多糖及人参挥发油均有抗肿瘤作用,以人参皂苷作用最强。人参皂苷 Rg_3 作用于细胞增殖周期 G_2/M 期,诱导肿瘤细胞凋亡,抑制肿瘤细胞黏附、浸润及新生血管的形成。现已将人参皂苷 Rg_3 研制成为抗肿瘤药"参一胶囊"用于临床。人参多糖抗肿瘤作用主要与其调节机体的免疫功能有关。人参挥发油类的抗肿瘤作用是通过抑制癌细胞核酸代谢、糖代谢及能量代谢而实现的。

8. 抗氧化、延缓衰老 人参为强壮、延缓衰老的药物,对体质羸弱、虚损早衰之证效果颇佳。人参皂苷具有延长动物寿命、促进培养细胞的增殖和延长培养细胞存活时间、延缓脑神经细胞衰老等作用。人参皂苷延缓衰老的机制是:①提高 SOD 和 CAT 的活性,清除体内过多的自由基,保护生物膜结构;②降低细胞膜的流动性,延缓衰老;③增强机体免疫力;④抑制单胺氧化酶 B 的活性,使细胞分裂周期缩短。

9. 抗应激 人参具有"适应原样"作用,可提高机体对多种有害刺激或损伤的抵抗力。人参具有明显的抗高温、抗寒冷、抗缺氧、抗疲劳作用;人参对处于急性感染中毒反应时的机体具有保护作用;人参对应激状态下的肾上腺皮质功能具有保护作用,避免肾上腺皮质功能衰竭。

此外,人参皂苷具有保肝作用,人参多糖、人参的甲醇提取物具有抗溃疡作用。

课 堂 活 动
人参大补元气的药理学依据是什么?哪些人不适合服用人参,为什么?长期服用人参会造成什么样的后果?

【临床应用】

1. 休克 人参注射液可用于各种休克的治疗。

2. 心血管系统疾病 人参片剂可用于高血压、心肌营养不良、冠状动脉硬化、心绞痛等疾病的治疗。

3. 肿瘤 人参提取物能改善肿瘤患者的临床症状,与抗肿瘤药合用可降低化疗或放疗引起的不良反应。

4. 肝炎 齐墩果酸片可治疗急性肝炎;人参多糖可治疗慢性肝炎。

5. 延缓衰老症状 人参芦皂苷糖衣片,可改善老年患者的记忆力和智力减退,减轻老年人疲劳、气短、失眠、多梦、夜尿等症状;对阳痿等性功能障碍具有一定的改善作用。

6. 神经衰弱 人参对不同类型的神经衰弱患者均有一定的作用,使患者体重增加,消除或减轻全身无力、头痛、失眠等症状。

此外,人参还可用于糖尿病、贫血、病毒性心肌炎、高脂血症、慢性阻塞性肺疾病、胃病综合征、溃疡病及慢性肾小球肾炎等疾病的治疗。

【不良反应】长期大量服用人参会引起"人参滥用综合征",临床表现为高血压伴神经过敏、失眠、皮疹和腹泻,甚至出现兴奋和不安定。出血是人参急性中毒的特征;儿童使用人参,可引起性早熟。

党 参

桔梗科植物党参、素花党参或川党参的干燥根。党参主要含葡萄糖、菊糖、多糖、党参苷、党参炔苷、党参碱、挥发油、黄酮类、植物甾醇、微量元素等。

党参味甘,性平。归脾、肺经。具有补中益气、健脾益肺的功效。主治脾肺气虚,食少倦怠,咳嗽虚喘,气血不足,面色萎黄,心悸气短,津伤口渴,内热消渴。

【药理作用】

1. 对消化系统的影响

(1)调整胃肠运动功能:党参能纠正病理状态的胃肠运动功能紊乱。党参水煎醇沉液能部分地对抗应激引起的胃运动增加和胃排空加快。党参水煎液可加快小肠对炭末的推进作用。党参制剂明显抑制正常大鼠胃蠕动或用新斯的明增强的胃蠕动,表现为蠕动波幅度降低、频率减慢。

(2)抗溃疡:党参炔苷对多种实验性胃溃疡有预防和治疗作用。党参抗溃疡的作用环节包括抑制胃酸分泌,降低胃液酸度;促进胃黏液的分泌,增强胃黏液 - 碳酸氢盐屏障;增加对胃黏膜有保护作用的内源性前列腺素(PGE_2)含量。

2. 增强免疫功能

党参提取物可增强体内外动物腹腔巨噬细胞的吞噬活性。党参水煎液可促进 ConA 活化的小鼠脾脏淋巴细胞 DNA 合成,促进环磷酰胺所致免疫抑制小鼠的淋巴细胞转化,增强抗体产生细胞的功能,提高抗体滴度。党参多糖是主要有效成分。

3. 对血液系统的影响

(1)增强造血功能:党参煎剂可使实验动物红细胞数和血红蛋白含量显著增高。党参多糖能促进脾脏代偿造血功能,促进红细胞生成,但对骨髓造血功能无明显增强作用。

(2)改善血液流变性:党参液可抑制 ADP 诱导的家兔血小板聚集,降低家兔全血比黏度、抑制体内外血栓形成。党参醚提取液能提高大鼠纤溶酶活性,降低血小板聚集率和血浆血栓素 TXB_2 水平。

4. 对心血管系统的影响

(1)强心、抗休克:党参有增强心肌收缩力、增加心输出量、抗休克的作用。党参注射液可使失血性休克动物动脉压回升、生存时间延长。

(2)调节血压:党参浸膏、醇提取物、水提取物均能降低麻醉动物的血压,但重复给药不产生快速耐受性。党参的降血压作用主要由于扩张外周血管所致。党参也可使晚期失血性休克家兔的动脉血压回升,故对血压有双向调节作用。

(3)抗心肌缺血:党参注射液静脉注射可对抗垂体后叶素引起的大鼠急性心肌缺血。党参水提醇沉物灌胃给药或党参注射液腹腔注射,对异丙肾上腺素引起的心肌缺血也有保护作用。

5. 对中枢神经系统的作用

党参能增强和改善动物学习记忆能力。党参煎剂可以增进和改善大鼠学习记忆过程,并能改善樟柳碱、东莨菪碱引起的记忆获得障碍,改善亚硝酸钠引起的小鼠记忆巩固障碍和 40% 乙醇溶液引起的小鼠记忆再现缺损。改善学习记忆的有效成分为党参总碱。

6. 抗应激

党参可提高机体对有害刺激的抵抗能力。党参多糖有耐高温、耐缺氧、抗低温、抗辐射作用。党参的抗应激作用机制主要与兴奋垂体 - 肾上腺皮质轴的功能有关。

7. 降血脂

党参总皂苷能降低高脂血症大鼠血清 TC、TG、LDL-C 含量,提高 NO 和 HDL-C 含量,升高 HDL-C 与 TC 比值。

【临床应用】

1. 冠心病

党参口服液可治疗稳定型心绞痛,有效缓解心绞痛症状。

2. 高脂血症　党参和玉竹配伍可用于高脂血症的治疗。

3. 急性高山反应　党参乙醇提取物制成糖衣片,可预防急性高山反应。

【不良反应】党参有一定的毒性,但是毒性比较低,适量服用一般不会有不适反应,如果长期大量地服用党参,可能会引起中毒反应,如恶心、呕吐、头痛等。

黄　芪*

豆科植物蒙古黄芪或膜荚黄芪的干燥根,有效成分为黄芪多糖(葡聚糖和杂多糖)、多种黄酮类化合物、皂苷类。此外,还有多种有机酸、胆碱、甜菜碱、氨基酸及多种微量元素等。

黄芪味甘,性微温。归脾、肺经。具有补气固表、利尿托毒、排脓、敛疮生肌的功效。用于气虚乏力,食少便溏,中气下陷,久泻脱肛,便血崩漏,表虚自汗,气虚水肿,内热消渴,血虚萎黄,痈疽难溃,久溃不敛。

【药理作用】

1. 对机体免疫功能的影响　黄芪有增强机体免疫功能的作用,有效成分为黄芪多糖、生物碱、黄酮类和苷类。

(1)增强非特异性免疫功能:黄芪可使外周血中白细胞数目显著增加,提高单核吞噬细胞系统功能,增强中性粒细胞及巨噬细胞的吞噬功能。黄芪水煎液能明显增强自然杀伤(NK)细胞的活性,黄芪多糖刺激 NK 细胞的增殖,黄芪煎剂可提高机体诱生干扰素的能力。

(2)增强特异性免疫功能:黄芪能明显促进细胞免疫,促进外周血淋巴细胞的增殖和转化,增强辅助性 T 淋巴细胞的功能,并能促进白细胞介素的生成。黄芪可升高 IgA、IgG 水平,提高老年患者的补体水平。

2. 对心血管系统的影响

(1)对心脏的作用:黄芪可增强心肌收缩力,改善衰竭心脏的功能。黄芪多糖具有抗心律失常作用。黄芪可通过稳定缺血心肌细胞膜,保护线粒体和溶酶体,减少缺血心肌细胞内的钙超载,发挥保护心肌作用。

(2)扩张血管、调节血压:黄芪具有明显扩张外周血管、冠状血管、脑血管和肠血管的作用,使外周血管阻力下降,并改善微循环。对肾血管亦有扩张作用。大剂量给药时,由于血压下降,可反射性引起肾血管收缩。黄芪对血压表现出双向调节作用,通过其扩张血管产生降血压作用,有效成分是黄芪皂苷甲等。对于休克的动物模型,黄芪有升压作用。

3. 对骨髓造血功能的影响　黄芪能明显促进骨髓造血功能,促进造血干细胞的增殖与分化。黄芪注射液可显著增加骨髓粒 - 单核祖细胞数量,防止骨髓有核细胞数的减少,黄芪多糖能升高血细胞比容,增加红细胞数量。

4. 改善物质代谢　黄芪可促进核酸、蛋白质的代谢和更新;黄芪多糖能降低肾上腺素引起的高血糖,也可升高苯乙双胍所致低血糖;黄芪多糖能降低高脂血症动物的血脂,减少肝脏脂质沉积。

5. 抗氧化、延缓衰老　黄芪能有效抑制脂质过氧化反应,提高机体在不同功能状态下的抗氧化能力,可降低动物血清中过氧化脂质和肝脏脂褐素含量,减少多种老年疾病的发生。

6. 抗病毒性心肌炎 黄芪对病毒性心肌炎尤其是柯萨奇病毒引起的心肌炎疗效较好。黄芪通过提高 NK 细胞活性、降低 IL-2 水平、增强心肌细胞产生干扰素及促诱生干扰素作用而抑制病毒性心肌炎。

此外，黄芪还具有保肝、抗溃疡、抗病原微生物、利尿、抗肿瘤、抗骨质疏松等作用。

【临床应用】

1. 消化系统疾病 黄芪的复方可用于治疗消化性溃疡、慢性胃炎、慢性结肠炎。

2. 心血管疾病 黄芪及其复方可用于冠心病、充血性心力衰竭的治疗。

3. 慢性肝炎 黄芪口服液、注射液可用于迁延性肝炎和慢性乙型肝炎的治疗。

此外，黄芪可用于上呼吸道感染、病毒性心肌炎、肾炎、银屑病的治疗。

甘　草*

豆科植物甘草、胀果甘草或光果甘草的干燥根和根茎。甘草的化学成分主要有三萜皂苷类、黄酮类、生物碱类及多糖类。其中三萜皂苷成分有甘草甜素（甘草酸）、甘草次酸等，黄酮类成分有甘草素、异甘草苷等，生物碱类为四氢喹啉类化合物。

甘草味甘，性平。归心、肺、脾、胃经。具有补脾益气、清热解毒、祛痰止咳、缓急止痛、调和诸药的功效。用于脾胃虚弱，倦怠乏力，心悸气短，咳嗽痰多，脘腹、四肢挛急疼痛，痈肿疮毒，缓解药物毒性、烈性。

【药理作用】

1. 肾上腺皮质激素样作用

（1）盐皮质激素样作用：甘草浸膏、甘草甜素或甘草次酸具有盐皮质激素样作用，对健康人及多种动物均能造成钠、水潴留，排钾增加，呈现去氧皮质酮样作用。

（2）糖皮质激素样作用：甘草浸膏、甘草甜素具有糖皮质激素样作用。

甘草肾上腺皮质激素样作用的机制为：①促进肾上腺皮质激素合成；②甘草次酸的结构与皮质激素相似，能直接发挥肾上腺皮质激素样作用；③甘草次酸可竞争性抑制肝脏对皮质激素的灭活，间接提高皮质激素的浓度，延长皮质激素的作用时间。

2. 对免疫系统的影响 甘草具有增强和抑制机体免疫功能的不同成分。甘草甜素可诱导 IL-1、IL-2 的产生，促进 IFN-γ 的分泌，增强自然杀伤细胞的活性。甘草甜素能增强非特异性免疫和细胞免疫功能，但对体液免疫功能有抑制作用。甘草葡聚糖与 ConA 有协同作用，促进脾淋巴细胞激活和增殖。

3. 对消化系统的影响

（1）抗消化性溃疡：甘草浸膏、甘草甜素、甘草次酸、异甘草苷等均有对抗实验性溃疡的作用。

作用机制包括：①抑制胃液、胃酸分泌；②吸附胃酸，降低胃液浓度；③促进消化道上皮细胞的再生，促进溃疡愈合；④增加胃黏膜细胞的己糖胺成分，保护胃黏膜；⑤刺激胃黏膜上皮细胞合成和释放有黏膜保护作用的内源性 PG。

（2）保肝：甘草浸膏、甘草甜素和甘草次酸等对多种实验性肝损伤和肝硬化有抑制作用，降低血清 ALT 水平,抑制肝纤维组织增生,减轻炎症反应。

(3)解痉:甘草浸膏、甘草煎液等多种制剂能使胃肠道平滑肌运动减弱,具有解痉作用。甘草解痉作用的有效成分主要是黄酮类化合物,其中以甘草素的作用为最强。

4. 镇咳、祛痰 甘草能促进咽喉和支气管黏膜的分泌,呈现镇咳祛痰作用,作用最强的成分是甘草次酸胆碱盐。甘草还可促进支气管纤毛运动,使痰易于咳出。

5. 抗炎 甘草次酸、甘草酸单铵盐、甘草黄酮、甘草锌对炎症有一定抑制作用。

6. 解毒 甘草对药物(如苯、升汞等)、食物、细菌毒素及机体代谢产物等所引起的中毒均有一定的解毒作用。甘草甜素是主要活性成分。作用机制为:①甘草甜素的水解产物葡萄糖醛酸可与含羧基、羟基的毒物结合,减少毒物吸收;②通过物理或化学方式吸附、沉淀毒物,以减少毒物的吸收,如甘草甜素、甘草次酸可沉淀生物碱;③甘草次酸有皮质激素样抗应激作用,提高机体对毒物的耐受力;④对肝药酶产生诱导作用,加速毒物的代谢。

7. 抗病原微生物 甘草甜素、甘草多糖等对 HIV 病毒、水痘 - 带状疱疹病毒、带状疱疹病毒、水疱性口炎病毒、腺病毒、天花病毒均有一定抑制作用。甘草次酸、甘草次酸钠等对金黄色葡萄球菌、大肠埃希菌、结核分枝杆菌、阿米巴等有抑制作用。

此外,炙甘草提取液、甘草总黄酮具有抗心律失常作用。甘草次酸、甘草甜素具有降血脂、抗动脉粥样硬化作用。甘草次酸、甘草甜素等有一定的抗肿瘤作用。

【临床应用】

1. 肾上腺皮质功能减退症 应用甘草流浸膏或甘草粉可改善患者症状,使患者体力增强、血钠增加、血压升高及皮肤色素沉着减退。

2. 消化性溃疡 甘草流浸膏可治疗胃及十二指肠溃疡。

3. 呼吸系统疾病 甘草流浸膏可治疗急、慢性支气管炎,支气管哮喘等。

4. 食物中毒 甘草水煎灌服可用于多种食物中毒。

5. 皮肤病 甘草酸铵霜剂可用于荨麻疹、湿疹、过敏性皮炎等疾病的治疗。

6. 肝炎 甘草煎剂、甘草甜素片或胶囊可用于急、慢性肝炎的治疗。

此外,甘草还可用于高脂血症、疱疹性角膜炎等疾病。甘草制剂有抑制 HIV 病毒的作用,治疗艾滋病有一定前景。

【不良反应】长期使用可出现类醛固酮增多症,症状为血容量增加、浮肿、血压增高、血钾降低、头痛、眩晕、心悸等,停药后症状可以消失,可给予螺内酯治疗。

考 证 要 点
甘草酸的体内代谢转化途径

甘草酸是甘草次酸与两分子葡萄糖醛酸构成的苷,具有较高的血浆蛋白结合率、小肠不易吸收、生物利用度低等特点。在肠道菌群的作用下,甘草酸在人体中可代谢为甘草次酸即甘草酸的苷元,甘草次酸的脂溶性增强,易于吸收,并可透过血 - 脑屏障。甘草酸注射给药会产生溶血作用,口服给药没有溶血作用。

甘草酸的药代动力学显示非线性动力学性质,既涉及甘草酸的代谢,也包括代谢产物甘草次酸的药代动力学,甘草酸可代谢为甘草次酸,甘草次酸也可再次葡萄糖醛酸化,体现类肝肠循环的性质,如消除半衰期延长等。

当　归[*]

伞形科植物当归的干燥根。含有水溶性成分及挥发油,水溶性成分有当归多糖、阿魏酸、琥珀酸等,挥发油有藁本内酯、丁烯基酞内酯、当归酮、月桂烯等。《中国药典》(现行版)将挥发油、阿魏酸作为质控指标。

当归味甘、辛,性温。归肝、心、脾经。具有补血活血、调经止痛、润肠通便的功效。用于血虚萎黄,眩晕心悸,月经不调,经闭痛经,虚寒腹痛,风湿痹痛,跌扑损伤,痈疽疮疡,肠燥便秘。

【药理作用】

1. 对血液系统的影响

(1)促进骨髓造血功能:当归多糖促进骨髓造血功能,使白细胞、红细胞、血红蛋白数量升高。当归的抗贫血作用还与其所含维生素 B_{12}、叶酸、亚叶酸及铁等物质有关。

(2)抑制血小板聚集、抗血栓形成:阿魏酸抑制血小板聚集。

作用机制有:①抑制 TXA_2 合成酶,使 TXA_2 合成减少,影响 TXA_2-PGI_2 平衡;②抑制血小板释放 5-HT;③抑制磷酸二酯酶,使血小板 cAMP 水平升高,抑制血小板聚集。

(3)降血脂、抗动脉粥样硬化:阿魏酸对血清胆固醇有明显抑制作用,TG 和磷脂水平无明显变化。阿魏酸降血脂机制与抑制甲羟戊酸 -5- 焦磷酸脱羧酶的活性,使肝脏合成胆固醇减少有关。此外,当归及阿魏酸还有抗氧化、清除自由基、保护血管内膜、抑制脂质沉积于血管壁,产生抗动脉粥样硬化的作用。

2. 对心血管系统的影响

(1)抗心肌缺血:当归水提取物和阿魏酸对心肌缺血有缓解作用,增加心肌血流量。

(2)抗心律失常:当归对实验性心律失常及心肌缺血再灌注所诱发的心律失常有明显的防治作用。

(3)扩张血管、降低血压:当归对冠状血管、脑血管、肺血管及外周血管均有扩张作用,能降低血压。阿魏酸、藁本内酯、丁烯基酞内酯都可舒张血管。其中,藁本内酯可通过电压依赖钙通道和受体控制钙通道抑制细胞外 Ca^{2+} 内流,抑制细胞内 Ca^{2+} 释放而致血管舒张。

3. 对子宫平滑肌的影响
当归对子宫平滑肌具有兴奋和抑制双重效应。挥发油及阿魏酸具有抑制子宫平滑肌收缩的作用,水溶性或醇溶性的非挥发性物质有兴奋作用。子宫平滑肌痉挛性收缩是发生痛经的病理学基础,当归对子宫平滑肌具有抑制作用而缓解痛经症状;对于崩漏等伴有子宫收缩不全的病理状态,当归可通过兴奋子宫平滑肌发挥治疗作用。当归对子宫的作用取决于子宫的功能状态而呈双向调节作用,这是其治疗痛经、崩漏及催产的药理学基础。

4. 增强免疫功能

(1)增强非特异性免疫功能:当归多糖能增强单核巨噬细胞的吞噬能力。注射当归多糖,能对抗皮质激素导致的小鼠免疫抑制,使胸腺、脾的重量增加,拮抗外周血中白细胞数量的减少。

(2)增强特异性免疫功能:当归可促进淋巴细胞的淋巴细胞转移反应和T淋巴细胞增殖。当归还具有诱生干扰素的作用,当归注射液能促进IL-2等细胞因子的产生。

此外,当归还有保肝、抗辐射、抗损伤、抗炎、镇痛、松弛支气管平滑肌、抗维生素E缺乏症等作用。

【临床应用】

1. 心脑血管疾病　当归注射液可用于急性缺血性脑卒中的治疗。可治疗冠心病引起的室性期前收缩等心律失常。

2. 血栓闭塞性脉管炎　当归注射液可改善血栓闭塞性脉管炎症状。

3. 妇科疾病　当归对月经不调、痛经、慢性盆腔炎、子宫脱垂等有一定疗效。

4. 贫血　当归与其他中药组方使用,对多种原因引起的血红蛋白、红细胞、白细胞减少有较好疗效。

此外,当归可用于治疗迁延性或慢性肝炎、肝硬化、腰腿痛、肩周炎、突发性聋、支气管哮喘和小儿病毒性肺炎等。

【备注】复方当归注射液可引起过敏性皮疹、过敏性休克。阿魏酸钠注射液可引起过敏性皮疹、心绞痛。

白　芍

毛茛科植物芍药的干燥根。白芍主要成分包括芍药苷、羟基芍药苷、芍药内酯苷、苯甲酰芍药苷及牡丹酚;此外,还含有挥发油及三萜类化合物等。

白芍味苦、酸,性微寒。归肝、脾经。具有平肝止痛、养血调经、敛阴止汗的功效。用于血虚萎黄,月经不调,自汗,盗汗,胁痛,腹痛,四肢挛痛,头痛眩晕。

【药理作用】

1. 保肝　白芍及其醇提取物对化学性肝损伤有明显保护作用,能降低ALT,使肝细胞变性坏死程度减轻。白芍总苷对免疫性肝损伤具有保护作用,可降低免疫性肝损伤小鼠血清ALT、AST活性及肝内MDA含量。

2. 镇静、镇痛、抗惊厥　芍药注射液能抑制实验动物的自发活动。白芍总苷能加强吗啡的镇痛效果,但纳洛酮对白芍总苷的镇痛作用无明显影响,提示白芍总苷的镇痛作用与阿片受体无关。白芍对戊四氮、士的宁引起的惊厥有对抗作用。

3. 解痉　白芍水煎醇沉液及芍药苷对离体小肠自发收缩活动有抑制作用。芍药和芍药苷对氯化钡引起的肠管收缩、大鼠子宫平滑肌的自发性收缩及催产素引起的收缩均有抑制作用。

4. 抗炎　白芍提取物及白芍总苷可对抗急性渗出性炎症及增生性炎症。

5. 抗血栓、抗心肌缺血和脑缺血　白芍提取物及白芍总苷能抑制血小板聚集而抗血栓。白芍水提取物对动物实验性心肌缺血有保护作用,能增加心肌血流量,延长存活时间。白芍总苷对大鼠局灶性缺血和全脑缺血灌注损伤都具有保护作用。

6. 调节免疫功能 白芍在体内和体外都能提高巨噬细胞的吞噬功能。白芍水煎液可促进脾细胞抗体的生成。白芍总苷具有多途径抑制自身免疫反应的作用,可促进辅助性 T 淋巴细胞亚群 Th_1/Th_2 的平衡,可抑制佐剂性关节炎脾 B 淋巴细胞的异常增殖,对免疫性细胞因子的分泌具有调节作用。

7. 抗应激 白芍对大鼠应激性胃溃疡及幽门结扎引起的胃溃疡均有保护作用,且能提高机体对缺氧、高温应激的抵抗能力,使动物存活时间明显延长。

此外,白芍总苷还有抗病原微生物、泻下作用。

【临床应用】

1. 乙型病毒性肝炎 白芍总苷治疗乙型病毒性肝炎,同时可改善患者的食欲、乏力等。

2. 类风湿关节炎 白芍总苷可缓解风湿病患者病情。

3. 偏头痛 白芍与川芎、甘草、荜茇等合用,可治疗偏头痛。

4. 颈椎骨质增生症 白芍木瓜汤可治疗颈椎骨质增生症。

【不良反应】部分患者在使用白芍时会出现胃肠不适、过敏反应、凝血影响、药物相互作用等,孕妇慎用。

何 首 乌*

蓼科植物何首乌的干燥块根。含有磷脂类(如卵磷脂)、蒽醌衍生物(以大黄酚和大黄素为主,其次为大黄酸、大黄素甲醚及大黄酚蒽酮等)。此外,还含有葡萄糖苷类(主要为二苯乙烯苷)、β- 谷甾醇、没食子酸、胡萝卜素及微量元素等。

何首乌味苦、甘、涩,性微温。归肝、心、肾经。具有解毒,消痈,截疟,润肠通便功效。用于疮痈,瘰疬,风疹瘙痒,久疟体虚,肠燥便秘。

【药理作用】

1. 抗氧化、延缓衰老 何首乌可延长果蝇二倍体细胞的生长周期,使细胞生长旺盛,从而使果蝇的寿命延长。水煎液可增加脑和肝脏中的蛋白质含量,并增强 SOD 的活性,降低 MAO 的活性,降低 MDA 的含量,提高机体 DNA 的修复能力。

2. 增强免疫功能 何首乌能明显增加小鼠胸腺和脾脏重量,提高脾巨噬细胞吞噬功能,增强 T 淋巴细胞和 B 淋巴细胞的免疫功能。

3. 降血脂、抗动脉粥样硬化 何首乌可明显降低高脂血症血清中 TC、TG 的含量,提高 HDL 和 TC 的比值,减少高脂血症动脉粥样硬化斑块的形成。降血脂的有效成分包括蒽醌类、二苯乙烯苷和卵磷脂等,其降血脂作用机制是:①蒽醌化合物具有泻下作用,抑制脂质的吸收,能促进肠的蠕动,加速胆汁酸从肠道排出;②卵磷脂通过影响肝内 3- 羟 -3- 甲戊二酰辅酶 A(HMG-CoA)还原酶活性和 7α- 羟化酶活性,抑制内源性胆固醇合成,并促进胆固醇转变成胆汁酸。

4. 促进骨髓造血功能 给小鼠腹腔注射何首乌提取液,可使骨髓造血干细胞、粒 - 单核祖细胞及外周网织红细胞比例显著增加。

5. 对消化系统的影响

(1)泻下:何首乌含有蒽醌类成分,可促进肠蠕动而润肠通便。生用较炮制品作用强,经炮制后,结合型的蒽醌会转变为游离型蒽醌,补益作用增强而泻下作用减弱。

(2)保肝:何首乌中的二苯乙烯苷成分可拮抗过氧化玉米油所致的脂肪肝及肝功能损害,使血清中 ALT、AST、游离脂肪酸及肝脏 LPO 水平下降。体外试验能对抗 ADP 与还原型辅酶 Ⅱ(NADPH)导致的肝微粒体脂质过氧化,减少肝细胞损害。何首乌中的卵磷脂有利于保护肝脏。

6. 对内分泌系统的影响 何首乌能兴奋肾上腺皮质功能,具有皮质激素样作用,提高抗应激能力,增加肾上腺的重量。

此外,何首乌还具有抗病原微生物、抗心肌缺血等作用。

【临床应用】

1. 高脂血症 制首乌煎剂或首乌片可降低胆固醇、甘油三酯及 β- 脂蛋白,治疗高脂血症。

2. 精神与神经性疾病 何首乌注射液或首乌片可用于神经衰弱失眠症的治疗。还可用于睡行症、嗜睡症、神经性头痛等疾病的治疗。

3. 白发、脂溢性脱发 制首乌配当归、熟地黄,可治疗白发、脂溢性脱发。

此外,何首乌可用于皮肤赘疣、老年性皮肤瘙痒及女性白斑病变等的治疗。

【不良反应】生品何首乌主要不良反应为消化道反应,可出现腹泻、腹痛、恶心和呕吐。长期大量服用何首乌可引起过敏反应、肝损害、肢体麻木、皮疹、药物热、眼部色素沉着、精神症状、上消化道出血等不良反应,尤其肝损害,应引起重视。

枸 杞 子

茄科植物宁夏枸杞的干燥成熟果实。含有枸杞多糖、甜菜碱、氨基酸、维生素、胡萝卜素及多种微量元素等。

枸杞子味甘,性平。归肝、肾经。具有滋补肝肾、益精明目的功效。用于虚劳精亏,腰膝酸痛,眩晕耳鸣,内热消渴,血虚萎黄,目昏不明。

【药理作用】

1. 增强免疫功能 枸杞子对机体免疫功能有增强作用,有效成分为枸杞多糖。

(1)增强非特异性免疫功能:枸杞子能增强正常及免疫低下动物巨噬细胞的吞噬功能、增加血清溶酶的作用及 NK 细胞的杀伤功能。

(2)增强特异性免疫功能:枸杞多糖促进 T 淋巴细胞、B 淋巴细胞增殖及抗体生成。枸杞子可促进 ConA 活化的脾淋巴细胞 DNA 和蛋白质的合成,促进人外周血淋巴细胞 IL-2 受体的表达,拮抗环磷酰胺所致的 T 淋巴细胞和 NK 细胞的抑制作用。枸杞子能提高小鼠 B 淋巴细胞的活性,促进 B 淋巴细胞的增殖,提高小鼠血清 IgG、IgM 及补体 C4 的含量。

2. 抗氧化、延缓衰老 枸杞子可明显延长动物寿命,延缓衰老,有效成分为枸杞多糖。其机制是:①提高超氧化物歧化酶(SOD)和谷胱甘肽过氧化物酶(GSH-P$_X$)活性,清除体内过多的羟自由基,保护生物膜结构;②减少心、脑、肝组织脂褐质的含量,提高 SOD 活性;③增强机体免疫力;④提高 DNA 修复能力,对抗遗传物质损伤,维持细胞正常发育;⑤抑制细胞凋亡。

3. 保肝 枸杞多糖和甜菜碱均能改善实验性肝病动物的血清转氨酶,减轻肝细胞的脂肪变性和炎症坏死,恢复肝细胞功能,促进肝细胞的再生。

4. 降血糖 枸杞子提取物及枸杞多糖可降血糖,提高糖耐量,可预防糖尿病视网膜病变。枸杞子具有保护糖尿病大鼠视网膜组织氧化损伤的作用,可使糖尿病大鼠视网膜组织中维生素 C 含量、超氧化物歧化酶(SOD)及脂质过氧化物(LPO)的含量均接近正常。

此外,枸杞多糖具有一定的抗肿瘤、抗生殖系统损伤、促进造血功能、降血脂、抗应激等作用。

【临床应用】

1. 老年保健 枸杞子或枸杞子提取物口服可用于老年保健。

2. 慢性肝病 甜菜碱可治疗肝硬化、慢性肝炎、代谢性或中毒性肝病。

3. 皮肤病 枸杞子提取物可治疗银屑病、湿疹、神经性皮炎及带状疱疹等皮肤病。

此外,枸杞子可用于治疗高脂血症、糖尿病视网膜病变、男性不育症,也可作为治疗肿瘤的辅助用药。

淫 羊 藿

小檗科植物淫羊藿、箭叶淫羊藿、柔毛淫羊藿或朝鲜淫羊藿的干燥叶。含有黄酮类化合物(如淫羊藿苷、异槲皮素、金丝桃苷)、淫羊藿多糖、β- 去氢甲基淫羊藿素、木兰素等成分,淫羊藿苷、淫羊藿多糖是主要有效成分。

淫羊藿味辛、甘,性温。归肝、肾经。具有补肾阳、强筋骨、祛风湿的功效。用于肾阳虚衰,阳痿遗精,筋骨痿软,风湿痹痛。

【药理作用】

1. 增强下丘脑 - 垂体 - 性腺轴功能

(1)雄激素样作用:淫羊藿流浸膏促进犬精液分泌,使小鼠前列腺、精囊及肛提肌的重量增加,血浆睾酮的含量增加,明显促进睾丸组织的增生与分泌。淫羊藿可提高活性氧所致膜功能损伤的精子活性、尾部膨胀率和顶体完整率,改善精子超微结构。淫羊藿含多种人体必需的微量元素如Zn、Mn、Fe,与男性生殖功能也有极为密切的关系。

(2)雌激素样作用:淫羊藿提取液可使雌性动物垂体对促性腺激素释放激素的反应性升高,提高卵巢对黄体生成素的反应性,淫羊藿煎剂能使雌性大鼠垂体、卵巢和子宫的重量增加。

2. 调节机体免疫功能

(1)增强非特异性免疫功能:淫羊藿多糖和总黄酮明显提高单核吞噬细胞系统的功能,提高巨噬细胞吞噬能力,对抗环磷酰胺所致的小鼠外周血白细胞数量减少。淫羊藿多糖还能增加小鼠的脾脏和胸腺重量。

(2)调节特异性免疫功能:淫羊藿总黄酮可显著促进 PHA 诱导的淋巴细胞转移反应,增强细胞免疫。淫羊藿总黄酮可提高血清溶血素抗体水平。淫羊藿多糖可提高脾脏抗体生成率和血清抗体含量,增强体液免疫功能,而淫羊藿苷对抑制性 T 细胞具有抑制作用,促进抗体的生成。淫羊藿多糖对 B 细胞有刺激增殖的作用,能增加裸鼠脾脏细胞的氚 - 胸腺嘧啶脱氧核苷(^{3}H-TdR)掺入。淫羊藿多糖还具有诱生 γ 干扰素(γ-IFN)的作用。淫羊藿对特异性免疫功能的影响与其成分及机体的功能状态相关。

3. 促进骨生长 淫羊藿对骨质疏松有良好的防治作用。淫羊藿可抑制肾上腺皮质激素引起的骨质疏松，同时表现明显的促骨形成作用，可提高成骨细胞的数量和活性，使骨小梁面积及骨密度增加。淫羊藿防治骨质疏松的机制主要是：①促进成骨细胞增殖，增加骨形成量；②抑制破骨细胞活性，降低骨吸收水平；③作用于骨基质细胞，促进胶原合成和基质的矿化。

4. 对物质代谢的影响 淫羊藿可促进阳虚模型动物 DNA 和蛋白质合成，使动物体重增加，动物耐寒能力提高，降低死亡率。

5. 对心血管系统的作用

(1)抗心肌缺血：淫羊藿注射剂、淫羊藿苷等可使多种动物的冠脉血流量增加，降低冠脉阻力，抗心肌缺血，并降低心肌的耗氧量。

(2)强心、降血压：淫羊藿煎剂能加强心肌收缩力，恢复心力衰竭的心肌收缩力。注射淫羊藿黄酮苷，可使血压降低，其降血压机制与其扩张外周血管、降低血管阻力有关。

(3)抗心律失常：淫羊藿提取物可部分拮抗毒毛花苷 K 及肾上腺素所致的心律失常。若预先给药，可减慢室性期前收缩及室性心动过速。

(4)抑制血小板聚集、抗血栓形成：淫羊藿抑制血小板的聚集，并有促进其解聚的功能。淫羊藿总黄酮降低全血黏度和红细胞聚集，抑制血栓形成。

此外，淫羊藿还具有延缓衰老、抗菌、抗过敏、降血糖、降血脂等作用。

【临床应用】

1. 性功能减退 淫羊藿研末，黄酒送服，对性功能有一定的改善作用，可治疗阳痿。

2. 骨质疏松 以淫羊藿为主的复方可用于骨质疏松症。

3. 高血压 淫羊藿浸膏片可用于高血压的治疗。

此外，淫羊藿还可用于冠心病、慢性支气管炎、白细胞减少症、慢性肝炎、病毒性心肌炎和脊髓灰质炎急性期的治疗。

【不良反应】淫羊藿长期过量服用会引起不良反应：如加重消化负担，导致消化不良；阴虚火旺的患者服用淫羊藿很容易造成口渴或流鼻血等症状；部分患者会出现过敏反应；感冒发热期间也不宜服用淫羊藿。

鹿　茸

鹿科动物梅花鹿或马鹿的雄鹿未骨化密生茸毛的幼角，前者习称"花鹿茸"，后者习称"马鹿茸"。鹿茸含多种氨基酸，其中甘氨酸、谷氨酸、脯氨酸含量最高，还含有多胺类、肽类、胆甾醇类、脂肪酸类、神经酰胺、溶血磷脂酰胆碱、次黄嘌呤、尿嘧啶、多种生长因子、雌二醇、雄激素及多种微量元素等。

鹿茸味甘、咸，性温。归肝、肾经。具有壮肾阳、益精血、强筋骨、调冲任、托疮毒的功效。用于阳痿滑精，宫冷不孕，神疲，畏寒，眩晕耳鸣耳聋，腰脊冷痛，筋骨痿软，崩漏带下，阴疽不敛。

【药理作用】

1. 性激素样作用 鹿茸精可促进未成年雄性大鼠前列腺、精囊、包皮腺的生长，也能促进去势大鼠前列腺、精囊、包皮腺的生长。鹿茸可兴奋垂体性腺轴,使雄性激素和生长素分泌增加。鹿茸含有的雌二醇可促进雌性幼鼠生殖系统组织发育,增加子宫、卵巢的重量,还可使去卵巢大鼠子宫、阴道代偿性增生。

2. 促进核酸和蛋白质合成 鹿茸能提高机体的工作能力,改善睡眠和食欲。能加速未成年小鼠的生长发育,使老年小鼠肝肾的蛋白质、RNA 合成增加。其主要成分为多胺类物质,机制可能与激活 RNA 聚合酶有关。

3. 促进骨生长 鹿茸多肽能促进骨细胞、软骨细胞增殖,加速骨痂内骨胶原的积累、钙盐沉积,从而促进骨折的愈合。

4. 增强造血功能 鹿茸能"益精血"。鹿茸精、鹿茸多糖能促进骨髓造血,使红细胞、网织红细胞、血红蛋白数量增多。

5. 增强机体免疫功能 鹿茸能增强正常小鼠、免疫抑制状态小鼠的免疫功能,增强巨噬细胞的吞噬功能,提高血浆 IgG 含量,对绵羊红细胞免疫的小鼠血清 IgG 也有显著升高作用。

6. 抗应激作用 鹿茸具有对抗疲劳、缺氧、高温、低温、损伤等多种应激的作用。其抗应激作用与促进肾上腺皮质功能有关。

此外,鹿茸还有延缓衰老、促进学习记忆和抗胃溃疡等作用。

【临床应用】

1. 性功能减退、不孕症 可单用研粉吞服,或以鹿茸精注射液穴位注射或配合其他中药治疗性功能减退、不孕症。

2. 贫血、血细胞减少 20% 鹿茸血酒口服,或与当归、黄芪等配伍使用可治疗贫血、血细胞减少。

3. 其他 可治疗体虚腰痛、神经衰弱、功能性子宫出血、骨质疏松等,常与其他中药配伍使用。

【不良反应】肌内注射鹿茸精引起过敏反应的发生率较高。

点滴积累

1. 人参大补元气、补脾益肺的功效与其增强免疫功能、增强内分泌功能、强心、扩张血管、调节血压、抗休克、抗心肌缺血作用相关,人参生津止渴功效与降血糖作用相关,人参安神益智功效与改善学习记忆、调节中枢神经作用相关。

2. 党参补中益气、健脾功效与其调整胃肠运动功能、抗溃疡、增强免疫功能、增强造血功能、强心、抗应激等作用相关。

3. 黄芪增强机体免疫功能、强心、调节血压、促进造血、促进物质代谢、调节血糖、抗氧化等作用是其补气固表的药理学基础。

4. 甘草益气补中的功效与其肾上腺皮质激素样作用、调节免疫功能相关,缓急止痛的功效与其抗溃疡、保肝和解痉作用相关,解毒、缓和药性、祛痰止咳的功效与其祛痰镇咳、抗炎、解毒、抗病原微生物等作用相关。

5. 当归补血活血、调经止痛的功效与其促进机体造血功能、抑制血小板聚集、抗血栓、降血脂、抗动脉粥样硬化、抗心肌缺血、抗心律失常和扩张血管、降血压、调节子宫平滑肌功能,以及增强免疫功能等作用相关。

6. 白芍平肝止痛、养血调经、敛阴止汗的功效与其保肝、镇痛、镇静、解痉、抗炎、抗血栓、抗心肌缺血和脑缺血、调节免疫功能、抗应激等作用相关。

7. 与制首乌补益精血功效相关的药理作用有抗氧化、延缓衰老、增强免疫功能、降血脂、抗动脉粥样硬化、促进骨髓造血功能、增强内分泌系统的功能等。生首乌润肠通便的功效则与其泻下作用相关。

8. 枸杞子滋补肝肾、益精明目的功效与其增强免疫功能、抗氧化、延缓衰老、保肝、降血糖、抗生殖系统损伤等作用相关。

9. 淫羊藿补肾阳、强筋骨、祛风湿的功效与其增强性腺功能、调节免疫功能、促进骨生长、促进物质代谢、抗心肌缺血、强心、降血压、抗心律失常、抑制血小板聚集、抗血栓形成等作用相关。

10. 鹿茸壮肾阳、益精血、强筋骨,调冲任、托疮毒的功效与其性激素样作用、促进核酸和蛋白质合成、促进骨生长、增强造血功能、增强机体免疫功能、抗应激等作用密切相关。

第三节　经方与制剂

补中益气汤(丸)

【处方组成】黄芪,炙甘草,人参,当归,陈皮,升麻,柴胡,白术。

【功能与主治】补中益气,升阳举陷。用于脾胃虚弱、中气下陷所致的体倦乏力、食少腹胀、便溏久泻、肛门下坠。

【药理作用】

1. **对免疫系统的影响**　补中益气汤能促使脾虚小鼠低下的免疫指标提高至正常水平,而对正常小鼠的免疫指标则无明显不良影响。本方可促进脾虚小鼠脾指数和胸腺指数的恢复,调节红细胞免疫功能,调节 T 淋巴细胞、NK 细胞和巨噬细胞分泌 TNF 的能力,增加 Th 亚群、降低 Ts 亚群百分率,升高 Th 与 Ts 的比值。补中益气汤能明显提高环磷酰胺所致免疫抑制小鼠的 T、B 淋巴细胞增殖能力和 NK 细胞活性。

2. **对消化系统的影响**

(1)调节胃肠运动:补中益气丸对小肠具有双向调节作用。对新斯的明引起的小肠蠕动亢进呈现抑制作用,使之蠕动减慢,张力降低;对吗啡引起的小肠推进抑制,则使之蠕动增强。通过活性炭小肠推进率试验,观察补中益气汤对正常小鼠和番泻叶致泻小鼠的药理作用,结果表明补中益气汤低、中、高剂量均能促进小鼠正常胃肠蠕动;对番泻叶致泻后的小鼠,低、中剂量能减慢小鼠胃肠蠕动,高浓度可加快小鼠胃肠蠕动。

(2)对消化液分泌的影响:本方可明显抑制胃酸分泌,促进胰液、胰蛋白酶的分泌。补中益气汤对应激性溃疡、幽门结扎性溃疡、利血平性溃疡模型均有良好的保护作用,对乙酸法胃溃疡模型有明显促进溃疡愈合的作用,其作用机制与该方抑制胃分泌、抑制胃运动、增加胃黏膜血流量以及一定的中枢抑制作用有关。

(3)保护胃黏膜:本方可降低胃壁细胞胃泌素受体的亲和力,增加受体的结合位点,发挥保护胃黏膜的作用,此外还与对 NO 的调节有关。补中益气汤水煎剂预先灌胃大鼠,能有效地预防无水乙醇、0.6mol/L HCl、0.2mol/L NaOH 和吲哚美辛对大鼠胃黏膜的急性损伤作用。该方有提高正常大鼠以及吲哚美辛处理大鼠胃壁结合黏液含量和腺胃部组织 PGE_2 含量的作用。

3. 对物质代谢的影响　本方可显著促进小鼠肝、胃组织中 DNA、RNA 及蛋白质的生物合成,增强饥饿的脾虚大鼠血糖调节能力,使能量代谢得以改善。

4. 对子宫平滑肌的影响　本方对在体或离体家兔子宫有兴奋作用,阿托品不能拮抗此作用。

此外,本方还具有抗肿瘤、解热、强心、抗应激、稳定精子等作用。

【临床应用】

1. 内脏下垂　本方可用于子宫下垂、胃下垂、脱肛的治疗。

2. 免疫功能低下及自身免疫性疾病。

3. 消化系统疾病　本方可治疗消化系统疾病如腹胀、便溏久泻等。

六味地黄丸

【处方组成】熟地黄,酒萸肉,山药,泽泻,牡丹皮,茯苓。

【功能与主治】滋补肾阴。主治肾阴亏损,头晕耳鸣,腰膝酸软,骨蒸潮热,盗汗遗精,消渴。

【药理作用】

1. 增强机体免疫系统的功能　本方可拮抗环磷酰胺引起的小鼠脾脏、胸腺重量减轻,使淋巴细胞转化功能恢复正常;还可拮抗地塞米松所致的吞噬功能下降,并具有诱生干扰素的作用;本方能激活细胞免疫及抗体生成反应,提高细胞免疫功能,促进扁桃体细胞诱生干扰素,提高血清干扰素水平;六味地黄汤给老龄小鼠(24 月龄)灌胃连续 2 周,能明显提高老龄小鼠外周血淋巴细胞酸性酯酶(ANAE)阳性百分率,以及脾脏体外抗体形成细胞(PFC)数量。该方还能增加老年小鼠 T、B 淋巴细胞转化功能,增加巨噬细胞血管内皮细胞受体(Fc)及Ⅰ型补体受体(C_3b)的活性。本方对小鼠迟发型超敏反应有明显的抑制作用。

2. 改善学习记忆能力　本方可改善实验性学习记忆功能的衰退或低下,其机制与调节脑内单胺类神经递质活性、改善海马能量代谢、调节与学习记忆功能相关的基因表达等作用有关。

3. 降血糖　本方可降低实验性高血糖的血糖含量,增加肝糖原含量,改善糖耐量。糖尿病模型大鼠灌胃六味地黄丸 3 日,可使血糖明显降低,对肾上腺素诱发的血糖升高也有对抗作用。动物胰腺全部切除后,六味地黄丸仍有降血糖作用,提示该方降血糖作用不是完全通过刺激胰岛 β 细胞分泌胰岛素而产生的。降血糖机制可能与降低肝葡萄糖 -6- 磷酸酶的活性,增加肝糖原含量;减轻胰岛 β 细胞损伤,保护胰岛正常的生理结构和功能相关。

4. 改善性腺功能障碍　六味地黄丸对性器官的生长发育有一定的促进作用,增强性功能。能增加幼年大鼠雌鼠的卵巢、子宫重量与体重,增加幼年大鼠雄鼠的睾丸、附睾及前列腺与体重,附睾精子数量;成年雄兔用药后交配次数明显增加。其作用机制可能为作用于下丘脑-垂体-性腺轴而改善性激素分泌,增加精子数量,提高精子活动率,使卵巢功能恢复,提高雌激素水平。

此外,本方还具有延缓衰老、抗心律失常、降血脂、抗应激、抗肿瘤等作用。

【临床应用】可用于治疗糖尿病、肾炎、慢性前列腺炎、围绝经期综合征、食管上皮细胞增生症、肺结核、原发性高血压、慢性肾性高血压、慢性血小板减少性紫癜、功能性子宫出血、脂肪肝等。

生脉饮(生脉注射液)

【处方组成】红参,麦冬,五味子。

【功能与主治】益气复脉,养阴生津。用于气阴两亏,心悸气短,自汗。

【药理作用】

1. 对心血管系统的影响

(1)加强心肌收缩力:生脉注射液能增强心肌收缩力,增加心输出量,改善心功能。强心机制与其抑制 Na^+-K^+-ATP 酶,使 Na^+-K^+ 偶联削弱,Na^+-Ca^{2+} 偶联增强,Ca^{2+} 内流增加有关。

(2)增加冠状动脉血流量、改善心肌供血:本方可增加实验动物冠脉流量,缩小心肌梗死面积,使病理变化减轻,组织修复加速。同时具有保护心肌、抗心律失常、抗休克的作用。

2. 增强机体免疫系统的功能
生脉注射液静脉注射,能增强单核吞噬细胞系统的吞噬功能,增加脾脏重量,使外周血白细胞、成熟的 T 淋巴细胞数目增多。

3. 增强垂体-肾上腺皮质轴的功能
本方可兴奋肾上腺皮质功能,升高 ACTH 和皮质酮的含量,且不引起胸腺和肾上腺的萎缩及肾上腺肥大,及由此引起的免疫功能抑制。

4. 对血液系统的影响
生脉注射液可改善微循环障碍,并能阻断弥散性血管内凝血的发生,降低全血黏度和血细胞比容,纠正血小板计数及纤维蛋白含量的异常。还能抗血栓形成,并有促进纤维溶解、调节血脂代谢、清除氧自由基的功能。

【临床应用】本方常用于治疗急性心肌梗死、心源性休克、中毒性休克、失血性休克、肺源性心脏病及冠心病等。

点滴积累

1. 补中益气汤(丸)具有增强免疫功能、调节胃肠运动、抑制胃酸分泌、促进胰液和胰蛋白酶的分泌、保护胃黏膜、促进核酸和蛋白质的合成、兴奋子宫平滑肌等作用,用于内脏下垂、免疫功能低下、自身免疫性疾病及消化系统疾病的治疗。
2. 六味地黄丸具有增强机体免疫系统的功能、改善学习记忆能力、降血糖、改善性腺功能障碍、延缓衰老、抗心律失常、降血脂、抗应激、抗肿瘤等作用,用于治疗糖尿病、肾炎、高血压、脂肪肝等。
3. 生脉饮(生脉注射液)具有加强心肌收缩力、增加冠状动脉血流量、改善心肌供血、增强机体免疫系统的功能、增强肾上腺皮质的功能、改善微循环障碍、抗血栓、调节血脂代谢,清除氧自由基等作用,用于治疗急性心肌梗死、心源性休克、中毒性休克、失血性休克、肺源性心脏病及冠心病等。

ER 20-2

第二十章
自测题

ER 20-3

第二十章
思维导图

目标检测

简答题

1. 人参延缓衰老的作用机制是什么？

2. 甘草解毒功效的作用机制是什么？

3. 当归抑制血小板聚集、抗血栓形成的作用机制是什么？

4. 何首乌降血脂的作用机制是什么？

5. 简述鹿茸的主要药理作用。

（冯彬彬）

第二十一章 收涩药

ER 21-1

第二十一章
收涩药
（课件）

导学情景

情景描述：

　　滑脱证是很多疾病的伴随症状，涉及消化系统、血液系统、呼吸系统、泌尿系统、生殖系统等疾病。现代医学的治疗手段多对症处理，常用药物是止泻药、止血药、止咳平喘药等。中医则以固涩法治之，用收涩药防止气、血、精、津滑脱不禁治其标，以补益药补其气、血、阴、阳扶正固本，达到标本兼治；但有实邪者禁用补益药，防止"闭门留寇"。

学前导语：

　　中医理论的"整体观念、辨证论治"思维体现了中华民族优秀传统文化的根本观念和思维方式。本章将带领同学们学习收涩药的相关知识，让大家在了解中医固涩治法同时，树立用辩证思维和整体观念思考问题的意识。

第一节　概述

　　以收敛固涩为主要作用的药物，称收涩药。收涩药有敛汗止泻、固精缩尿、止血止带及止咳等功效，主要用于治疗久病不愈所致的自汗、盗汗、久泻久痢、遗精遗尿、久咳虚喘、带下等滑脱证。

　　滑脱证是久病或体虚使得正气不固、脏腑功能衰退所引起的证候群。如气虚自汗；阴虚盗汗；脾肾阳虚致久泻、久痢；肾虚致遗精、遗尿、尿频；冲任不固致崩漏下血；肺肾虚损致久咳虚喘。

　　收涩药的主要药理作用有以下几个方面。

1. 收敛作用 五味子、金樱子、石榴皮、诃子、乌梅等含鞣质、有机酸，赤石脂、禹余粮等含无机盐。这些成分与黏膜、创面接触后沉淀或凝固蛋白质，使组织表面形成一层致密的保护层，形成痂膜，减少分泌和血浆损失，可保护伤部，利于创面愈合，并能收缩小血管而止血，治疗烧伤、烫伤，局部止血。

2. 抗病原微生物 鞣质、有机酸有抗菌作用,乌梅、诃子、金樱子、山茱萸可抑制金黄色葡萄球菌、链球菌、伤寒杆菌、痢疾志贺菌、铜绿假单胞菌。乌梅、石榴皮、诃子能抗真菌。

3. 止泻 收敛作用可保护肠黏膜免受刺激,减少肠蠕动。抗菌和抑制腺体分泌作用也有利于止泻。罂粟壳含吗啡,可提高胃肠平滑肌张力,减少小肠及结肠的蠕动。

4. 镇咳 五味子、五倍子、罂粟壳、诃子等均具有止咳作用,五味子还有一定的祛痰作用。

5. 抑制腺体分泌 收敛成分与腺体表面接触,使表面细胞蛋白质变形或凝固,使腺体分泌减少。罂粟壳所含生物碱可抑制消化液的分泌。麻黄根抑制汗腺分泌。

此外,本类药物还具有抗过敏、驱虫、兴奋子宫、收缩胆囊等作用。常见收涩药的主要药理作用,见表 21-1。

表 21-1 收涩药的主要药理作用概括表

药物	收敛	止泻	镇咳	止血	其他
五味子	+		+		保肝、抗心肌缺血、扩张血管、抗血小板、增强免疫、调节中枢、抗衰老
山茱萸	+				降血糖、强心、抗心律失常、调节免疫、抗氧化、降血脂、抗骨质疏松
罂粟壳	+	+	+		呼吸抑制、镇痛、镇静等
乌梅	+		+		驱虫、抗过敏、抗衰老、抗肿瘤、抗辐射、促消化、保肝、解毒、抗生育
石榴皮	+	+		+	驱虫、抗菌、抗病毒、增强免疫、抗氧化、抗肿瘤
肉豆蔻	+	+		+	抗炎、镇静、抗菌、保肝、抗氧化、抗肿瘤
诃子	+	+			抗动脉硬化、强心、保护心肌、保肝利胆、抗氧化、抗溃疡、抗菌、抗肿瘤
金樱子	+	+			降血脂、抗氧化、抗炎、抗菌、抗病毒
五倍子	+	+		+	抗氧化、抗菌、抗病毒、抗肿瘤、化学解毒剂、杀精
海螵蛸	+			+	抗溃疡、促进骨缺损修复、调节血磷
赤石脂	+	+		+	抗血小板、抗血栓形成
禹余粮	+	+		+	免疫调节、抗肿瘤

点滴积累

1. 以收敛固涩为主要作用的药物,称收涩药。
2. 收涩药主要的药理作用为收敛作用、抗病原微生物、止泻、镇咳、抑制腺体分泌等。

第二节 常用中药

五 味 子

木兰科植物五味子的干燥成熟果实。含木脂素类,主要有五味子素、去氧五味子素、五味子乙素、五味子丙素、五味子醇甲、五味子酯甲、戈米辛 A 等;尚含挥发油、有机酸及鞣质、脂肪油、维生素 C、维生素 E、少量糖类等。

五味子味酸、甘,性温。归肺、心、肾经。具有收敛固涩、益气生津、补肾宁心的功效。用于久嗽虚喘,梦遗滑精,遗尿尿频,久泻不止,自汗盗汗,津伤口渴,内热消渴,心悸失眠。

【药理作用】

1. 调节中枢神经系统　五味子提取物和五味子醇甲有镇静、抗惊厥、镇痛、肌肉松弛作用。对大脑皮质兴奋和抑制过程有调整作用。改善人的智力活动,提高工作效率,抗疲劳。其作用与多巴胺系统有一定的关系。

2. 保肝　五味子醇提取物能保护化学毒物引起的肝损伤,抑制转氨酶的释放,降低丙氨酸转氨酶的活性,能明显诱导肝微粒体细胞色素 P450 的活性,增加肝脏解毒能力。主要机制与促进肝细胞的再生与修复,促进肝细胞内蛋白质的合成与代谢;稳定肝细胞膜、降低其通透性;促进肾上腺皮质功能,减轻肝细胞的炎症反应;抑制肝微粒体脂质过氧化反应相关。

3. 对心血管系统的作用　五味子有血管舒张作用,可降低血压,增加冠脉血流量。五味子可提高心肌代谢酶活性,改善心肌的营养和功能。

4. 抗衰老　五味子乙素、五味子酚均具有抗氧化作用,能清除自由基、抑制过氧化脂质形成。五味子水提取液可明显抑制脑和肝脏中 MAO-B 活性,增强 SOD 活性,降低 MDA 含量。五味子酚能直接对抗多柔比星所致的心脏线粒体毒性作用,抑制脑、肝、肾微粒体及线粒体的脂质过氧化。还能显著提高老年大鼠心肌细胞 cAMP 含量,使 cAMP 与 cGMP 比值升高,而使心脏活动增强。此外,五味子能降低血清胆固醇,增加脑和肝中的蛋白质含量。

5. 兴奋呼吸、祛痰和镇咳　五味子煎剂、五味子素有明显的呼吸兴奋作用,使呼吸加深加快。五味子酸性成分有祛痰和镇咳作用。

6. 促进代谢　五味子促进肝糖原的合成,使糖代谢加强。又能增加肝细胞蛋白质的合成。

7. 调节免疫　五味子不同成分对免疫功能影响不同,五味子油乳剂可使淋巴母细胞生成增多,并促进脾免疫功能。五味子多糖可提高机体非特异性免疫功能,升高外周白细胞数量。而五味子醇能增强肾上腺皮质激素的免疫抑制作用。

此外,五味子还具有抗胃溃疡、抗病原微生物和抗肿瘤作用。

【临床应用】五味子可用于神经衰弱、失眠症的治疗,对肝炎、盗汗、腹泻有一定疗效。

【不良反应】因酸性较重,少数患者服药后有胃部不适感。临床有致窦性心动过速、呼吸抑制的个案报道。

山 茱 萸

山茱萸科植物山茱萸的干燥成熟果肉。含山茱萸苷(马鞭草苷)、莫罗忍冬草苷、獐牙菜苷、番木鳖苷、山茱萸鞣质、熊果酸、齐墩果酸、没食子酸、苹果酸、酒石酸及维生素 A 等。

山茱萸味酸、涩,性微温。归肝、肾经。具有补益肝肾、收涩固脱的功效。用于眩晕耳鸣,腰膝酸痛,阳痿遗精,遗尿尿频,崩漏带下,大汗虚脱,内热消渴。

【药理作用】

1. 对免疫系统的双向调节作用　山茱萸对免疫功能具有双向调节作用,山茱萸中的糖类有明显促进免疫反应的作用,山茱萸总苷则明显抑制免疫功能。熊果酸在体外具有抑制免疫细胞的作用,腹腔注射却能够明显提高免疫功能。山茱萸所含的某些化学成分,低浓度具有明显的增强免疫功能的作用,而高浓度却出现抑制作用。

2. 降血糖　山茱萸提取物降血糖作用明显,能降低高血糖动物的全血黏度和血小板聚集性。降血糖作用的有效成分为熊果酸、齐墩果酸。

3. 抗氧化　山茱萸提取物能显著提高心肌 SOD 活性,减轻自由基对机体造成的损害,抑制体内蛋白质非酶糖基化,增加血红蛋白含量的作用极其明显,具有抗疲劳、提高缺氧耐受力和增强记忆力的作用。

4. 强心、抗休克　山茱萸醇提注射液有抗失血性休克功能,能抑制动物血小板聚集,减缓血栓的形成。山茱萸水煎药液有强心作用,增强心肌收缩强度,改善左心室功能不全。

5. 抗心律失常　山茱萸有明显的抗心律失常作用,其对心脏有多方面的作用机制,且在抗心律失常的同时具有显著的正性肌力效应。

6. 降血脂　山茱萸醇提取物可降低血清甘油三酯、胆固醇的含量,抗动脉硬化。

此外,山茱萸水提取物能抑制肿瘤细胞,增强精子活性,抑制多种细菌生长。其所含的鞣质类成分能抑制破骨细胞形成,对抗骨质疏松。山茱萸还具有抗艾滋病的作用。

【临床应用】山茱萸及其制剂可用于糖尿病、心脑血管疾病、肿瘤的治疗。

【备注】山茱萸毒性很低,果肉、果核水煎液口服的 LD_{50} 分别为生药材 53.5g/kg 和 90.8g/kg。

点滴积累

1. 收涩药与其止泻、止血、敛汗、镇咳、止带功效相关的药理作用为收敛作用、抗病原微生物、止泻、镇咳、抑制腺体分泌,有效成分为鞣质和有机酸等。
2. 五味子因具有调节中枢神经系统、保肝、调节免疫等作用,应用于神经衰弱、肝炎的治疗;山茱萸因调节免疫、降血糖作用,多用于糖尿病的治疗。

第三节　经方与制剂

四 神 丸

【处方组成】肉豆蔻(煨),补骨脂(盐炒),五味子(醋制),吴茱萸(制),大枣(去核)。

【功能与主治】温肾暖脾,固涩止泻。用于肾阳不足所致的泄泻,症见肠鸣腹胀、五更溏泄、食少不化、久泻不止、面黄肢冷。

【药理作用】

1. 抑制胃肠蠕动　肉豆蔻、吴茱萸可抑制胃肠蠕动,五味子具有肌肉松弛作用。四神丸对肠管的自发活动有明显抑制作用。并能对抗乙酰胆碱引起的痉挛,与阿托品对抗肠痉挛的作用相似。

2. 增强免疫功能　四神丸可以升高胸腺指数、脾脏指数;可升高 IgA、IL-2 含量。

3. 其他　本方还具有抗菌、镇静、止痛、收敛作用。

【临床应用】本方可用于各种原因所致的腹泻和遗尿症的治疗。

点滴积累

四神丸的主要药理作用有抑制胃肠蠕动、增强免疫功能、抗菌、镇静、止痛、收敛。

目标检测

简答题

1. 收涩药与功效相关的主要药理作用有哪些? 与哪些成分有关?

2. 五味子对中枢神经系统有哪些影响?

3. 五味子保肝降酶作用表现在哪些方面? 其作用机制有哪些?

(袁先雄)

ER 21-2

第二十一章
自测题

ER 21-3

第二十一章
思维导图

第二十二章　驱虫药

ER 22-1

第二十二章
驱虫药
（课件）

学习目标

1. **掌握**　槟榔的药理作用、临床应用及不良反应。
2. **熟悉**　驱虫药的药理作用。
3. **了解**　使君子的药理作用与临床应用。

导学情景

情景描述：

　　对蛔虫病的病因病机认识，最早记载于汉代张仲景的《伤寒杂病论》。蛔虫病的病因病机可概括为三类：其一，脾胃虚弱，脏腑娇嫩，蛔虫乘虚而入；其二，湿热内蕴，则滋生蛔虫；其三，饮食不节，滋生蛔虫。根据蛔虫病不同的病因病机，治疗时分别采取驱蛔杀虫、补益脾胃、安蛔定痛的基本原则。驱蛔杀虫可施以化虫丸；补益脾胃可先用使君子散、芦荟丸驱蛔杀虫，继而重视温补脾胃；安蛔定痛可施以甘草粉蜜汤、乌梅丸等经方。

学前导语：

　　根据蛔虫病不同的病因病机，分别采取不同治则治法遣方用药，体现了中医辨证论治的特点。本章将带领同学们学习驱虫药的相关知识，使大家了解其治疗寄生虫病的机制。

第一节　概述

　　凡是能驱除或杀灭人体寄生虫的药物，称为驱虫药，主要用于肠道寄生虫病（如蛔虫病、绦虫病、蛲虫病、钩虫病、姜片虫病等）的治疗。常用的驱虫药包括使君子、槟榔、苦楝皮、南瓜子、雷丸、鹤草芽等。现将药理作用归纳如下。

　　1. **麻痹虫体**　使君子所含有效成分使君子酸钾可使蛔虫头部麻痹；槟榔所含的槟榔碱可麻痹绦虫神经系统，使虫体瘫痪；南瓜子中的有效成分南瓜子氨酸对绦虫的关节、未成熟节段和成熟节段均有麻痹作用，均可使虫体被排出。

　　2. **兴奋虫体**　苦楝皮的有效成分川楝素可兴奋蛔虫头部神经环，导致肌肉痉挛性收缩，使之不能附着于肠壁而随粪便排出。

　　3. **杀死虫体**　部分驱虫药在高浓度时可以直接杀死虫体，如苦楝皮、槟榔片煎剂在高浓度时可杀死钩虫;鹤草芽中的鹤草酚可迅速穿透绦虫体壁,使虫体痉挛而死。雷丸中的雷丸素,是一种蛋白水解酶,可使虫体节片被溶解、破坏而死亡,故用药后在粪便中看不到全虫。

4. 抑制虫体细胞代谢 鹤草芽能抑制虫体的糖原分解,对虫体细胞的无氧和有氧代谢均有显著而持久的抑制作用,从而切断维持生命的能量供给而杀虫。

驱虫药多具毒性,在驱出虫体的同时,对机体也有伤害,使用时应注意用法、用量。孕妇、体虚、肝功能不全者慎用。驱虫药宜空腹服用,药物能与虫体充分接触,效果更佳;可配伍泻下药服用,便于促进虫体、虫卵的排出。常见驱虫药的主要药理作用,见表22-1。

表 22-1　驱虫药的主要药理作用概括表

药物	蛔虫	绦虫	蛲虫	钩虫	滴虫	姜片虫	血吸虫	其他
使君子	+		+		+			抗皮肤真菌、抗肠道杆菌
槟榔	+	+	+	+		+	+	拟胆碱作用、抗病原微生物
苦楝皮	+	+	+		+		+	抗真菌、抗病毒
南瓜子	+						+	升血压、抑制前列腺增生
雷丸	+	+		+	+			抗感染、增强免疫
鹤草芽	+	+			+		+	导泻

> **课堂活动**
> 为什么使用驱虫药时应注意用法、用量?而且孕妇、体虚者慎用?

第二节　常用中药

使　君　子

使君子科植物使君子的干燥成熟果实。含有使君子酸钾、使君子酸、植物甾醇、糖类、琥珀酸等,主要驱虫成分是使君子酸钾。

使君子味甘,性温。归脾、胃经。具有杀虫消积的功效。主治蛔虫、蛲虫病,虫积腹痛,小儿疳积。

【药理作用】

1. 抗寄生虫 使君子对蛔虫有强大的抑制作用,麻痹蛔虫头部,可使蛔虫运动失调,但不能使之死亡,有效成分是使君子酸钾。此外,研究表明使君子对阴道毛滴虫、疟原虫、螨虫等也有一定毒杀活性。

2. 抗皮肤真菌 使君子水浸剂在体外对多种癣菌有不同程度的抑制作用,如同心性毛癣菌、紫色毛癣菌、许兰毛癣菌、铁锈色小孢子菌等。

3. 抗肠道杆菌 使君子水提取液对大肠埃希菌、铜绿假单胞菌、伤寒杆菌、变形杆菌等多种肠道杆菌有明显的抑菌效果。

4. 对呼吸系统的影响 使君子所含的琥珀酸具有镇咳祛痰的作用。

此外，使君子酸还有升血压、中枢兴奋、保护神经元、抗肿瘤、抗病毒、抑制小肠运动、抗氧化、抗炎、保护肝脏作用。

【临床应用】可用于蛔虫病、蛲虫病、小儿脱肛症、小儿厌食症、痛风、白癜风的治疗。

【不良反应】有一定的毒性，剂量过大或与茶同用，可引起头晕、呕逆、眩晕、精神不振、恶心、中枢抑制等反应，甚至呕吐、腹泻。服用烘焙的使君子仁可降低呃逆的发生率。

槟　榔

棕榈科植物槟榔的干燥成熟种子。含有槟榔碱、槟榔次碱、鞣质、脂肪油等成分。

槟榔味苦、辛，性温。归胃、大肠经。具有杀虫、消积、行气、利水、截疟的功效。用于绦虫病，蛔虫病，姜片虫病，虫积腹痛，积滞泻痢，里急后重，水肿脚气，疟疾。

【药理作用】

1. 抗寄生虫　槟榔碱是槟榔有效驱虫成分。槟榔能麻痹绦虫神经系统，对猪肉绦虫麻痹作用最强，可使全虫各部瘫痪；对牛肉绦虫仅使头部和未成熟的节片麻痹，对中段和后段孕卵节片影响不大。此外，对蛲虫、蛔虫、血吸虫、钩虫等也有驱虫作用。

2. 拟胆碱作用　槟榔碱激动 M 胆碱受体，使胃肠平滑肌张力提高，加快肠蠕动，促进消化液分泌，使食欲增强。对胆囊平滑肌、子宫平滑肌也有一定兴奋作用，还有缩瞳作用。槟榔碱兴奋 N 胆碱受体，使骨骼肌兴奋。此外，还有中枢拟胆碱作用。

3. 抗病原微生物　槟榔水浸剂、水煎液对紫色毛癣菌、许兰毛癣菌等皮肤真菌均有抑制作用。槟榔还具有抑制流感病毒的作用，可能与所含的缩合鞣质有关。

4. 抗癌与致癌　槟榔提取物显著抑制艾氏腹水癌，对 HeLa 细胞有中度细胞毒作用。水解槟榔碱或鞣质可能具有致癌作用，槟榔碱对 DNA 合成有一定的抑制作用。

5. 降血压　槟榔提取物有与卡托普利相似的降血压作用。

此外，研究表明槟榔中的有效成分还有抗抑郁、恢复神经功能、抗血栓形成、抗动脉粥样硬化等作用。

【临床应用】

1. 寄生虫病　可用于治疗绦虫病、姜片虫病、蛲虫病、蛔虫病、钩虫病及鞭虫病。

2. 青光眼　可用槟榔滴眼液治疗。

【不良反应】过量服用槟榔碱，可引起流涎、呕吐、腹泻、昏睡、惊厥等不良反应，可注射阿托品解救。长期大剂量服用槟榔，可诱发口腔癌、肝癌等多种癌变。此外，槟榔碱还有一定的生殖毒性。

点滴积累

1. 驱虫药主要药理作用是驱除或杀灭人体寄生虫。使君子可发挥抗寄生虫、抗皮肤真菌、抗肠道杆菌、镇咳祛痰等作用；槟榔有抗寄生虫、拟胆碱作用、抗病原微生物、抗癌与致癌、降血压等作用。
2. 驱虫药多具有毒性和不良反应，应注意用法、用量、禁忌证。

目标检测

简答题

1. 槟榔的药理作用有哪些?

2. 使君子的临床应用有哪些?

3. 使用驱虫药应注意哪些事项?

（田　园）

第二十三章 外用药

学习目标

1. **掌握** 马钱子的药理作用、临床应用与不良反应。
2. **熟悉** 外用药的主要药理作用。
3. **了解** 九分散、拔毒生肌散药理作用与临床应用。

导学情景

情景描述：

砒霜是一种剧毒药，砒霜是砒石经过加工提炼而成的，砒霜的主要化学成分为三氧化二砷、砒石的主要化学成分为二硫化砷。二者在功效上不尽相同，都有剧毒，人口服三氧化二砷 10~15mg 可致急性中毒，60~300mg 可致死。我国应用砷剂已逾两千年。20 世纪 70 年代，我国学者发现民间复方有些含砒石，后将其改为注射剂型，先后用于治疗慢性粒细胞白血病和急性白血病，明确其对急性早幼粒细胞白血病疗效尤其显著。又逐步阐明其作用机制。砒石这一传统中药也以新的形式用于现代药物治疗。

学前导语：

继往开来，使中药更好地服务于人民健康，是我们现代中医药工作者肩负的使命。本章将带领同学们学习外用药的相关知识。

第一节　概述

凡在体表或某些黏膜部位应用，以杀虫止痒、消肿止痛、排脓生肌、收敛止血等为主要功效的药物，称为外用药。常用于疮痈肿疖、疥癣、皮炎、湿疹、烧烫伤、跌打损伤、瘀血肿痛、痔疮、皮肤科及五官科疾病的治疗。其主要药理作用如下。

1. 抗病原微生物 本类药物大多具有抗病原微生物作用，其抗菌谱、抗菌活性与抗菌机制各不相同。雄黄、轻粉、红升丹、明矾、胆矾、硼砂可抑制金黄色葡萄球菌等化脓性细菌；升药、枯矾等对铜绿假单胞菌有明显的抑制作用；明矾、轻粉、硼砂、硫黄、枯矾等具有抗真菌作用。其作用机制大多为非特异性，通过使菌体蛋白质变性或凝固，干扰菌体多种酶功能，直接破坏细胞结构而发挥抑菌、杀菌作用。雄黄、大蒜、白矾、蛇床子等具有抗滴虫作用；雄黄、硫黄、轻粉等可以杀灭疥虫。

2. 消肿止痛 部分外用药及以其为主的复方用于跌打损伤、疮痈肿疖，具有散瘀止血、消肿止痛的作用,可增加局部血液循环,促进炎症消散。

3. 收敛止血 炉甘石、明矾、硼砂等与创面黏膜接触时,可使表层细胞蛋白质凝固,并能吸附炎症部位水分,共同形成保护膜,减轻局部炎症刺激,还可使局部血管收缩,减少出血和渗出,促进创伤愈合。

4. 其他 局部麻醉作用,如马钱子、蟾酥还能阻滞神经末梢传导,产生局部麻醉止痛作用;润滑及保护皮肤。

外用药大多数以外用为主,部分药物兼可内服。个别药物对皮肤黏膜有一定的刺激作用,如轻粉、斑蝥等药物对皮肤黏膜有较强的刺激性,可致用药部位充血、红肿,甚至溃烂,斑蝥等还有腐蚀作用。为降低毒性和不良反应,外用药在使用时必须注意以下事项:不可随意内服;不可直接用于创面或溃疡面;尽量不用油剂调涂,以防发生吸收作用,产生全身中毒。

常用外用药的主要药理作用见表 23-1。

表 23-1 常用外用药的主要药理作用概括表

药物	抗病原微生物	消肿止痛	收敛止血	局部麻醉	其他
马钱子	+	+		+	兴奋中枢、抗肿瘤、镇咳、祛痰
大蒜	+				降血脂、抗血小板聚集、抗肿瘤
蟾酥		+		+	强心、升血压、局部麻醉、抗肿瘤
硼砂	+		+		—
炉甘石	+		+		—

点滴积累

1. 外用药主要药理作用有抗病原微生物、抗寄生虫、消肿止痛、收敛止血、局部麻醉、润滑及保护皮肤等。
2. 大多数外用药都有毒,使用时应注意用法、用量和毒性反应。

第二节 常用中药

马 钱 子*

马钱科植物马钱的干燥成熟种子。主要含番木鳖碱(士的宁)、马钱子碱,此外尚含番木鳖苷、油脂、蛋白质等成分。

马钱子味苦,性温;有大毒。归肝、脾经。具有通络止痛、散结消肿的功效。用于跌打损伤,骨折肿痛,风湿顽痹,麻木瘫痪,痈疽疮毒,咽喉肿痛。

【药理作用】

1. 兴奋中枢神经系统 番木鳖碱对整个中枢神经系统都有兴奋作用。小剂量兴奋脊髓的反射功能,提高反射强度,缩短反射时间。大剂量则使脊髓反射兴奋显著亢进,引起强直性痉挛,可致呼吸肌痉挛而窒息死亡。大剂量对血管运动中枢、呼吸中枢、咳嗽中枢均有兴奋作用,使血压升高,呼吸加深加快。还可引起惊厥。

2. 镇痛、抗炎 马钱子及各种制剂均有明显的镇痛、抗炎作用,对慢性炎症疼痛效果明显,可缓解炎症时渗出、水肿等症状。其作用机制可能与马钱子碱及其氮氧化物能抑制 PGE、5-HT 等致痛、致炎物质的释放,抑制感觉神经末梢兴奋性,促进炎症物质吸收有关。

3. 抗菌 马钱子煎剂对流感嗜血杆菌和皮肤真菌有抑制作用。

4. 抑制肿瘤 马钱子生物碱对肿瘤细胞株具有抑制作用,其作用机制可能与抑制肿瘤细胞的蛋白质合成有关。

5. 镇咳、祛痰 马钱子碱 50mg/kg 灌胃对小鼠有镇咳及祛痰作用。

【临床应用】

1. 神经系统疾病和肌无力疾病 马钱子外用制剂治疗面瘫、三叉神经痛、坐骨神经痛均有较好疗效,也可以口服治疗重症肌无力和吉兰-巴雷综合征。

2. 风湿性、类风湿关节炎,骨折 以马钱子为主药的复方制剂,口服或外用,治疗风湿性、类风湿关节炎能明显缓解肌肉酸痛、胀麻、寒冷等症状。

3. 其他 以马钱子为主的复方制剂,口服或外用,治疗手足癣、中耳炎。

【不良反应】本品毒性大,可引起强直性痉挛、惊厥、角弓反张,严重者可因呼吸肌强直性收缩而引起窒息死亡,大剂量时可阻断神经肌肉传导,呈现箭毒样肌肉松弛作用。还能抑制胆碱酯酶,使肠蠕动加强,导致腹痛、腹泻,且具有肾毒性,可损害肾小管上皮细胞,导致急性肾衰竭、尿毒症。经过炮制,毒性会有所降低。

考 证 要 点

1. 马钱子所含主要生物碱的毒性:肾脏毒性、肝脏毒性、心脏毒性和神经毒性。
2. 马钱子质量成分控制:本品按干燥品计算,含士的宁应为 1.20%~2.20%,马钱子碱不得少于 0.80%。

点滴积累

马钱子主要药理作用有兴奋中枢神经系统、镇痛、抗炎、抗菌、抑制肿瘤、镇咳、祛痰。主要临床应用是治疗神经系统疾病和风湿性、类风湿疾病。主要活性成分是士的宁、马钱子碱。

第三节　经方与制剂

九　分　散

本方出自清代成书的《急救应验良方》。

【处方组成】马钱子粉,麻黄,乳香(制),没药(制)。

【功能与主治】活血散瘀,消肿止痛。用于跌打损伤,瘀血肿痛。

【药理作用】

1. **抗炎** 九分散可抑制巴豆油所致小鼠耳郭肿胀,降低醋酸所致小鼠腹部毛细血管通透性。

2. **镇痛** 九分散可减少醋酸致痛小鼠扭体次数,提高小鼠疼痛阈值。

【临床应用】用于关节韧带损伤、软组织挫伤、慢性腰腿痛、关节炎等属瘀血阻滞者。

【不良反应】本品含毒性药,不可多用;孕妇禁用;小儿及体弱者遵医嘱服用;破伤出血者不可外敷。

拔毒生肌散

【处方组成】红粉、黄丹、轻粉、炉甘石(煅)、龙骨(煅)、虫白蜡、石膏(煅)、冰片。

【功能与主治】拔毒祛腐,敛疮生肌,祛淤生新。用于疮疡痈疽后,阳证疮疡见脓液黄白稠厚,腐肉易脱;阴证疮疡见创面色泽晦暗,脓液清稀,疮口难敛。

【药理作用】

1. **抑制细菌生长** 本药对金黄色葡萄球菌、大肠埃希菌、铜绿假单胞菌均有较强的抗菌作用,可促进肉芽组织生长,刺激创面血管生成。

2. **有效清除坏死组织** 药物对人体组织有缓和的腐蚀作用,促使与药物接触的病变组织和蛋白质凝固、坏死,逐渐与健康组织分离,达到祛腐的目的。促进坏死组织清除,有利于肉芽生长及肌纤维组织增生。

3. **改善炎症反应** 药物降低白细胞介素 -6、转化生长因子 -β 水平,改善炎症反应。

4. **修复组织损伤** 药物可抗氧化,修复表皮细胞、内皮功能细胞等功能异常。修复组织损伤,加速疮口愈合,促进肉芽组织和表皮细胞再生。

【临床应用】本药用于疮疡痈疽已溃,久不生肌。

【不良反应】可见过敏、皮肤瘙痒以及肾功能损伤。

点滴积累

1. 九分散用于关节韧带损伤、软组织挫伤、慢性腰腿痛、关节炎等属瘀血阻滞者。

2. 拔毒生肌散用于痈疽已溃,久不生肌,疮口下陷,常流败水。

ER 23-2

第二十三章
自测题

ER 23-3

目标检测

简答题

1. 举例说明常用的外用药主要有哪些药理作用。

2. 马钱子的药理作用和临床应用分别有哪些?

(张旻璐)

第二十三章
思维导图

第二十四章　中药药理学实验

一、中药药理学实验研究

中药药理学是一门实验研究性极强的学科，就其从基础研究到临床应用的阶段性，可分为：①基础实验研究（临床前研究），其研究工作主要是在实验室完成的，研究的对象主要是实验动物。②临床研究，其研究工作主要是在有相关资质的综合医院或专科医院进行的，研究的对象为有特定疾病的志愿者。③上市后研究，由于基础实验研究所使用的动物与人存在着种属差异，而临床研究有特定疾病的志愿者又存在数量、病情状况等诸多局限性。其研究结果不能十分准确地反映药物的药效和毒理作用。有些中药的不良反应是发生率较低的小概率事件，只有在广泛的临床应用中才会被发现。因此，上市后研究是中药药理学不可忽视的一项重要工作，并且可能发现新的药理作用。

中药药理学基础实验研究的主要研究内容为：①毒性试验，包括急性毒性试验、长期毒性试验、一般药理试验（观察药物对呼吸循环的影响）、特殊毒性试验等；②药效学试验，观察药物对相关疾病动物模型的防治作用；③药物代谢动力学试验，研究药物在机体内的代谢过程，即吸收、分布、生物转化和排泄的体内过程。

中药药理学基础实验研究可分为体外试验和动物实验。主要是动物实验，其实验方法可分为离体实验和在体实验。离体实验是取出实验动物的某种器官、组织或细胞，在模拟其体内环境条件下进行的相关实验研究。在体实验，也可称整体实验，是利用实验动物进行的相关实验研究，观察药物在实验动物体内的药理作用或代谢情况。中药及其复方制剂的药理作用特点是多方面而又复杂的，因此在体实验应用得较多。

二、中药药理学实验动物

可用于中药药理学实验研究的动物种类繁多，常用的实验动物有小鼠、大鼠、兔、豚鼠、蟾蜍、猫、犬等，猪、鸡、鸭、牛、羊等也可用于实验研究。小鼠是中药药理学实验研究最为常用的实验动物。实验动物是经过人工饲养和繁育，经过微生物学和遗传学控制，具有明确用途和适用范围，同时需要关注伦理和道德问题的动物。依据其基因纯合的程度,通常把实验动物划分为近交系、突变系、杂交群和封闭群动物四大类群。自 1913 年 Bagg 获得小鼠白化株(albino stock)以来,到目前小鼠的品系已有 40 余种。我国医药院校的药理实验教学通常用昆明种小鼠,为 1946 年从印度引入到云南昆明饲养的品种。常用的大鼠有 Wistar 大鼠和 SD(Sprague Dawley)大鼠。实验用兔的品种主要为日本大耳白兔、新西兰白兔、青紫兰兔、中国白兔等。

对实验动物携带的微生物、寄生虫应实行人工控制,根据控制的程度不同,通常将实验动物分为四级:一级动物,又称普通级动物(conventional animal,CV animal),微生物学控制程度最低,一级动物不携带主要人畜共患病病原体和动物烈性传染病病原体;二级动物,又称清洁动物(clean animal,CL animal),二级动物除排除一级动物应排除的病原体外,还要求不携带对动物危害大和对科学研究干扰大的病原体;三级动物,又称无特定病原体动物(specific pathogen free animal,SPF animal),三级动物除排除一、二级动物应排除的病原体外,还要求不携带主要潜在感染或条件致病和对科学实验干扰大的病原体;四级动物,又称无菌动物(germ-free animal,GF animal),指不能检出一切生命体的动物,包括悉生动物(gnotobiotic animals,GN animal),对无菌动物人工投予某些已知微生物(一般为大肠埃希菌、葡萄球菌及乳酸杆菌等)而获得,根据投入已知菌的种类,分别称为单菌、双菌、三菌或多菌动物。

三、常用实验动物的基本操作技术

(一)实验动物的捉拿和固定

正确而熟练地捉拿实验动物,可防止实验动物过度挣扎或受到损伤,同时避免实验人员被抓伤或咬伤,从而保证实验的顺利完成。下面为中药药理学实验课常用实验动物的捉拿固定方法。

1. **小鼠** 其性情温顺,但易受惊吓,一般不会主动攻击咬人。以右手抓其尾,放在台上或鼠笼盖铁纱网等粗糙物上,向后轻拉小鼠,然后用左手拇指及示指沿其背向前抓住其头颈部皮肤,其余三指和掌心夹住背部皮肤及尾部或以左手的小指和掌部夹住其尾固定在手上。也可将小鼠固定于特制的固定器中,露出尾巴进行尾静脉取血或注射。

2. **大鼠** 其性情比较凶猛,门齿尖大,受惊吓时会攻击咬人。为避免大鼠在惊恐或激怒时咬伤实验者,操作时应戴上棉手套或帆布手套。以右手抓其尾,放在台上或鼠笼盖铁纱网等粗糙物上,向后轻拉大鼠,然后用左手拇指及示指沿其背向前抓住其头颈部皮肤,其余三指和掌心夹住背部皮肤。也可将大鼠固定于特制的固定器中或小黑布袋中,露出尾巴进行尾静脉取血或注射。

3. **豚鼠** 其性情温和,胆小易受惊吓,不会主动攻击咬人。抓取体重较轻的豚鼠时,只需用双手捧起。对于体型较大的豚鼠,可用手掌扣住其背部,抓住肩胛上方,以拇指和示指环握其颈部,另一只手托着其臀部。

4. **家兔** 其性情温顺驯服,一般不会咬人,但其脚爪尖利,捉拿时应避免蹬伤。抓取时一手提拿家兔的颈背部皮肤,另一手托其臀部,托住其体重大部分。根据实验需要将家兔固定呈相应的姿势。

（二）实验动物的性别

中药药理学实验对实验动物性别的要求多为雌雄各半或雌雄兼用，但有时为避免雌雄差异对实验结果的影响或实验项目的要求，个别实验需用单一性别的实验动物。实验过程雌雄动物应分笼饲养。

1. 鼠类的性别辨认　大鼠、小鼠和豚鼠的性别辨认方法基本相似，要点为：①雄鼠可见阴囊，站立位时阴囊内睾丸下垂；②雄鼠的尿道与肛门距离较远，两者之间有毛；雌鼠的阴道与肛门距离较近，界限不清，两者之间无毛；③成熟雌鼠的腹部有乳头。

2. 家兔的性别辨认　①雄兔可见阴囊，两侧各有一个睾丸；按压生殖器部可露出阴茎；②雌兔的腹部有 5 对乳头。

3. 猫和犬等大型动物的性别辨认　猫和犬等大动物的外生殖器发育显著，性别容易辨认。

（三）实验动物的标记编号

实验时需将实验动物分组、标记编号和称重，以利于实验时给药、观察记录。常用的标记编号方法有①染色法：以染色部位、颜色不同来标记区分实验动物；②耳孔法：根据打在动物耳朵上的部位和孔的多少，来区分实验动物；③烙印法：用刺数钳在动物耳上刺上号码，然后用棉签蘸着溶在酒精中的黑墨在刺号上加以涂抹，烙印前最好对烙印部位预先用酒精消毒。④挂牌法：将编好的号码烙印在金属牌上，挂在实验动物颈部、耳部、肢体或笼具上；⑤其他：断趾编号法、剪尾编号法、被毛剪号法等。

染色法最为常用，所使用的染色剂最常用的是 3%~5% 苦味酸，为黄色的化学试剂，其着色力较强，染色持久。也可用咖啡色的 2% 硝酸银溶液、红色的 0.5% 中性红或品红溶液、黑色的煤焦油酒精溶液等。

标记编号的方法可自行设定，也可多种染色剂配合使用。较为通用的单一染色剂标记方法是：1 号在颈部做一点状标记；2 号在背部正中做一点状标记；3 号在尾根部做一点状标记；4 号在颈部做一点状标记，在尾根部做一点状标记，即 1 号 +3 号；5 号在背部正中做一点状标记，在尾根部做一点状标记，即 2 号 +3 号；6 号在颈部做一点状标记，在背部正中做一点状标记，在尾根部做一点状标记，即 1 号 +2 号 +3 号；7 号在颈部至背部正中做一条状标记；8 号在背部正中至尾根部做一条状标记；9 号在颈部至尾根部做一条状标记；十位标记在实验动物的左侧腹部，方法同上，可标记 10、20、30……90；百位标记在实验动物的右侧腹部，方法同上，可标记 100、200、300……900。此方法可标记编号 1~999。

（四）实验动物的给药方法

1. 小鼠的给药方法

(1)灌胃：用左手抓住小鼠后，仰持小鼠，使头颈部充分伸直，但不可抓得太紧，以免窒息。右手持安有小鼠灌胃针头的注射器，小心自口角插入口腔，再从舌背面紧沿上颚缓慢进入食管，推进 2~3cm 后注入药液。操作时应避免将灌胃针头插入气管，若误入气管，小鼠可出现发绀、强烈挣扎，此时应退出灌胃针头，重新操作。灌注药液量为 0.1~0.3ml/10g 体重，一般给药剂量不超过 0.8ml。

(2)皮下注射：用左手抓住小鼠后，右手持注射器，沿左手大拇指侧方将注射器针头插入小鼠颈部皮下或背部皮下,注射剂量为 0.1~0.3ml/10g,一般给药剂量不超过 0.5ml。

(3)肌内注射:将注射器针头插入后肢大腿外侧肌肉注入药液,0.05~0.1ml/10g,如注射剂量较大可在两侧大腿外侧肌肉同时注入药液,一般给药剂量不超过 0.2ml。

(4)腹腔注射:左手仰持固定小鼠,右手持注射器从左侧中腹部朝头部方向刺入,针头与腹部平面的角度约 45°,针头插入不宜太深或太近上腹部,以免刺伤内脏,注射量一般为 0.1~0.2ml/10g,一般给药剂量不超过 0.5ml。

(5)尾静脉注射:将小鼠放入特制小鼠固定器内,简易的方法是用小鼠笼盖隔离小鼠,将鼠尾浸入 40~45℃温水中半分钟,或用酒精棉球擦拭鼠尾,使血管扩张,然后将鼠尾拉直,将针头插入尾静脉内,缓慢将药液注入。如注入药液有阻力,而且局部变白,表示药液注入皮下,应重新在针眼上方注射。注射量为 0.05~0.1ml/10g,一般给药剂量不超过 0.3ml。

2. 家兔的给药方法

(1)灌胃:需两人协作完成,将家兔固定于特制兔固定器内,助手双手握住家兔双耳固定头部;或助手取坐位将家兔的躯体夹于两腿之间,一只手握紧家兔双耳固定头部,另一只手抓住双前肢固定胸部。操作者将兔开口器横放于兔的上下颌之间、舌头之上,然后将导尿管经开口器中孔,沿上颚壁缓慢插入食管 15~18cm,此时可将导尿管外口端置于盛有水的烧杯中,如有气泡逸出,说明误入气管,将导尿管缓慢拔出,重新操作;若无气泡逸出,证明确已插入食管,可用注射器注入药液,然后用注射器注入 2~3ml 生理盐水冲洗导尿管,使药液完全注入胃中,捏闭导尿管外口,将导尿管缓慢拔出,取下开口器。一般给药剂量不超过 20ml/kg。

(2)皮下注射、肌内注射和腹腔注射:操作方法基本与鼠类相似,可选用大一些的注射针头。皮下注射一般给药剂量不超过 0.5ml/kg,肌内注射一般给药剂量不超过 1.0ml/kg,腹腔注射一般给药剂量不超过 5.0ml/kg。

(3)静脉注射:兔耳外缘血管为静脉,中央血管为动脉,静脉注射多采用耳缘静脉注射。注射时先用酒精棉球涂擦耳缘静脉部位的皮肤并用手指轻弹或拍打,使血管充分扩张,再以左手示指放在耳下将兔耳垫起,并以拇指按住耳缘部分,右手持注射器进针,针头经皮下推进少许再刺入血管,进入血管后可有回血现象,注射时无阻力并且沿静脉呈现药液颜色,即可缓慢匀速推注药液,注射完毕用棉球压住针眼,退出针头,继续压迫止血数分钟。

(五)常用实验动物的部分生物学数据

1. 常用实验动物的部分生理指标数据 了解实验动物的生理指标数据对于更好地完成实验研究项目,分析药物的相关药效和不良反应是十分重要的。常用实验动物的部分生理指标数据见表 24-1。

2. 实验动物及人的体表面积比例 人与实验动物及不同实验动物等效药物剂量绝对不是 1:1 的关系,不但要考虑体重的因素,还要考虑体表面积。常用实验动物及人的体表面积比例见表 24-2。

表 24-1　常用实验动物的部分生理指标数据

动物种类	适用体重 /kg	寿命 /年	性成熟年龄 /月	性周期	妊娠期 /d	产仔数 /只	哺乳期 /周	平均体温 /℃	呼吸 / (次 / min)	心率 / (次 / min)	血压 / kPa	血压 / mmHg
小鼠	0.018~0.022	1.5~2.0	1.2~1.7	4~5d	18~21	4~15	3	37.4	136~216	400~600	12.7~16.7	95~125
大鼠	0.12~0.20	2.0~3.5	2~8	4~5d	22~24	8~15	3	38.0	100~150	250~400	13.3~16.0	100~120
豚鼠	0.20~0.50	6~8	4~6	15~18d	62~68	1~6	3	39.0	100~150	180~250	10.0~12.0	75~90
家兔	1.5~2.5	4~9	5~6	刺激排卵	28~33	4~10	4~6	39.0	50~90	150~220	10.0~14.0	75~105
猫	2.0~3.0	8~10	6~8	春、秋两季	52~60	3~6	4~6	38.5	30~50	120~180	10.0~17.3	75~130
犬	5.0~15.0	10~15	8~10	1—2月、6—8月	58~65	4~10	4~6	38.5	20~30	100~200	9.3~16.7	70~125

表 24-2　常用实验动物及人的体表面积比例

	A 种动物或成人						
种类	20g 小鼠	200g 大鼠	400g 豚鼠	1.5kg 家兔	2.0kg 猫	12kg 犬	60kg 成人
20g 小鼠	1.0	1.6	1.6	2.7	3.2	4.8	9.01
200g 大鼠	0.7	1.0	1.14	1.88	2.3	3.6	6.25
400g 豚鼠	0.61	0.87	1.0	1.65	2.05	3.0	5.55
1.5kg 家兔	0.37	0.52	0.6	1.0	1.23	1.76	2.30
2.0kg 猫	0.30	0.42	0.48	0.81	1.0	1.44	2.70
12kg 犬	0.21	0.28	0.34	0.56	0.068	1.0	1.88
60kg 成人	0.11	0.16	0.18	0.304	0.371	0.531	1.0

(B 种动物或成人)

注：按人与各种动物以及各种动物之间用药剂量换算。

已知 A 种动物每千克体重用药剂量，欲估算 B 种动物每千克体重用药剂量时，可先找出折算系数（W），再按下式计算：

B 种动物的剂量（mg/kg）= W × A 种动物的剂量（mg/kg）

例如，已知某药对小鼠的最大耐受量为 20mg/kg（20g 小鼠用 0.4mg），需折算为家兔量。查 A 种动物为小鼠，B 种动物为家兔，交叉点为折算系数 $W=0.37$，故家兔用药量为 0.37 × 20mg/kg=7.4mg/kg，1.5kg 家兔用药量为 11.1mg。

四、中药药理学实验的目的及要求

中药药理学实验是中药药理学教学的重要组成部分。目的是使学生掌握中药药理学实验的基本技能和方法；培养学生实事求是的工作作风、科学的思维方式，以及分析和解决问题的综合能力；锻炼学生的分工协作能力，培养学生的团队精神，为今后的工作打下基础；通过实验巩固和加深对理论知识的理解。

教师在课前应做预实验,各地中药材的品质存在差异,有效成分含量较低的中药按照本章实验项目给出的动物给药剂量进行实验会影响实验效果。同时,可了解实验所需仪器设备的状况,并可预测学生实验过程可能出现的问题。实验结束后要做出总结,如实验结果与理论不一致应查找可能的原因。

学生在课前应了解实验项目的题目、目的、原理、方法和操作步骤。实验中了解并严格遵守实验室和动物实验的相关规章制度。课后认真撰写实验报告并及时上交。实验报告要结构完整、条理清晰、层次分明、详略得当、措辞严谨、书写工整,分析和阐述既要有逻辑性,又具有科学性。

五、中药药理学实验结果的整理和实验报告的撰写

实验数据、图像记录等实验结果的整理和实验报告的撰写,对培养学生的综合能力有极其重要的作用。

(一)实验结果的整理

中药药理学实验结果有计量资料、计数资料、描记曲线、图形及现象等。应对不同的实验结果资料做出相应的妥善整理,进行统计学处理,设计出简单明了而又能反映实验情况和实验结果的表格。

(二)实验报告的撰写

中药药理学实验报告是对实验中出现的现象、结果进行分析、讨论、推理,最后得出结论所形成的总结性文件。中药药理学实验报告是中药药理学科学研究论文的前期工作基础,中药药理学实验报告的撰写能够锻炼并提高学生观察发现问题、处理解决问题及分析、比较、归纳、总结等综合能力,同时提升学生的语言文字能力。

中药药理学实验报告基本形式和内容:

1. **封面**　中药药理学实验项目名称、学生姓名、专业及班级、日期。

2. **主要内容**　①中药药理学实验项目名称。②实验目的。③实验材料,应包括实验动物、药品及化学试剂、主要仪器和器材。④实验方法,简要叙述实验步骤及数据的统计学方法。⑤实验结果,可简要说明实验情况,并以表格形式表述。⑥讨论,应围绕实验结果,联系相关的理论知识进行分析和推理。如实验结果是非预期性的,与理论不符,需分析查找原因。讨论中鼓励学生自由发挥,不必拘泥于教科书,可检索查阅相关资料。讨论是实验报告的核心内容,讨论不应过多依赖非本次及他人实验数据,并紧扣实验目的进行。⑦实验结论,是通过实验结果和分析讨论而归纳出来的概括性判断,也是对本次实验的最后总结。实验结论要与实验目的相对应,应简明扼要,高度概括。不必重述具体实验结果,更不要超出本实验结果所证明的问题。

3. **封底**　①参加实验学生名单;②学校、专业、班级;③指导教师;④原始资料保存地点及负责人;⑤日期。

（袁先雄）

实验项目

实验一 柴胡对发热家兔的解热作用

【目的】学习解热药物的动物实验方法，观察验证柴胡对发热家兔的解热作用。

【原理】柴胡煎剂、柴胡醇浸膏、柴胡挥发油及粗皂苷有明显的解热作用，并能使正常动物的体温降低。解热的主要成分是柴胡皂苷、柴胡皂苷元 A 和挥发油，其中挥发油的解热作用最强，且毒性小。柴胡挥发油能抑制下丘脑部位 cAMP 的合成和释放，使体温调定点下移，从而使体温降低，产生解热作用。

【动物】家兔，体重 2.0~2.5kg，雌雄不拘。

【药品】① 柴胡注射液；② 3μg/ml 大肠埃希菌内毒素；③ 0.9% 生理盐水；④ 液体石蜡。

【器材】体温计、5ml 注射器及针头、家兔固定架、台秤。

【方法】每个实验小组取家兔 3 只，称重后用苦味酸标记。随机分成 3 组，每组 1 只。在兔架上固定。分别测量肛温 2 次，取平均值作为正常体温。正常对照组耳缘静脉注射 0.9% 生理盐水 1ml/kg，模型对照组和实验组分别耳缘静脉注射 3μg/ml 大肠埃希菌内毒素 0.6ml/kg，每隔 30 分钟测量一次体温。待模型对照组和实验组体温升高超过 0.8℃后，正常对照组和模型对照组耳缘静脉注射 0.9% 生理盐水 0.5ml/kg，实验组耳缘静脉注射柴胡注射液 0.5ml/kg。给药后仍每隔 30 分钟测量一次体温（约 3~4 次）。综合各实验小组数据，进行统计分析。

【结果】详见实验表 1。

实验表 1　柴胡对发热家兔的体温影响（$\bar{x} \pm s$）

组别	例数 / 只	基础体温 /℃	给药前体温 /℃	给药后体温 /℃			
				30min	60min	90min	120min
正常对照组							
模型对照组							
实验组							

【注意事项】① 家兔健康，雌性未孕，正常体温在 38.5~39.5℃。② 每次测量肛温前，在测温计涂少量液体石蜡，测温动作要轻柔。温度计前部 3.5cm 处用胶布作标记圈，尽量保证每次测肛温的位置相同。③ 实验室环境温度在 20~25℃为宜。

（刘一文）

实验二 黄芩、黄连、金银花的抗菌作用

【目的】学习体外抗菌的实验方法，观察验证黄芩、黄连、金银花的抗菌作用。

【原理】清热药具有抗菌作用,但抗菌范围、强度和机制各不相同,黄芩、黄连、金银花等对革兰氏阳性菌和革兰氏阴性菌都有一定的直接抑制作用。体外抗菌实验可通过测量抑菌圈直径判定和比较药物抗菌作用的强弱。

【药品】① 1g/ml 黄芩水煎液;② 1g/ml 黄连水煎液;③ 1g/ml 金银花水煎液;④链球菌、金黄色葡萄球菌、大肠埃希菌菌株。

【器材】恒温孵箱,无菌平皿,直径 6mm 圆形无菌滤纸片,直尺,2% 肉汤琼脂培养基。

【方法】每个实验小组取 1 个无菌平皿,先在每个无菌平皿中加入 2% 肉汤琼脂培养基 20ml,凝固后分别加入培养 24 小时的链球菌菌液肉汤琼脂培养基 5ml,凝固后将分别浸过 1g/ml 黄芩水煎液、1g/ml 黄连水煎液、1g/ml 金银花水煎液的直径 6mm 圆形滤纸片各 2 片均匀贴放在培养基表面,置于 37℃孵箱内培养 24 小时,测量抑菌圈直径,计算出 2 片的平均值。综合各实验小组数据,进行统计分析。抗金黄色葡萄球菌、大肠埃希菌实验方法同上。

【结果】详见实验表 2。

实验表 2　黄芩、黄连、金银花的抗菌作用($\bar{x} \pm s$)

药液	例数 / 个	抑菌圈直径 /mm		
		链球菌	金黄色葡萄球菌	大肠埃希菌
1g/ml 黄芩水煎液				
1g/ml 黄连水煎液				
1g/ml 金银花水煎液				

【注意事项】①直径 6mm 圆形无菌滤纸片规格要统一,浸过药液贴放在培养基表面前抖动 2~3 次,使其含药量一致;②建议实验菌株为:链球菌 A_2、金黄色葡萄球菌 152、大肠埃希菌 $O_{125}B_{15}$。

(曹露晔)

实验三　大黄对小鼠小肠推进运动的影响

【目的】学习药物对胃肠蠕动影响的实验方法,观察验证生大黄和制大黄对小鼠小肠推进运动的影响。

【原理】中药不同炮制方法对其药理作用会产生较大的影响,大黄致泻主要有效成分为结合型蒽醌苷,有胆碱样作用,加快肠蠕动;抑制肠平滑肌上的 Na^+,K^+-ATP 酶,抑制 Na^+ 向细胞内转移,使肠腔渗透压升高,容积增大,机械性刺激肠壁,使肠蠕动加快;大部分结合型的蒽醌苷直抵大肠,水解成苷元,刺激肠黏膜及肠壁肌层内的神经丛,促进肠蠕动。制大黄致泻主要有效成分在炮制过程中被分解破坏,泻下作用较弱。

【动物】昆明种小鼠,体重 18~22g,雌雄兼用。

【药品】① 1g/ml 生大黄水煎液(含炭末 0.1g/ml);② 1g/ml 制大黄水煎液(含炭末 0.1g/ml);③ 0.9% 生理盐水(含炭末 0.1g/ml)。

【器材】天平、小鼠笼、1ml注射器及小鼠灌胃针头、玻璃板、坐标纸、眼科手术剪及镊子。

【方法】每个实验小组取已禁食18小时的小鼠6只，标记编号，称重并记录体重，随机分为3组，每组2只。实验Ⅰ组小鼠灌胃给予1g/ml生大黄水煎液（含炭末0.1g/ml）0.2ml/10g，实验Ⅱ组小鼠灌胃给予1g/ml制大黄水煎液（含炭末0.1g/ml）0.2ml/10g，对照组小鼠灌胃给予0.9%生理盐水（含炭末0.1g/ml）0.2ml/10g。20分钟后脱臼处死小鼠，剪开腹腔，分离肠系膜，剪取幽门至回盲部的小肠，置于下方放坐标纸的玻璃板上，轻轻将小肠拉成直线，测定幽门至回盲部小肠的总长度(f_1)及幽门至炭末前沿的推进距离(f_2)，计算炭末推进百分率。综合各实验小组数据，进行统计分析。

【结果】详见实验表3。

实验表3 大黄对小鼠小肠推进运动的影响($\bar{x} \pm s$)

组别	例数／只	f_1/cm	f_2/cm	炭末推进百分率／%
对照组				
实验Ⅰ组				
实验Ⅱ组				

【注意事项】①炭末推进百分率$=f_2 \div f_1 \times 100\%$；②开始给药至处死动物的时间必须准确；③分离肠系膜，剪取小肠的动作要轻，避免过度牵拉；④置于玻璃板上的小肠滴加清水，避免其与玻璃板粘连。

（田 园）

实验四 茯苓的利尿作用

【目的】学习家兔利尿实验方法，观察验证茯苓的利尿作用。

【原理】利水渗湿药如茯苓、泽泻、金钱草、猪苓、车前子、萹蓄等大部分都有不同程度的利尿作用，是中药中的利尿药。茯苓利尿的有效成分为其中所含的茯苓素，有拮抗醛固酮的作用，可提高尿中Na^+与K^+的比值；另外，茯苓素对钠泵的激活可促进机体的水盐代谢功能，从而产生较强的利尿作用。

【动物】雄性家兔，体重2.5~3.0kg。

【药品】① 1g/ml茯苓水煎液；② 0.9%生理盐水；③ 3%戊巴比妥钠；④螺内酯；⑤乌拉坦。

【器材】台秤、兔笼、兔手术台、10ml注射器及针头、50ml量筒、10号导尿管、烧杯、记滴装置。

【方法】每个实验小组取雄性家兔5只，适应性饲养1周，称重，随机分为生理盐水对照组，茯苓煎液0.5g/kg、1.5g/kg、2.5g/kg剂量组，阳性药物对照组。乌拉坦将家兔全身麻醉后固定于手术台上，导尿管经液体石蜡润滑后，沿尿道口插入膀胱，可见有尿液自导尿管滴出，再插入1~2cm，用胶布将导尿管固定，以免滑出，各导尿管下接量筒，挤压兔的下腹部，使积尿排尽。各实验组根据家兔体重耳缘静脉注射浓度为1g/ml的茯苓水煎液，剂量分别为0.5g/kg、1.5g/kg、2.5g/kg，以2.5g/kg为基准给药量，对照组生理盐水2mg/kg、阳性药物2mg/kg给药。静脉注射完毕后即开始记录家兔在10分钟、30分钟、60分钟内的排尿滴数，并累计排尿总量，记录并保存数据文件。

【结果】详见实验表4。

实验表 4　茯苓的利尿作用($\bar{x} \pm s$)

组别	例数/只	尿液滴数 / 滴			尿液量 /ml		
		10min	30min	60min	10min	30min	60min
生理盐水对照组							
实验组 1(茯苓煎液 0.5g/kg 剂量组)							
实验组 2(茯苓煎液 1.5g/kg 剂量组)							
实验组 3(茯苓煎液 2.5g/kg 剂量组)							
阳性药物对照组(螺内酯)							

【注意事项】①实验家兔体重应接近,实验前自由进食进水;②各时间段所接尿液应及时测量,或在接尿液的烧杯中加入冰箱冷藏的生理盐水 10ml,以避免尿液因室温过高而使水分蒸发,测量尿液时扣除;③必要时可在导尿口上涂以乌拉坦麻醉,以免刺激尿道口。

(仇 凡)

实验五　四逆汤对大鼠低血压的治疗作用

【目的】学习急性放血致大鼠的低血压状态的实验方法;观察验证四逆汤的升血压作用。

【原理】采用动脉急性放血的方法,使动物大量失血,发生低血容量,动物出现低血压状态。四逆汤为回阳救逆代表方,主治四肢厥冷、脉微欲绝等亡阳厥逆证,能对抗低血压状态。

【动物】SD 或 Wistar 大鼠 9 只,清洁级,雄性,体重 300~350g。

【药品】①四逆汤(附子 10g、干姜 6g、甘草 6g,按比例制成水煎液为 0.46g 生药 /ml)水煎液;② 0.9% 生理盐水;③ 10% 水合氯醛;④ 50U/ml 肝素钠;⑤苦味酸。

【器材】天平,大鼠笼,1ml 注射器及大鼠灌胃针头,大鼠气管插管、动脉插管、静脉插管,压力换能器,BL-420E+ 生物机能实验系统。

【方法】

1. 分组　取禁食 12 小时体重相近的大鼠 9 只,随机分成 3 组,分别为正常组、模型组和给药组,每组 3 只,苦味酸标记,天平称重。

2. 给药量　给药组大鼠给予四逆汤水煎液 50g 生药 /kg,给药容量为 1ml/100g,正常组和模型组给予等容量蒸馏水。

3. 处理与观察　大鼠腹腔注射 10% 水合氯醛 350mg/kg,麻醉后仰位固定,分离气管,做气管插管;分离左侧颈外静脉,静脉插管,注入肝素钠 50U/kg 以防止血凝,用于输血;分离一侧股动脉插入一根聚乙烯管,用于放血;分离一侧颈总动脉,插入动脉导管,连接压力换能器,BL-420E+ 生物机能实验系统描记血压曲线;同时描记肢体 Ⅱ 导心电图。打开腹腔,在幽门下找出十二指肠,做十二指肠插管,以备给药。描记正常颈动脉血压曲线后,模型组和给药组大鼠股动脉放血,使动脉血压降低至 5.3kPa,稳定 5 分钟后,经十二指肠给药,观察药后 30 分钟、60 分钟、90 分钟各组大鼠血压的变化。实验结束后,汇总全实验室数据,进行统计分析。

【结果】详见实验表 5。

实验表 5　四逆汤对大鼠低血压的治疗作用（$\bar{x} \pm s$）

组别	例数/只	血压（收缩压/舒张压）/mmHg				心电图															
						PP 间期 /s				R 波 /mV				T 波 /mV				Q-T 间期 /mV			
		给药前	30min	60min	90min	给药前	30min	60min	90min	给药前	30min	60min	90min	给药前	30min	60min	90min	给药前	30min	60min	90min
正常组																					
模型组																					
给药组																					

【注意事项】①大鼠实验前禁食不禁水 18 小时,以免影响药物吸收。②股动脉插管放血过快可引起大鼠死亡。③大鼠失血后由于自身的调节作用,血压可有所回升,此时可再少量放血并观察 5~10 分钟。收缩压稳定在原来的 50% 左右再给药治疗。④颈总动脉插管时应向管内生理盐水中加入肝素 1ml,防止血液凝固。

(姬洁莹)

实验六　枳壳对家兔离体肠平滑肌的影响

【目的】学习离体实验的基本方法,观察枳壳对家兔离体肠平滑肌的影响。

【原理】枳实与枳壳对胃肠平滑肌具有双向调节作用,既可兴奋胃肠平滑肌,使蠕动增强,又能降低胃肠平滑肌张力,呈现解痉作用。这种双重作用与机体功能状态、不同的动物属种和药物浓度有关。枳实对在体平滑肌主要呈兴奋作用,对离体平滑肌主要呈抑制作用;在高浓度时抑制肠平滑肌,低浓度时则出现短时间抑制而后兴奋的作用。

【动物】家兔,体重 2.0~2.5kg,雌雄不拘。

【药品】① 1g/ml 枳壳提取液;② 100μg/ml 乙酰胆碱(ACh)溶液;③ 100μg/ml 组胺(His)溶液;④ 100mg/ml 氯化钡($BaCl_2$)溶液;⑤ 10mg/ml 阿托品溶液;⑥新鲜配制的台氏液;⑦ 1g/100ml 戊巴比妥钠溶液等。

【器材】超级恒温水浴器、麦氏浴槽(或离体器官恒温浴槽)、多道生理信号采集系统或台式自动平衡记录仪、张力换能器、氧气发生器、手术剪、眼科镊、持针器、缝合针、线、平皿、注射器、针头等。

【方法】调节麦氏浴槽装置,使麦氏浴槽内的台氏液保持在(37 ± 0.5) ℃,实验中恒速通氧气。其通氧气速度调节以不影响肠肌的自主舒缩运动为宜,约 1~2 秒出现 1 个气泡为宜。取家兔 1 只,沿家兔耳缘静脉注射戊巴比妥钠 100mg/kg,令其死亡。家兔死亡后,立即剖开腹腔,找出空肠和回肠,各剪取一段,置盛有充氧(含 5% CO_2)的冷台氏液平皿中。沿肠壁轻轻分离肠系膜,用台氏液将肠管内容物冲洗干净,将肠管剪成 2~2.5cm 小段。每个实验小组取一小段肠管两端穿线结扎,一端系于通气钩上,轻轻放入恒温麦氏浴槽中;另一端系于换能器上,连接记录仪。调整麦氏浴槽内肠肌张力,观察正常肠肌活动,待自主舒缩活动稳定后,描记一段正常舒缩曲线,然后依次向浴槽内滴加实验药液。每次加药液前均应冲洗肠肌 3 次,待舒缩恢复到用药前水平后再加入下组实验药液,描记舒缩活动曲线。

滴加药液顺序:

(1)枳壳提取液 0.2~0.5ml,观察记录效应曲线后用台氏液冲洗。

(2)乙酰胆碱溶液 0.2~0.5ml,当肠肌收缩显著时即滴加枳壳提取液 0.5~1ml。待肠肌收缩明显抑制时再滴加同剂量的乙酰胆碱溶液。

(3)组胺溶液 0.2~0.5ml,待收缩曲线明显时即滴加枳壳提取液 0.5~1ml。待曲线稳定后再加入等剂量的组胺溶液。

(4)氯化钡溶液 0.2~0.5ml,待收缩曲线显著时即滴加枳壳提取液 0.5~1ml。待曲线稳定后再加入等剂量的氯化钡溶液。

【结果】整理积壳对家兔离体肠平滑肌的作用曲线,比较分析。

【注意事项】

(1)剪取肠管、剥离肠系膜、冲洗肠内容物、挂线等操作过程须轻柔。

(2)肠管两端穿线时,切勿将肠腔缝死。

(3)暂时不用的肠段,须浸泡在通氧气的冷台氏液里备用。

(张旻璐)

实验七　山楂醇提取物对大鼠心肌缺血再灌注损伤的影响

【目的】学习心肌缺血再灌注的实验方法,观察验证山楂醇提取物对大鼠心肌缺血再灌注损伤的保护作用。

【原理】山楂流浸膏、山楂聚合黄酮对实验性急性心肌缺血有保护作用,山楂聚合黄酮可缩小实验性心肌梗死范围。山楂在增加冠脉血流量的同时,还能降低心肌耗氧量,提高氧利用率。心肌缺血再灌注后血清乳酸脱氢酶(LDH)、肌酸激酶(CK)明显升高,心电图 ST 段抬高并可与 T 波融合为单项曲线。对心肌缺血再灌注损伤具有保护作用的药物可不同程度地降低血清 LDH、CK 升高和 ST 段抬高。

【动物】SD 大鼠,体重 200~250g,雌雄各半。

【药品】① 2g/ml 山楂醇提取物;② 0.9% 生理盐水;③ 3% 戊巴比妥钠。

【器材】天平,大鼠笼,1ml、5ml 注射器及大鼠灌胃针头,手术剪、小圆针和手术线,动物呼吸机,分光光度计,多道生理信号采集系统。

【方法】每个实验小组取大鼠 2 只,称重,实验组大鼠灌胃给予 2g/ml 山楂醇提取物 0.25ml/100g,对照组小鼠灌胃给予 0.9% 生理盐水 0.25ml/100g。每只大鼠腹腔注射 3% 戊巴比妥钠 30mg/kg 麻醉,仰卧固定于手术台上,颈部正中切口,分离气管并插管,与动物呼吸机连接。开胸结扎冠状动脉左室降支,60 分钟后松开结扎线,再灌注 60 分钟后取血检测血清 LDH 和 CK 含量。全程记录标 Ⅱ 导联心电图。综合各实验小组数据,进行统计分析。比较各组大鼠结扎前、结扎后、再灌注后心电图的变化和再灌注后血清 LDH 和 CK 含量。

【结果】详见实验表 6。

实验表 6　山楂醇提取物对大鼠心肌缺血再灌注损伤的影响($\bar{x} \pm s$)

组别	例数 / 只	ST 段抬高 /mV			再灌注 60min LDH 含量 / (U/ml)	再灌注 60min CK 含量 / (U/ml)
		结扎前	结扎后 60min	再灌注 60min		
对照组						
实验组						

【注意事项】①大鼠实验前禁食不禁水 18 小时，以免影响药物吸收；②结扎冠状动脉左室降支的位置应一致，建议在距离起始部 2mm 处；③各组动物实验时呼吸机的呼吸频率、潮气量等参数应保持一致。

（丁明和）

实验八　延胡索对小鼠的镇痛作用

【目的】学习镇痛药物的实验方法，观察验证延胡索的镇痛作用。

【原理】延胡索含多种生物碱，具有明显的镇痛作用，其作用机制与阻断脑内多巴胺 D_1 受体，使纹状体脑啡肽含量增加有关。将小鼠放置于有一定温度的热板上，热刺激可使小鼠足部产生疼痛反应，如躁动、跳跃、舔足等。将小鼠舔后足设定为疼痛指标，以小鼠被放置热板至出现舔后足的时间为痛阈值，通过分析给药前后及各组间的痛阈值变化判定药物有无镇痛作用。

【动物】昆明种雌性小鼠，体重 18~22g。

【药品】① 4g/ml 延胡索水煎醇沉液；② 0.9% 生理盐水。

【器材】天平、小鼠笼、1ml 注射器及针头、智能热板仪。

【方法】每个实验小组取小鼠 4 只，标记编号，称重并记录体重，随机分为两组，每组 2 只。开启智能热板仪，将温度设定为 55℃，测定并记录每只小鼠给药前的痛阈值。实验组小鼠腹腔注射 4g/ml 延胡索水煎醇沉液 0.2ml/10g，对照组小鼠腹腔注射 0.9% 生理盐水 0.2ml/10g，测定并记录每只小鼠给药后 15 分钟、30 分钟、60 分钟的痛阈值。综合各实验小组数据，进行统计分析。

【结果】详见实验表 7。

实验表 7　延胡索对小鼠的镇痛作用（$\bar{x} \pm s$）

组别	例数 / 只	给药前痛阈值 /s	给药后痛阈值 /s			痛阈值提高百分率 /%		
			15min	30min	60min	15min	30min	60min
对照组								
实验组								

【注意事项】①性别对痛阈值的影响较大，且雄性动物在热刺激下易出现躁动、跳跃的反应，影响实验结果，因此热板法镇痛实验常选用雌性小鼠；②实验前应筛选实验用小鼠，淘汰痛阈值小于 5 秒和大于 30 秒的小鼠；③痛阈值提高百分率（%）=（给药后平均痛阈值 – 给药前平均痛阈值）÷给药前平均痛阈值 ×100%。

（李丽君）

实验九　红花对小鼠出血时间的影响

【目的】学习考察小鼠出血时间的实验方法,观察验证红花的抗凝作用。

【原理】从出血到自然止血所需时间称出血时间。其影响因素较多,主要有血小板的数量和功能、凝血因子的数量和功能、组织血管的收缩功能等。红花为常用的活血化瘀药物,主要药效成分为红花黄色素,具有抑制血小板凝聚和扩张血管平滑肌的作用。

【动物】昆明种小鼠,体重18~22g,雌雄兼用。

【药品】① 1g/ml 红花水煎液;② 0.9% 生理盐水。

【器材】天平、小鼠笼、小鼠固定器、1ml 注射器及小鼠灌胃针头、手术剪、秒表、刻度尺、滤纸、棉球、记号笔。

【方法】每个实验小组取小鼠 4 只,标记编号,称重并记录体重,随机分为两组,每组 2 只。实验组小鼠灌胃给予 1g/ml 红花水煎液 0.2ml/10g,对照组小鼠灌胃给予 0.9% 生理盐水 0.2ml/10g。30 分钟后,将小鼠固定,测量出距小鼠尾尖 3mm 处,并标记,用手术剪剪断此处,待血液自然溢出开始计时,每隔 30 秒用滤纸吸取血液一次,直至血液自然停止,记录出血时间。综合各实验小组数据,进行统计分析。

【结果】详见实验表 8。

实验表 8　红花对小鼠出血时间的影响($\bar{x} \pm s$)

组别	例数 / 只	出血时间 /s
对照组		
实验组		

【注意事项】①室温应控制在 15~25℃;②测量和剪断尾尖位置要精准一致。

(苗久旺)

实验十　桔梗的止咳作用

【目的】学习止咳药物的实验方法,观察验证桔梗的止咳作用。

【原理】氨水等具有挥发性和刺激性的化学物质可刺激呼吸道感受器,反射性地引起咳嗽。桔梗、浙贝母、川贝母、半夏、苦杏仁、天南星、紫菀、款冬花能抑制咳嗽反射中枢或降低呼吸道感受器而具有止咳作用。

【动物】昆明种小鼠,体重18~22g,雌雄兼用。

【药品】① 1g/ml 桔梗水煎液;② 0.9% 生理盐水;③浓氨水。

【器材】天平、小鼠笼、1ml 注射器及小鼠灌胃针头、500ml 烧杯、秒表、棉球。

【方法】每个实验小组取小鼠 4 只，标记编号，称重并记录体重，随机分为两组，每组 2 只。实验组小鼠灌胃给予 1g/ml 桔梗水煎液 0.2ml/10g，对照组小鼠灌胃给予 0.9% 生理盐水 0.2ml/10g。30 分钟后，将小鼠扣放入一个 500ml 倒置烧杯中，再放入一含有 0.4ml 氨水的棉球，观察小鼠的反应，记录放入氨水棉球至小鼠出现咳嗽的潜伏期和 2 分钟内咳嗽的次数。综合各实验小组数据，进行统计分析。

【结果】详见实验表 9。

实验表 9　桔梗的止咳作用($\bar{x} \pm s$)

组别	例数 / 只	咳嗽潜伏期 /s	2min 咳嗽次数 / 次
对照组			
实验组			

【注意事项】①小鼠咳嗽表现为腹部收缩，同时张口，可伴有咳嗽声；②每做完一只小鼠实验即更换含有 0.4ml 氨水的棉球，以保证实验结果的准确性，并将废弃棉球放入盛有清水的烧杯中。

（徐红丹）

实验十一　天麻对戊巴比妥钠所致小鼠睡眠的影响

【目的】学习小鼠镇静催眠的实验方法，观察验证天麻对中枢神经系统的抑制作用。

【原理】天麻水提取物、天麻素等均有明显的中枢抑制作用，具有明显的镇静催眠、抗惊厥及抗癫痫作用。其作用机制与天麻苷元等成分和中枢抑制性递质 γ- 氨基丁酸结构相似相关，还可能与其降低脑内兴奋性递质多巴胺和去甲肾上腺素含量有关。但其作用较弱，常通过观察其与不能引起小鼠入睡剂量的戊巴比妥钠的协同作用，验证天麻对中枢神经系统的抑制作用。

【动物】昆明种小鼠，体重 18~22g，雌雄兼用。

【药品】① 1g/ml 天麻水煎液；② 0.9% 生理盐水；③ 0.4% 戊巴比妥钠。

【器材】天平、小鼠笼、1ml 注射器及针头、秒表。

【方法】每个实验小组取小鼠 4 只，标记编号，称重并记录体重，随机分为两组，每组 2 只。实验组小鼠腹腔注射 1g/ml 天麻水煎液 0.1ml/10g，对照组小鼠腹腔注射 0.9% 生理盐水 0.1ml/10g，给药 30 分钟后两组小鼠均腹腔注射 0.4% 戊巴比妥钠 0.07ml/10g，以翻正反射消失 1 分钟以上为入睡指标，记录此后 30 分钟内各组入睡小鼠的例数。综合各实验小组数据，进行统计分析。

【结果】详见实验表 10。

实验表 10　天麻对戊巴比妥钠所致小鼠睡眠的影响

组别	例数 / 只	入睡例数 / 只	入睡率 /%
对照组			
实验组			

【注意事项】①腹腔注射戊巴比妥钠后小鼠安静不动,要不断验证其翻正反射是否存在;② 0.4% 戊巴比妥钠的给药剂量一般为 25~30mg/kg。

(陈晓敏)

实验十二　人参对小鼠耐常压缺氧的影响

【目的】学习小鼠耐常压缺氧的实验方法,观察验证人参增强机体耐常压缺氧的作用。

【原理】缺氧对机体是一种劣性刺激,影响机体的各种代谢,特别是影响机体的氧化供能,最终导致机体的心脏、大脑等重要器官衰竭而死亡。人参可扩张血管,特别是心脑血管,改善微循环,同时促进组织细胞对葡萄糖的摄取和利用,改善机体的缺氧状态。实验以小鼠在常压缺氧条件下呼吸停止死亡为指标,观察验证人参增强机体耐常压缺氧的作用。

【动物】昆明种小鼠,体重 18~22g,雌雄各半。

【药品】① 0.1g/ml 人参水煎液;② 0.9% 生理盐水;③钠石灰;④凡士林。

【器材】天平、小鼠笼、1ml 注射器及针头、秒表、200ml 或 250ml 广口瓶。

【方法】每个实验小组取小鼠 4 只,标记编号,称重并记录体重,随机分为两组,每组 2 只,雌雄各半。实验组小鼠腹腔注射 0.1g/ml 人参水煎液 0.3ml/10g,对照组小鼠腹腔注射 0.9% 生理盐水 0.3ml/10g,给药 30 分钟后将小鼠分别放入盛有 15g 钠石灰的广口瓶中,用凡士林涂抹瓶口,将瓶盖扣紧密封。记录此时到小鼠呼吸停止死亡的时间。综合各实验小组数据,进行统计分析。

【结果】详见实验表 11。

实验表 11　人参对小鼠耐常压缺氧的影响($\bar{x} \pm s$)

组别	例数 / 只	存活时间 /min
对照组		
实验组		

【注意事项】①实验小鼠的体重和性别可影响实验结果;②广口瓶的容积要一致。

(冯彬彬)

参考文献

［1］ 沈映君. 中药药理学 [M]. 2 版. 北京: 人民卫生出版社, 2011.

［2］ 王鑫国. 中药药理学实验教程 [M]. 北京: 中国中医药出版社, 2010.

［3］ 侯家玉, 方秦惠. 中药药理学 [M]. 2 版. 北京: 中国中医药出版社, 2007.

［4］ 张永祥. 中药药理学新论 [M]. 北京: 人民卫生出版社, 2004.

［5］ 翁维良. 中药临床药理学 [M]. 北京: 人民卫生出版社, 2002.

［6］ 陈奇. 中药药理研究方法学 [M]. 北京: 人民卫生出版社, 1993.

［7］ 季宇彬. 中药有效成分药理与应用 [M]. 北京: 人民卫生出版社, 2011.

［8］ 梅全喜, 毕焕新. 现代中药药理手册 [M]. 北京: 中国中医药出版社, 1998.

［9］ 彭成. 中药药理学 [M]. 5 版. 北京: 中国中医药出版社, 2021.

［10］ 陆茵, 彭代银. 中药药理学 [M]. 3 版. 北京: 人民卫生出版社, 2021.

目标检测参考答案

第一章　绪　　论

1. 简述中药药理学的学科性质与任务。

　　　中药药理学是以中医药理论为指导,运用现代科学方法,研究中药与机体(人体、动物及病原体)相互作用及其作用规律的一门学科。学科任务有:①阐明中药药效产生的机制和物质基础,认识和理解中药理论内涵;②指导中医临床合理安全用药;③促进中医药理论的发展;④中药新药开发;⑤促进中西医结合,实现中医药现代化和国际化。

2. 简述中药药理作用的特点。

　　　中药药理作用的特点:①中药作用的多效性;②中药作用的双向性;③中药作用的复杂性:中药作用的差异性(种属差异和个体差异)、中药作用的量效关系很难表现、中药作用的时效关系多不明显;④中药药理作用与中药功效既有相关性,又存在差异性。

3. 简述中药复方研究的目的、思路和方法。

　　　中药复方研究是以阐明中医理论为目的,并通过拆方实验,分析组方的合理性,验证或揭示与其功效相关的药理作用。中药复方药理研究强调中药复方组合后整体化学成分产生效应,以及复方作用的多层次、多环节、多靶点的概念。

第二章　中药药性理论的现代研究

1. 简述中药四气的现代研究。

　　　温热药多含生物碱、芳香挥发成分、激素及类似物、某些营养成分等,能兴奋中枢神经系统,使 NA 和 DA 升高、5-HT 降低,痛阈值和惊厥阈值降低;对自主神经系统,可使平衡指数升高、交感神经 -β 受体 -cAMP 亢进;能使甲状腺、肾上腺、性腺兴奋,内分泌系统功能增强;T_3、T_4 与细胞膜钠泵活性升高,基础代谢率偏高。

　　　寒凉药多含生物碱、皂苷、蒽醌、卤素及其盐类等,抑制中枢神经系统,可使 NA 和 DA 降低、5-HT 升高,痛阈值和惊厥阈值升高;对自主神经系统,可使平衡指数降低、副交感神经 -M 受体 -cGMP 亢进;抑制内分泌系统,对甲状腺、肾上腺、性腺抑制;T_3、T_4 与细胞膜钠泵活性下降,基础代谢率降低;同时有抗菌、抗病毒,增强免疫作用。

2. 简述中药五味与功效、物质基础、药理效应的相关性。

　　辛味药主要分布于芳香化湿药、开窍药、温里药、解表药、祛风湿药和理气药中,可发散、行气、活血。辛味药主要含有挥发油、苷类、生物碱等。酸味药多为酸涩药,可收涩止泻、止血,并且有抗菌、消炎的作用。酸味药主要含有机酸和鞣质。甘味药多为消食药、补益药和安神药。甘味补益药补五脏之气血阴阳不足。甘味药还可缓和拘急疼痛,调和药性。甘味药的化学成分主要为糖类、蛋白质、氨基酸、苷类等。苦味药多为寒凉性中药。苦能泻、能降、能燥、能坚。苦味药的主要化学成分为生物碱类和苷类。咸味药多为化痰药和温肾壮阳药,主要是矿物类和动物类药,具有软坚散结之功效。咸味药主要化学成分为含碘、钾、钙、镁等的无机盐。

3. 简述归经与药物作用选择的关联性。

　　中药归经与中药药理作用存在着明显的规律性联系,如钩藤、天麻、羚羊角、地龙、牛黄等有抗惊厥作用,入肝经,与中医"肝主筋""诸风掉眩,皆属于肝"的理论相符合;中药归经与中药药动学存在一定的联系,如麝香酮可迅速通过正常大鼠的血-脑屏障,在脑组织中很快达到高峰,并长期稳定在较高浓度,与麝香"归经入脑"相符;同时,现代研究表明,归经与微量元素、受体学说、环核苷酸等也存在密切的关系,说明归经与药物作用选择存在关联性。

第三章　中药毒性

1. 为什么中药会有毒性?

　　中药成分多,功效涉及范围广,其选择性低,当某一效应作为防治作用,其他效应就成为副作用(也称副反应)。同时事物都有两面性,中药使用不当,也会带来毒性。

2. 简述中药常见的毒性成分有哪些。

　　中药的毒性成分具有复杂性,主要是生物碱类、苷类、毒蛋白类、萜及内酯类、硝基菲羧酸类、重金属。

3. 以附子为例简述控制中药毒性的措施有哪些。

　　从选用道地药材、依法炮制、对证(症)用药、合理配伍、正确煎服等方面简述。

第四章　影响中药药理作用的因素

1. 影响中药药理作用的因素有很多,如何保证中药疗效的稳定性?

　　对中药疗效稳定性影响最大的是药物因素。首先要从品种和产地上保证中药材的品质,选用道地药材;根据中药有效成分的含量严格遵守采收时节,妥善贮藏保存;按照炮制规范进行加工,根据临床实际选择合理的剂型或给药方法、科学的配伍与用量,才能最大限度保证中药的临床疗效。

2. 炮制对中药药理作用有何影响?

　　中药炮制可使化学成分发生质和量的变化,对中药临床疗效产生不同程度的影响:消除或降低药物毒性或副作用;增强疗效;改变药性,加强或突出某一作用;便于中药保存,保持药效稳定。

3. 分析中药药理作用产生人体差异的原因,并举例说明。

年龄不同,生理功能有差别,对药物的反应也不同。如老年人体质多虚弱,祛邪攻泻药物不宜多用;而幼儿为稚阳之体,滋补药物不宜多用,切不可峻补。女性在月经、妊娠、分娩、哺乳时期对各类药物的反应差异较为突出。如月经期禁用或慎用峻泻药和活血化瘀药等,以免导致月经出血过多或出血不止。少数人存在质和量的差异,这主要与遗传因素有关,质的差异主要是高敏性和耐受性。如有人使用人参糖浆、生脉注射液发生过敏反应。肠道内微生态环境对中药的代谢影响较大,肠道内不同的细菌可产生不同的酶,催化不同类型的药物代谢反应。如大黄和番泻叶中所含的番泻苷经大肠菌群代谢水解,生成苷元而发挥泻下作用。同时,不同种族或民族的人群对中药的代谢不尽相同,影响到中药药理的作用。

第五章　解　表　药

1. 试述麻黄平喘的作用机制。

①直接兴奋支气管平滑肌 β 受体,激活腺苷酸环化酶,增加 cAMP 浓度,使平滑肌松弛;②直接兴奋支气管黏膜血管平滑肌 α 受体,使血管收缩、血管壁通透性下降、黏膜水肿减轻;③促进去甲肾上腺素能神经和肾上腺嗜铬细胞释放去甲肾上腺素和肾上腺素,间接发挥拟肾上腺素作用;④阻止过敏介质(如组胺、5-羟色胺等)的释放。

2. 试述对"发散表邪"的现代认识。

解表药的发汗、解热、抗炎、镇痛和抗病原微生物作用是解除表证的药理学基础,调节免疫功能对解除表邪也具有积极的作用。

3. 试述柴胡解热的作用机制。

柴胡煎剂、柴胡醇浸膏、柴胡挥发油及粗皂苷有明显的解热作用,并能使正常动物体温降低。解热的主要成分是柴胡皂苷、皂苷元 A 和挥发油,其中挥发油的解热作用最强,且毒性小。柴胡挥发油能抑制下丘脑部位 cAMP 的合成和释放,使体温调定点下移,而使体温降低,产生解热作用。

第六章　清　热　药

1. 试述清热药的主要药理作用。

清热药的主要药理作用有抗病原体(抗菌谱、有效成分、机制)、抗毒素、解热、增强机体免疫功能、抗肿瘤等。

2. 试述黄连抗病原体作用的特点和机制。

黄连对多种细菌、真菌及病毒有抑制作用,低浓度抑菌,高浓度杀菌。

其抗菌机制为：①破坏细菌结构；②抑制细菌糖代谢；③抑制细菌核酸及蛋白质合成。

3. 黄芩苷体内药物代谢的特点是什么？

黄芩苷体内药物代谢的特点是肝肠循环和双峰现象。

4. 试述知母解热作用的特点和作用机制。

解热作用特点：缓慢而持久。

解热作用机制：抑制与产热有关的细胞膜上 Na^+-K^+-ATP 酶活性，使产热减少。

5. 与金银花清热解毒功效相关的药理作用有哪些？

与金银花清热解毒有关的药理作用有①抗内毒素：对内毒素有直接破坏作用，是其能解毒的重要药理学基础；②抗病原微生物：金银花抗菌谱广，对多种细菌有抑制作用；③解热：金银花有明显退热作用。

第七章　泻　下　药

1. 大黄致泻时为何不宜久煎？

大黄含鞣质及没食子酸类，有收敛止泻作用，大剂量使用，可先泻下后便秘；大黄久煎，结合型蒽醌易被水解成苷元，苷元在小肠内可破坏，同时鞣质的溶出增加，致泻作用减弱。所以大黄致泻时不宜久煎。

2. 简述大黄止血的主要成分、特点和作用机制。

主要成分：没食子酸、d-儿茶素。

特点：能明显缩短出血和凝血时间。

作用机制：大黄促进血小板的黏附和聚集，有利于血栓的形成；降低抗凝血酶Ⅲ的活性，促进血凝；降低毛细血管的通透性，增加局部血管的收缩性；使血小板计数和纤维蛋白含量增加，凝血时间缩短。

3. 简述大黄泻下作用的机制。

蒽酮有胆碱样作用，加快肠蠕动；抑制肠平滑肌上的 Na^+-K^+-ATP 酶，抑制 Na^+ 向细胞内转移，使肠腔渗透压升高，容积增大，机械性刺激肠壁，使肠蠕动加快；大部分结合型的蒽醌苷直抵大肠，水解成苷元，刺激肠黏膜及肠壁肌层内的神经丛，促进肠蠕动；部分原型蒽苷自小肠吸收，经肝转化后还原成苷元，经血液或胆汁运至大肠而致泻。此外，大黄素也可刺激肠壁组织中的含5-羟色胺的细胞，使其分泌增加，促进肠道收缩和肠液的分泌，导致泻下。

第八章　祛　风　湿　药

1. 简述祛风湿药的主要药理作用。

祛风湿药的主要药理作用是抗炎、镇痛、对免疫功能的影响。

2. 简述秦艽抗炎的作用机制。

　　秦艽有明显的抗炎作用,秦艽碱甲能兴奋下丘脑 - 垂体,使 ACTH 分泌增多,增加肾上腺皮质功能,这是其抗炎的药理学基础。

3. 简述雷公藤对免疫系统的影响及其机制。

　　雷公藤对非特异性免疫、细胞免疫和体液免疫都有抑制作用,可用于预防器官移植排斥反应。雷公藤红素抑制免疫功能的药理学基础与抑制白细胞介素 -1、白细胞介素 -2 的活性和抑制细胞释放 PGE_2 有关。

4. 简述雷公藤抗炎的作用机制。

　　雷公藤的抗炎作用是通过多个环节实现的,抑制炎症细胞趋化、抑制细胞释放 PGE_2 和其他炎症介质、抑制血小板聚集及炎症后期的纤维增生、降低细胞对酵母多糖的反应性。雷公藤总苷抗炎作用是兴奋垂体 - 肾上腺皮质系统所致。

第九章　芳香化湿药

1. 举例说明厚朴对胃肠运动的影响与剂量有关。

　　对胃肠运动的影响:厚朴煎液低浓度对离体肠管有兴奋作用,高浓度则转为抑制;厚朴碱静脉注射,可使在体小肠的张力下降。并对组胺所致的十二指肠痉挛有一定的抑制作用。

2. 简述芳香化湿药的主要药理作用。

(1)对胃肠功能的影响:苍术、厚朴、砂仁等对胃肠运动具有双向调节的作用;由于刺激消化道腺体,引起消化液分泌增多,但苍术对胃酸分泌有抑制作用;苍术、厚朴、砂仁对实验性胃溃疡有抑制作用,苍术尚有保肝作用。

(2)抗病原微生物:厚朴、苍术、佩兰、白豆蔻等有抗菌作用,厚朴、广藿香对多种致病性皮肤真菌有抑制作用。

(3)对中枢神经系统的作用:厚朴、苍术对中枢神经系统表现为抑制性效应,可使动物自发性活动减少。大剂量苍术挥发油则可导致动物呼吸麻痹。

第十章　利水渗湿药

1. 试述茯苓、猪苓、泽泻利尿的作用特点及作用机制。

(1)利尿作用特点:均有不同程度利尿作用,其中猪苓、泽泻作用较强。

(2)利尿作用机制:猪苓、泽泻抑制肾小管对钠离子的重吸收;茯苓素抗醛固酮作用;泽泻增加心钠素的含量。

2. 简述泽泻降血脂、抗脂肪肝作用的表现。

　　泽泻多种制剂可降低实验性高血脂动物血清胆固醇、甘油三脂、低密度脂蛋白含量;降低实验性脂肪肝的肝内脂肪含量,抑制脂肪在肝内蓄积,发挥抗脂肪肝作用。

3. 简述利水渗湿药的主要药理作用。

①利尿;②抗病原微生物;③保肝利胆;④抗肿瘤、增强机体免疫功能等。

4. 简述茵陈保肝作用和作用机制。

茵陈可保护肝细胞膜的完整性,防止肝细胞变性坏死,并可促进肝细胞修复再生及改善肝脏微循环,有明显的保肝降酶作用。茵陈还有显著的利胆作用,能松弛胆道括约肌、加速胆汁排泄,同时有促胆汁分泌和排泄的作用,增加胆酸、胆红素的排泄量。

第十一章 温 里 药

1. 简述温里药的主要药理作用。

温里药的主要药理作用有强心、改善微循环、抗休克、抗炎、抗血栓、健胃、止吐、镇静镇痛及兴奋交感神经。

2. 简述附子的主要药理作用及不良反应。

附子的药理作用:强心、抗心律失常、改善循环、抗心肌缺血、抗休克、抗溃疡、抗炎、镇痛等。

不良反应:主要表现为神经系统、循环系统、消化系统的中毒症状,如口舌发麻、恶心、呕吐、腹痛腹泻;瞳孔散大、视力下降、呼吸困难等;乌头碱类对心脏毒性大,主要可引起各种心律失常。

第十二章 理 气 药

1. 简述理气药的主要药理作用。

理气药的主要药理作用包括调节胃肠平滑肌、调节消化液分泌、利胆、松弛支气管平滑肌、调节子宫平滑肌等。含有对羟福林和 N- 甲基酪胺的药物提取物注射给药可产生兴奋心血管作用。

2. 简述理气药对胃肠运动的影响。

理气药对胃肠运动具有调节作用,作用与胃肠状态、药物剂量、药物配伍、动物种类、实验方法等有关。大多数理气药具有松弛胃肠平滑肌的作用,其机制与阻断 M 型胆碱受体以及对胃肠平滑肌的直接抑制有关。部分理气药可以增加胃肠蠕动,有利于受抑制的胃肠运动得到恢复。

3. 简述陈皮对消化系统的作用。

陈皮对消化系统的作用有以下三点:①陈皮可调节胃肠平滑肌运动,其作用与消化道功能状态、药物剂量等因素有关。小剂量陈皮水煎剂可拮抗小鼠胃肠蠕动亢进,大剂量时呈相反作用。②陈皮能促进消化液分泌,有助于消化,可抑制病理性胃液分泌增多。③陈皮具有一定的利胆、排石作用。

第十三章　消　食　药

1. 消食药的助消化作用主要体现在哪几方面?

　　消食药通过消化酶和维生素促进消化,同时提高消化能力。

(1)消化酶作用:山楂、神曲含脂肪酶,促进脂肪消化。麦芽、谷芽、神曲、鸡内金含淀粉酶,促进碳水化合物消化。淀粉酶高温易破坏,宜生用或微炒。神曲含胰酶、蛋白酶、蔗糖酶,利于脂肪、蛋白质、蔗糖分解。山楂含有机酸,提高胃蛋白酶活性,促进蛋白质消化。

(2)维生素作用:神曲含酵母菌、维生素 B 复合体,麦芽、谷芽含维生素 B_1、B_2,维生素 C,烟酸。山楂含维生素 C,维持正常消化功能。B 族维生素促进消化,增进食欲。

(3)促进消化液分泌:如鸡内金含胃激素,促进胃液和胃酸分泌。

2. 山楂对心血管系统有哪些作用?

(1)抗心肌缺血、抗脑缺血:山楂对心肌缺血有保护作用,可缩小心肌梗死范围。山楂在增加冠脉血流量的同时,还能降低心肌耗氧量,提高氧利用率。山楂降低脑缺血损伤后脑含水量,缩小脑梗死范围;预防脑水肿。

(2)抗心律失常:能延长动作电位时程和有效不应期。

(3)强心:山楂中黄酮类化合物具有正性肌力作用,其正性肌力作用机制可能与抑制磷酸二酯酶有关。

(4)降血压:山楂扩张外周血管,有较为明显的持久降血压作用。

3. 简述山楂调节血脂的作用机制。

　　山楂总黄酮表现出显著的降血脂作用,对高脂血症所致大鼠血管功能损伤具有明显保护作用,山楂对脂质代谢的调节作用是通过抑制肝脏胆固醇的合成、升高肝脏低密度脂蛋白受体水平,从而促进肝脏对血浆胆固醇摄入而产生的。山楂有降低胆固醇作用。

第十四章　止　血　药

1. 止血药通过哪些环节产生止血作用?

　　止血药主要通过以下环节产生止血作用。

(1)作用于局部血管:通过收缩局部小血管、降低毛细血管的脆性和通透性,从而增强毛细血管对损伤的抵抗能力。

(2)促进凝血因子生成:可促进凝血酶原激活物生成(大蓟)、促进凝血酶原生成(白茅根)、增加凝血酶含量(三七、蒲黄)。

(3)增强血小板功能:增加血小板数(三七、小蓟、蒲黄),提高血小板黏附性,增强血小板黏附及聚集能力,促进血小板释放活性物质。

(4)抗纤维蛋白溶解:白及、紫珠叶、小蓟、艾叶等通过抗纤维蛋白溶解而止血。

2. 试述三七"止血而不留瘀"的药理作用基础。

三七"止血而不留瘀"的特点主要与其具有促进凝血和抗血栓形成的双向作用有关。

三七具有较强的促凝即止血作用,对不同动物、不同给药途径、不同制剂,均显示明显的止血作用,止血活性成分为三七氨酸,止血作用主要通过增加血小板数量、增强血小板功能、收缩局部血管、增加血液中凝血酶含量产生。

三七能抗血小板聚集,抗血栓形成。有效成分是三七皂苷,主要是人参皂苷 Rg_1,三七抗血栓形成作用环节包括抗血小板聚集、抗凝血酶和促进纤维蛋白溶解过程,三七总皂苷可升高血小板内 cAMP 含量,减少 TXA_2 的生成,抑制 Ca^{2+}、5-HT 等物质的释放,从而抑制血小板聚集。

3. 试述云南白药的临床应用。

云南白药在临床上主要有以下用途。

(1) 各种出血:可用于多种原因引起的出血,如吐血、便血、咳血、痔血,对开放性外伤(擦伤、割伤、贯通伤等)出血和闭合性外伤(冲撞伤)引起的瘀血也有较好的疗效。

(2) 外伤:可治疗多种外伤,如刀、枪、跌打损伤,软组织损伤,骨折,术后延期愈合及伤口感染等,可抑制炎症反应,减轻疼痛。

(3) 妇科疾病:可用于功能性子宫出血、月经紊乱、月经过多、妇科炎症及子宫肌瘤所致的子宫出血、产后子宫复位不佳等。

(4) 皮肤感染、消化性溃疡及糜烂等。

第十五章　活血化瘀药

1. 试述活血化瘀药抗血栓形成的作用机制。

活血化瘀药抗血栓形成,主要作用于以下环节:抑制血小板聚集,通过减少血小板的黏着和聚集,降低血小板表面活性,促进已聚集的血小板解聚;增加纤溶酶活性,促进纤维蛋白溶解。

2. 丹参对心血管系统有哪些药理作用?

丹参有抗心肌缺血、抗血栓、抑制血小板聚集、改善微循环等作用。

3. 简述复方丹参滴丸的药物组成、主要药理作用和临床应用。

复方丹参滴丸由丹参、三七、冰片组成;主要药理作用为扩张冠状动脉、抗血小板聚集、改善血液流变性、调节血脂及抗肿瘤、抗氧化、抗心肌缺血等;主要临床应用为治疗冠心病、心绞痛、心律失常和心肌梗死等心血管疾病,糖尿病微血管并发症,脑梗死,高脂血症。

第十六章　化痰止咳平喘药

1. 化痰止咳平喘药的主要药理作用包括哪些?

化痰止咳平喘药的主要药理作用有祛痰、镇咳、平喘、抗炎等。

2. 苦杏仁的药理作用有哪些?

  (1)镇咳平喘:有效成分苦杏仁苷可抑制呼吸中枢、扩张支气管、缓解气道痉挛,从而减轻咳嗽和喘息而达到镇咳、平喘作用。

  (2)祛痰:通过刺激呼吸道的分泌腺体,增加分泌物的产生,帮助清除痰液。

  (3)抗炎:有效成分苦杏仁苷可抑制炎症因子表达,起到抗炎和免疫抑制作用。

  (4)镇痛:缓解因咳嗽或其他原因引起的胸部不适和疼痛。

  (5)抗肿瘤:苦杏仁苷水解生成的氢氰酸和苯甲醛对某些类型肿瘤细胞呈现协同杀伤作用。苦杏仁富含抗氧化物质,可以清除自由基,减轻氧化应激,进而可能对抗肿瘤的发生和发展。

  (6)其他:苦杏仁还有抗氧化、保护心血管系统、促进消化等药理作用。

3. 简述蛇胆川贝液的药理作用与临床应用。

  蛇胆川贝液具有化痰、镇咳、保护呼吸道、免疫调节等药理作用;临床应用于风热咳嗽,痰多,气喘,胸闷,咳痰不爽或久咳。

第十七章　安　神　药

1. 简述安神药的主要药理作用。

  安神药的药理作用:镇静、催眠、抗惊厥、增强免疫、对心血管系统及呼吸系统的作用。

2. 简述酸枣仁的主要药理作用及不良反应。

  酸枣仁的药理作用:镇静、催眠、抗惊厥、免疫调节、抗心肌缺血、降血压及降血脂作用。

  不良反应:酸枣仁及其提取物有中枢抑制和心血管抑制作用,在常规剂量下未见明显毒性,但对子宫有兴奋作用,孕妇应慎用。

第十八章　平肝息风药

1. 简述平肝息风药的主要药理作用。

  ①镇静和抗惊厥;②降血压;③解热、镇痛;④抗血栓、抗肿瘤。

2. 简述天麻的主要药理作用。

  ①镇静、催眠和抗惊厥;②降血压;③调整脑血管功能、保护脑神经细胞;④抗心肌缺血和抗动脉粥样硬化;⑤益智、延缓衰老;⑥其他:抗血小板聚集,抑制血栓形成,镇痛、抗炎;增强机体非特异性免疫和特异性免疫功能。

3. 简述钩藤对心血管系统的药理作用。

  (1)降血压:钩藤的多种制剂,包括含有钩藤的复方、单味钩藤的煎剂、乙醇提取物、总生物碱等,对正常血压和高血压都具有降血压作用。此外,钩藤还能逆转左心室肥厚,其机制可能与抑制原癌基因 *c-fos* 过度表达有关。

  (2)抗心律失常:钩藤碱降低心肌兴奋性,延长心肌不应期,抑制窦房传导和房室传导。能抑制肾上腺素诱发的异位节律,对乌头碱、氯化钙诱发的心律失常有对抗作用。这与阻滞 Ca^{2+} 通道、抑制 K^+ 通道和阻滞 Na^+ 内流有关。

(3)镇静、抗惊厥和抗癫痫:钩藤及其成分的镇静、抗惊厥和抗癫痫作用机制与调节不同脑区单胺类递质如 DA、NA、5-HT 释放有关。

(4)其他:钩藤碱还具有抑制血小板聚集和抗血栓作用,对心肌缺血有保护作用。

4. 天麻钩藤颗粒主要用于治疗哪些疾病?

天麻钩藤颗粒主要用于治疗高血压、脑缺血或颈椎病所致的头晕、目眩等病症,以及面神经麻痹、三叉神经痛、梅尼埃病等。

第十九章　开　窍　药

1. 与开窍药"开窍醒神"功效相关的药理作用有哪些?

(1)抗脑缺血及缺血再灌注损伤:麝香、冰片、石菖蒲、安宫牛黄丸对多种脑缺血模型动物的脑损伤及脑缺血再灌注损伤均具有一定的保护作用。

(2)改善学习记忆:麝香、冰片、石菖蒲等对多种学习记忆障碍和痴呆模型有不同程度的改善作用,作用机制可能与提高清除氧自由基能力、增强乙酰胆碱作用等有关。

(3)对中枢神经兴奋和抑制过程的影响:多数开窍药表现为镇静安神与开窍的双向调节作用。

2. 试述麝香对中枢神经系统功能的影响。

麝香对中枢神经系统功能的影响主要有以下几点:

(1)抗脑缺血:麝香能提高中枢耐缺氧能力,抑制脑缺血时的脑组织损伤,减轻脑水肿,促进神经功能恢复,其有效成分为麝香酮。作用机制为通过抑制脑损伤时谷氨酸对 N- 甲基 -D- 天冬氨酸受体的激活,进而抑制钙离子内流。

(2)改善学习记忆:麝香对多种学习记忆障碍及痴呆模型均有不同程度的改善作用。麝香酮抗阿尔茨海默病作用与提高 SOD 活性,降低 MDA 含量及抑制 MAO 活性有关。

(3)对中枢兴奋和抑制过程的影响:麝香对中枢神经系统的影响呈兴奋与镇静的双向调节作用。常为小剂量时中枢兴奋、大剂量时中枢抑制。麝香对中枢兴奋或抑制作用受动物种属、机体功能状态、药物剂量与给药途径的影响。

3. 简述麝香发挥抗炎作用的有效成分及作用机制。

麝香抗炎的有效成分为水溶性肽类和氨基酸,对炎症早期的血管通透性增加、白细胞游走和肉芽形成三个阶段均有抑制作用,抗炎作用机制较为复杂,主要有以下两点:增强肾上腺皮质功能;减少炎症介质释放。

第二十章　补　虚　药

1. 人参延缓衰老的作用机制是什么?

人参延缓衰老的作用机制是：①提高 SOD 和 CAT 活性，清除体内过多的自由基，保护生物膜结构；②降低细胞膜的流动性，延缓衰老；③增强机体免疫能力；④抑制单胺氧化酶 B 的活性，使细胞分裂周期缩短。

2. 甘草解毒功效的作用机制是什么？

甘草解毒功效的作用机制为：①甘草甜素的水解产物葡萄糖醛酸可与含羧基、羟基的毒物结合，减少毒物吸收；②通过物理或化学方式吸附、沉淀毒物，以减少毒物的吸收，如甘草甜素、甘草次酸可沉淀生物碱；③甘草次酸有皮质激素样抗应激作用，提高机体对毒物的耐受力；④对肝药酶产生诱导作用，加速毒物的代谢。

3. 当归抑制血小板聚集、抗血栓形成的作用机制是什么？

当归抑制血小板聚集、抗血栓形成的作用机制有：①抑制 TXA_2 合成酶，使 TXA_2 合成减少，影响 TXA_2-PGI_2 平衡；②抑制血小板释放 5-HT；③抑制磷酸二酯酶，使血小板 cAMP 水平升高，抑制血小板聚集。

4. 何首乌降血脂的作用机制是什么？

何首乌降血脂的作用机制是：①蒽醌化合物具有泻下作用，抑制脂质的吸收，能促进肠的蠕动，加速胆汁酸从肠道排出；②卵磷脂通过影响肝内 3- 羟 -3- 甲戊二酰辅酶 A（HMG-CoA）还原酶活性和 7α- 羟化酶活性，抑制内源性胆固醇合成，并促进胆固醇转变成胆汁酸。

5. 简述鹿茸的主要药理作用。

(1) 性激素样作用：鹿茸精可促进未成年雄性大鼠前列腺、精囊、包皮腺的生长，也能促进去势大鼠前列腺、精囊、包皮腺的生长。鹿茸可兴奋垂体性腺轴，使雄性激素和生长素分泌增加。

(2) 促进核酸和蛋白质合成：鹿茸能加速未成年小鼠的生长发育，使老年小鼠肝肾的蛋白质、RNA 合成增加。

(3) 促进骨生长：鹿茸多肽能促进骨细胞、软骨细胞增殖，加速骨痂内骨胶原的积累、钙盐沉积，从而促进骨折的愈合。

(4) 增强造血功能：鹿茸能"益精血"。鹿茸精、鹿茸多糖能促进骨髓造血，使红细胞、网织红细胞、血红蛋白数量增多。

(5) 增强机体免疫功能：鹿茸能增强正常小鼠、免疫抑制状态小鼠的免疫功能，增强巨噬细胞的吞噬功能，提高血浆 IgG 含量，对绵羊红细胞免疫的小鼠血清 IgG 也有显著升高作用。

(6) 抗应激作用：鹿茸具有对抗疲劳、缺氧、高温、低温、损伤等多种应激的作用。

此外，鹿茸还有延缓衰老、促进学习记忆和抗胃溃疡等作用。

第二十一章　收　涩　药

简答题

1. 收涩药与功效相关的主要药理作用有哪些？与哪些成分有关？

收涩药与功效相关的主要药理作用有收敛、抗病原微生物、止泻、镇咳、抑制腺体分泌；与鞣质、有机酸、生物碱、无机盐有关。

2. 五味子对中枢神经系统有哪些影响？

　　五味子提取物和五味子醇甲有镇静、抗惊厥、镇痛、肌肉松弛作用。对大脑皮质兴奋和抑制过程有调整作用。能改善人的智力活动，提高工作效率，抗疲劳。其作用与多巴胺系统有一定关系。

3. 五味子保肝降酶作用表现在哪些方面？其作用机制有哪些？

　　五味子醇提取物能保护化学毒物引起的肝损伤，抑制转氨酶的释放，降低丙氨酸转氨酶的活性，能明显诱导肝微粒体细胞色素 P450 的活性，增加肝脏解毒能力。主要机制与促进肝细胞的再生与修复，促进肝细胞内蛋白质的合成与代谢；稳定肝细胞膜、降低其通透性；促进肾上腺皮质功能，减轻肝细胞的炎症反应；抑制肝微粒体脂质过氧化反应相关。

第二十二章　驱　虫　药

1. 槟榔的药理作用有哪些？

　　槟榔的药理作用主要有抗寄生虫、拟胆碱作用、抗病原微生物、抗癌与致癌、降血压。此外，研究表明槟榔中的有效成分还有抗抑郁、恢复神经功能、抗血栓形成、抗动脉粥样硬化等作用。

2. 使君子的临床应用有哪些？

　　使君子可用于蛔虫病、蛲虫病、小儿脱肛症、小儿厌食症、痛风、白癜风的治疗。

3. 使用驱虫药应注意哪些事项？

　　驱虫药多具毒性，在驱出虫体的同时，对机体也有伤害，使用时应注意用法、用量。孕妇、体虚、肝功能不全者慎用。驱虫药宜空腹服用，药物能与虫体充分接触，效果更佳；可配伍泻下药服用，便于促进虫体、虫卵的排出。

第二十三章　外　用　药

1. 举例说明常用的外用药主要有哪些药理作用。

　　外用药具有杀虫止痒、消肿止痛、排脓生肌、收敛止血等功效。药理作用有抗病原微生物、消肿止痛、收敛止血、局部麻醉作用、润滑及保护皮肤。

2. 马钱子的药理作用和临床应用分别有哪些？

　　马钱子的药理作用包括兴奋中枢神经系统、镇痛、抗炎、抗菌、抑制肿瘤以及镇咳、祛痰。临床应用包括治疗神经系统疾病和肌无力疾病，治疗风湿性、类风湿关节炎以及骨折，治疗手足癣、中耳炎等。

课程标准